Jörg Rinne

Der Krebs-Irrtum

Prävention durch Information

LITEGO

Bibliografische Information der Deutschen Nationalbibliothek
Die Deutsche Nationalbibliothek verzeichnet diese Publikation in der Deutschen Nationalbibliografie; detaillierte bibliografische Daten sind im Internet über http://dnb.de abrufbar.

Wir sind ein junger Verlag und sehr dankbar für jede Art von Feedback.
Sollten Sie daher Anregungen oder Fragen haben, würden wir uns sehr freuen, von Ihnen zu lesen:
support@litego.de

Erstauflage
Veröffentlicht im Litego Verlag, Wien

ISBN 978-3-99159-060-6 Taschenbuch
ISBN 978-3-99159-062-0 eBook
ISBN 978-3-99159-061-3 Hardcover

Satz: Tomasz Dębowski
Umschlaggestaltung: Anna Bleikolm
Redaktion: Antonia Zarfl

Weitere Informationen zum Verlag finden Sie unter:
www.litego.de

Vorab noch ein Hinweis:

Der Verfasser gibt weder direkt noch indirekt medizinische Hinweise, noch verordnet er irgendwelche Anwendungen ohne medizinische Beratung. Die Wissenschaft der Gesundheit und Ernährung vertritt unterschiedliche Meinungen. Es liegt nicht in der Absicht des Verfassers, Diagnosen zu stellen oder Verordnungen zu erteilen. Das Ziel besteht lediglich darin, Informationen aus dem medizinischen Sektor anzubieten. Wenn Sie die vorliegenden Informationen ohne Anweisung eines Heilkundigen anwenden, so verordnen Sie sich eine Selbstbehandlung – ein Recht, welches Ihnen zusteht. Der Verfasser übernimmt jedoch keine Verantwortung.

Jörg Rinne

Der Krebs-Irrtum

Prävention durch Information

LITEGO

Dieses Buch sei Silke gewidmet,
denn meine größte Arznei ist ihre Liebe.

Inhaltsverzeichnis

Prolog

„Warum soll ich ein Buch über Krebs lesen?" Das werden sich viele Gesunde fragen. „Diejenigen die es trifft, haben halt Pech und wenn ich Glück habe, geht der Kelch an mir vorüber".

So gehen leider viele Zeitgenossen mit dieser Krankheit um. Das große Erwachen folgt, wenn der Tag gekommen ist, an dem die Diagnose vom Arzt ausgesprochen wird. „Hätte ich mich doch nur rechtzeitig damit beschäftigt, wäre es dann möglich gewesen diese Krankheit zu verhindern?" oder „Was tue ich nun? Gibt es Hoffnung, oder ist die Diagnose und der weitere Verlauf Schicksal oder gar der gottgewollte Lohn meiner Sünden?"

Vieles geht einem durch den Kopf, wenn man die niederschmetternde Diagnose vom Arzt erhalten hat. Unvorstellbar für alle, die es nicht am eigenen Leib erlebt haben. Auch beschwichtigende Worte wie „die heutige Forschung ist schon sehr weit" oder „in diesem frühen Stadium haben sie sehr große Chancen", kennt jeder aus der Geschichte von Krebspatienten, deren Verlauf dann doch in unsäglichem Leid endete.

Am Tag nach der Diagnose erwacht man schweißgebadet und der erste Gedanke heißt Krebs, am Abend ist es das letzte Wort das man in Gedanken vor sich sieht, bevor man vor Erschöpfung in der Panik einschläft.

Den Kampf gegen den Krebs aufnehmen heißt kämpfen gegen Gewohnheiten, Symptome, Ursachen, Vor- und Fehlurteile, heißt kämpfen gegen die Summierung unseres Fehlverhaltens gegenüber der Natur.

Jeder Leser kennt Krebspatienten und weiß, obwohl die Krebsforschung bereits Milliarden verschlungen hat und die Literatur über Krebs ganze Bibliotheken füllt, ist es bisher nicht gelungen, das Krebsproblem grundlegend zu lösen und ein sicheres sowie wirksames Heilmittel zu finden. Seit über einhundert Jahren liest man von dem bevorstehenden Durchbruch. Sei es einst die Drehstuhlbestrahlung – man setze den Kranken auf einen mit Keilriemen angetriebenen Drehstuhl, der sich vor einer Röntgenstrahlröhre befindet (1920) – oder der neuesten Ionenstrahltherapie in der Radioonkologie. Die immer wieder als neu versprochenen Chemotherapien, die bei näherem Hinsehen sich dann doch wieder aus alt bekannten Substanzen zusammensetzen, oder ganz neu die mRNA-Therapie bei Krebs (2024). Hat man bei diesen neuen Impfstoffen nicht auch bei Corona versprochen, sie würden ein Segen für die Menschheit sein? Zum Schluss war nur noch die Rede von einem zweifelhaften milderen Verlauf. Von den Nebenwirkungen jeder dieser Therapiearten können Leidende ein Lied singen.

Die Zahl der Todesopfer steigt stetig an. War es noch im Jahre 1900 jeder dreißigste Bewohner, der in Deutschland an Krebs starb, so stirbt derzeit bereits jeder Zweite an dieser heimtückischen Krankheit. So sind es derzeit in Deutschland laut dem Zentrum für Krebsregisterdaten jährlich rund 500.000 Neuerkrankungen. Krebs ist in all seinen Varianten mit 240.000 Opfern pro Jahr die zweithäufigste Todesursache nach den Herz- und Kreislauferkrankungen. Dies entspricht täglich rund 670, stündlich 28 Sterbefällen.

Die moderne Medizin hat unumstritten vielen Patienten Gutes getan. Übel zugerichtete Unfallopfer, die vor wenigen Jahrzehnten des Todes geweiht waren, werden heute in Perfektion und oftmals ohne bleibende Schäden wieder hergestellt. Akuterkrankungen, die noch vor einhundert Jahren den Erkrankten das Leben gekostet hätten, sind heute oftmals Lappalien. Chronische Krankheiten wie beispielsweise der Diabetes, werden heute erträglicher gemacht, symptomatisch eingestellt und das Leben so verlängert.

Dennoch entgeht der Aufmerksamkeit der heute – nicht zuletzt durch das Internet – besser informierten Bevölkerung nicht, dass es Diskussionen darüber gibt, ob alles, was der modernen Geräte- und Pharmamedizin „machbar" erscheint, auch wirklich hilfreich für den Kranken ist und ob nicht die symptomatisch orientierte Pharmaindustrie ein unangemessenes Übergewicht gegenüber der ursachengemäßen Heilung gewonnen hat?

Von der Antike bis in die Neuzeit hat die Ursache einer Krankheit auch das Konzept ihrer Heilung bestimmt, und nicht die Einnahme chemischer Präparate oder die Wirkung einer Strahlenkanone.

In den vergangenen Jahrhunderten war es die Aufgabe des behandelnden Therapeuten, die im Organismus wirksamen Kräfte mit Intuition und Wirkung anzuerkennen. Er sollte die Heilkräfte, wenn sie gestört sind, unter Beachtung des Grundsatzes „primum non nocere, secundum cavere, tertium sanare“ (lat.: erstens nicht schaden, zweitens vorsichtig sein, drittens heilen) zu ihrer naturgewollten Wirksamkeit zurückführen.

Diesem antiken Spruch zufolge, sollte der Medicus in seinem Bemühen dem ihm anvertrauten Leidenden helfen und zuerst darauf achten, ihm nicht zu schaden. Zweitens sollte er beobachten, wo die eigentliche Störung in der Krankheit seines Patienten liegt. Erst dann könnte er – im dritten Schritt – die für die Heilung erforderlichen Maßnahmen einleiten.

In der Behandlung aller Krebsarten ist die angeblich moderne Schulmedizin leider immer noch weitgehend an einem überholten Paradigma orientiert. Man setzt voraus, Krebs sei ein lokaler, autonomer Wachstumsprozess der ausschließlich operativ, mit ionisierenden Strahlen und chemischen Wirkstoffen zu behandeln sei. Man sucht den Schaden im Zellkern und vergisst, dass Krebszellen einen völlig anderen Stoffwechsel haben, als gesunde Körperzellen. Dabei liegt genau hier die Schwachstelle der Tumorzelle und der eigentliche Grund ihrer Entartung.

Bei den etablierten und aggressiven Krebsstrategien der heutigen Zeit werden immunologische Abwehrkräfte nicht nur vernachlässigt, sondern zusätzlich massiv geschädigt. Darm, Nieren, Leber, Knochenmark, das ganze Milieu im Organismus wird durch die Therapie in Mitleidenschaft gezogen.

Man akzeptiert diese Nebenwirkungen und auch die auftretende katastrophale Immunschwäche, obwohl diese bei der Nachbehandlung von Organtransplantationen (Immunsuppressiva) oder bei HIV-Infektionen offenkundig gezeigt haben, wie entscheidend wichtig das Immunsystem in der Abwehr gegen Krebs ist. Viele Aidskranke und transplantierte Personen sterben an Krebs.

Wie zudem eine kritische Analyse weltweiter Daten durch Gerhard Kienle[1] am Brustkrebs ergeben hat, lassen sich in der Behandlung weder für die Operation noch die Bestrahlungs- und Chemotherapie oder deren Kombination Erfolge statistisch signifikant belegen. Unabhängig davon, welche Behandlung durchgeführt wurde, hatten die im Krankheitsstadium vergleichbaren Patientinnen nach fünf Jahren alle eine gleich große Überlebensrate von 68 Prozent.

Kein Mensch hat Angst vor einer Blinddarmentzündung, denn man kennt die Erfolge in der Behandlung. Dabei könnte eine Entzündung des Appendix schneller zum Tode führen als ein Tumor. Komplikationen bei der Operation des Blinddarms sind selten, nach der Operation ist das Problem lebenslänglich beseitigt und die restliche Lebenszeit wird nicht beeinträchtigt.

Anders bei Krebs. Viele Menschen haben Angst vor Krebs, weil sie aus ihrem Umfeld und den Medien mit dem Versagen der herkömmlichen Krebstherapie ständig konfrontiert werden. Wer einmal Krebs hat, stirbt daran. Ausnahmen sind selten.

90% der Krebspatienten sterben an den Metastasen, also den Tochtergeschwülsten des Primärtumors, die oftmals erst viele Jahre später in Erscheinung treten.

Vorübergehend tumorfrei heißt also nicht geheilt. Selbst ein frühzeitig entdeckter Tumor kann durch Biopsie[2] und Operation bereits Tochterzellen ausgesendet haben, die viele Jahre brauchen, bis deren Vermehrung sich als Metastasen in bildgebenden Verfahren oder spürbaren Symptomen bemerkbar macht. Oftmals kommen die Metastasen erst etliche Jahre nach der Entfernung des Primärtumors zu einem Zeitpunkt, wo der Patient gedanklich schon lange mit der Ersterkrankung abgeschlossen hatte.

Der Krebskranke ist also mit der Entfernung des Tumors nicht geheilt, denn von echter Heilung kann man erst dann reden, wenn Jahrzehnte später immer noch kein Rezidiv (erneutes Aufflackern des Primärtumors) oder Metastasen gefunden wurden[3].

Was macht nun die Medizin, um nach aggressiver Therapie und Operation die oftmals tödlichen Metastasen zu verhindern? - Nichts.

Denn die Nachsorge ist keine echte Nachsorge, sondern nur eine weitere Diagnostik um zu schauen, ob bereits Metastasen aufgetreten sind. Vorsorge und Nachsorge sind also nur Früherkennung einer Krebserkrankung oder die frühe Entdeckung von Metastasen. Dabei versteht man doch auch unter dem Begriff „Vorsorge" alle Maßnahmen, mit denen man eine ungewollte Situation verhindern will.

Wenn also die Vorsorge als Ergebnis die Entdeckung eines Tumors hat, ist sie keine Vorsorge. Genauso sieht es mit dem Begriff der Nachsorge aus.

Viele Patienten durchschauen dieses perfide Spiel der verharmlosenden Worte und suchen nach Möglichkeiten im Bereich der Naturheilkunde, um Krebs zu vermeiden oder metastatische Zellen im Keim zu ersticken. Wobei das Wort „Naturheilkunde" an dieser Stelle auch fragwürdig ist. Denn es ist eher die Biologie, die Wissenschaft oder Lehre des Lebens, die hier Lösungsansätze bietet. Heilkunde dient ja bereits der Linderung oder Heilung bestehender Krankheiten, die man besser mit biologischen Ansätzen verhindern sollte.

Vorbeugung ist leichter als Heilen. Besser wäre es also, gar nicht erst an Krebs zu erkranken. Könnte man Krebs verhindern? Vorab gesagt: ja. Man muss sich nur rechtzeitig mit den Ursachen auseinandersetzen, die zur Entstehung eines Tumors führen und muss darüber hinaus die gewonnenen Erkenntnisse auch im täglichen Leben integrieren.

Dies ruiniert natürlich das Weltbild derer, die an Zuckerwatte und Sonnenschein glauben, nichts ist für diese Menschen schlimmer, als ihr eigenes Verhalten ändern zu müssen. Aber auch diese Menschen wach zu rütteln, ist ein erstrebenswertes Ziel.

Das Beseitigen dieser ursächlichen Faktoren sollte auch der Grundstein jeder Krebstherapie sein. Leider sind wir davon heute immer noch weit entfernt – eine große Schwäche der derzeitigen Schulmedizin. Im flüssigen, erzählenden Stil wird die Entstehung der Krebskrankheit in diesem Werk geschildert. Zahlreiche Tipps sollen helfen, das Auftreten der Krebskrankheit durch gezieltes Handeln zu verhindern oder zumindest dessen Entstehung beziehungsweise ein Rezidiv (Wiederaufflackern) zu verzögern.

Ich habe versucht das Buch so zu schreiben, dass es nicht ermüdet. Es wendet sich in erster Linie an alle Menschen, die an ihrer Gesundheit interessiert sind und vermeidet unverständliche Fachbegriffe. Sollten diese aber notwendig sein, da es keine sinnvollen deutschen Bezeichnungen für die jeweiligen Gegebenheiten gibt, werden sie im Text ausnahmslos ihre Erklärung finden.

Es gibt aber auch denen, die medizinisch vorgebildet sind, eine Fülle interessanter Hinweise und neue Anregungen. Damit richtet sich das Buch an jene, die bei sich und bei anderen vorsorgen wollen und jedem, der im Kampf gegen den Krebs sein Bestes geben möchte.

Jörg Rinne
Darmstadt im Dezember 2024

Das Krebsproblem

Die Götter sind unschuldig an allen Leiden,
allen Krankheiten und Schmerzen des Körpers.
Sie sind Erzeugnisse der Ausschweifungen.

Pythagoras 582–507 v.d.Zeitr.

Es gibt viele Bücher über Krebs. Viele umfassen nur Teilbereiche der Krebsentstehung. Die einen Autoren schieben alles in den psychischen Bereich, ohne die offensichtlichen und schädlichen Faktoren, die sich jeden Tag summieren, zu berücksichtigen.So haben beispielsweise tote Zähne oder chemische Giftstoffe der Arbeitswelt, nichts mit der Psyche zu tun.

Andere sehen den Krebs als ausschließliche Fehlbildung der Zelle, völlig losgelöst vom seelischen Befinden und dem täglichen Stress, der irgendwann doch zu vielen Krankheiten führt. Die Wahrheit liegt wie immer in der goldenen Mitte.

Es müssen sich viele ursächliche Faktoren über lange Zeit in einem Organismus vereinen, bis in ihm ein Milieu entsteht, wodurch das Immun- und Reparatursystem des Gesamtorganismus, sowie das der einzelnen Zelle soweit geschädigt wird, damit sich Krebszellen vermehrt bilden können. Erst wenn das Ökosystem Mensch kippt und vorgeschädigte Zellen zum eigenen Überleben in den Gärungsstoffwechsel übergehen, kann Krebs entstehen.

Leider ist die vorherrschende Medizin nur auf Tumorzellen sowie der Ausrottung dieser Zellen im erkrankten Organismus fokussiert. Keiner der forschenden Pharmariesen beschäftigt sich ernsthaft mit den globalen Faktoren, die für die Tumorentstehung gegeben sein müssen. An echter Prävention kann man kein Geld verdienen. Aber erst, wenn diese überregionalen Faktoren sich wie ein Baukasten oder ein Mosaik vereinen, kann es zu einer Tumorbildungsfähigkeit und damit zur vermehrten Entstehung und Ausbreitung von Krebszellen kommen.

Dagegen gilt in der Schulmedizin der Krebs immer noch als lokal beginnendes Leiden. Man schaut nur in Gewebeproben, ob schon Krebszellen auftauchen und wenn ja, dann wird nur lokal gehandelt.

Dabei haben unzählige Ärztegenerationen von der Antike bis in die Neuzeit aufgrund von Beobachtungen und Erfahrungen die Auffassung vertreten, Krebs sei eine Allgemeinerkrankung, hervorgerufen durch Regulations- und Stoffwechselstörungen im Organismus.

Heute befinden wir uns – angesichts nach wie vor stagnierender Heilungsraten und der ständig zunehmenden Zahlen von Neuerkrankungen – vielleicht endlich in einer entscheidenden Phase des Wandels in der Auffassung der Krebsursachen und Therapien.

Doch leider ist der wichtigste Grund eines Widerstandes gegen eine Neuerung in der Medizin immer der, dass unzählige Menschen von der Umsetzung einer Leitlinie leben.

Pharmakonzerne, Therapiegerätehersteller, Sanatorien und Krankenhäuser sowie viele Berufe, ja die ganze Palliativmedizin sind nun einmal auf die freilich bedauerliche Tatsache zugeschnitten, dass Krebs – nach deren Auffassung – in den meisten Fällen nur eingeschränkt behandelbar und in den seltensten Fällen langfristig heilbar ist. Das Gesetz des ökonomischen Egoismus ist stärker als jede Humanitätsidee. So nehmen in der heutigen Zeit viele Interessen Einfluss auf die Leitlinien.

Die aktuelle S3-Leitlinie „Palliativmedizin für Patienten mit einer nicht heilbaren Krebserkrankung" hat in der aktuellen Version eine Länge von rund 240 Seiten.

Diese Leitlinien sind die heiligen Regelwerke der Medizin. Als Ideensammlung gedacht, werden sie heute wie das elfte Gebot gehandelt. Man muss sich strikt an die Leitlinien halten, nur dann arbeitet man nach dem aktuellen Wissensstand der Medizin und ist für Regressansprüche nicht angreifbar. So überwiegen Interessen wie der Eigenschutz des Therapeuten oder die Interessen vieler anderer, die an der Entstehung dieses Regelwerks mitwirken. Das Interesse des Patienten wird dann oft zur Nebensache und im Falle der Palliativmedizin – ist der Tod das Ziel. Aber wie sagte schon der Esel der Bremer Stadtmusikanten bei den Gebrüder Grimm: „Etwas besseres als den Tod findest du überall". Wenn von Palliativmedizin gesprochen wird, hat die Medizin den Patienten bereits aufgegeben. Oftmals wird so aus dem guten Gedanken einer Ideensammlung, welche die Arbeit des Arztes erleichtern sollte, eine Linie des Leidens.

Medizin ist ein Geschäft. Wie in jedem Business geht es auch hier um gnadenlose Gewinnmaximierung mit weltweiter Tragweite.

Laut der Seite statista.com lag im letzten Jahr der weltweite Pharmaumsatz in der Therapieklasse Onkologie bei 167 Milliarden US-Dollar. Das globale Dorf setzt der Pharmaindustrie keine Grenzen. Mit ihrem Gewinn aus dem „Geschäft mit der Krankheit" sichert sich die Pharmaindustrie ihren Einfluss in den entscheidenden gesellschaftlichen Bereichen. Sie übt Macht aus auf Politik, Medizin, Wirtschaft und hat die Medien unter ihrer Kontrolle. Sie schreibt vor, wohin sich die Medizin entwickelt. Sie finanziert die Forschung und lenkt sie damit auch.

Dieses Geschäft mit der Angst hat sich hervorragend in der Zeit der Coronapandemie entlarvt. Erst ließen sich viele Menschen in den durch die Medien hervorgerufenen Panikmodus versetzen, um dann schier unmenschliche Maßnahmen zu akzeptieren, und sich zuletzt prophylaktisch mit neuartigen, wenig erforschten Medikamenten „schützen" zu lassen.

Jetzt wo die Zeit der globalen Panik vorbei ist, durchschauen viele das abgelaufene Geschäft mit der Angst. Vieles, was am Anfang als Verschwörungstheorie galt, hat sich im Nachhinein als Tatsache wiedergefunden. Es gibt nur wenige Beispiele aus der Vergangenheit wo es gelang, Menschen derart durch Propaganda aufeinander zu hetzen wie in der Coronakrise.

Politiker, Journalisten, Wissenschaftler, Mediziner, Kirchenvertreter und Künstler machten gemeinsame

Sache mit Regierung und Pharmaindustrie. Sie wurden zu Propagandisten der Macht.

„Die Pandemie der Ungeimpften", das Stigmatisieren der Zweifler, die man aus allen Bereichen des täglichen Lebens ausschloss, denen man die Arbeitsstellen kündigte, oder mediale Gehirnwäsche, die ganze Familien zerrüttete, wo Sterbende sich am Telefon von ihren Ehepartnern verabschiedeten und alleine in Krankenhäusern sterben mussten[4].

Jetzt leiden viele unter den Folgen der Impfungen. Die Zahl der Opfer dieses blinden Vertrauens in die neuartigen Schutzstoffe steigt von Tag zu Tag. „Plötzlich und unerwartet" oder „Turbokrebs", sind Ausdrücke, die jetzt nach der Pandemie zu normalem Vokabular wurden. Die Anfragen bei Ärzten zur Behandlung von Folgeschäden reißen nicht ab. So betreibt die Uniklinik Marburg heute eine Post-Vac-Syndrom Ambulanz. Der Ansturm verursacht monatelange Wartezeiten auf einen Termin. Aber wie sagte unser Bundesgesundheitsminister? „Die Impfungen sind sicher".

Seit fast einhundert Jahren wird an dem „Wunderelixier" in der Chemotherapie geforscht. Bis auf wenige Einzelfälle, bei speziellen Krebsarten, gibt es jedoch keine nennenswerten Erfolge.„Geschönte" Studien, viele Versprechen, doch leider keine effektive Steigerung der Überlebensrate. Im deutschen Ärzteblatt Oktober 2005 konnte man in einem Artikel lesen, dass es bei metastasiertem Brustkrebs in den letzten 20 Jahren keinen einzigen Tag der Lebensverlängerung gab. Man verglich hierbei die Überlebenszeit der Patientinnen von 1980, mit denen der 2000 an Krebs erkrankten Frauen. Bei anderen Tumorarten sieht es nicht besser aus.

Die „Wunderpille“, die alle Krebszellen tötet, ein erneutes Auftreten verhindert und dabei die gesunden Zellen nicht angreift kann es niemals geben. Doch genau das verspricht die Pharmaindustrie, also sucht man mit milliardenteuren Forschungsprojekten nach einer Lösung, die es so nie geben wird.

Zudem haben all diese Medikamente einen gravierenden Nachteil, sie schaden dem Gesamtorganismus in vielen Fällen so sehr, dass dieser überlebenden Tumorzellen nichts mehr zu entgegnen hat. Die Patienten sterben meist Monate oder Jahre später an den auftretenden Tochtergeschwülsten (Metastasen). Doch bis dahin hat man sein Geld an ihnen verdient. Das üble Spiel der Pharmamultis.

Da nur die symptomatische, also medikamentöse Therapie langfristig gewinnbringend ist, werden übergeordnete, heilungsversprechende Therapieansätze meist als störend empfunden und auf breiter Front unterdrückt.

Aktuell könnte man die Situation wieder mit der COVID-19-Pandemie vergleichen. Auch hier waren es die „glorreichen Drei“. Es zählten nur Maske, Abstand und die rettende Impfung. Alle anderen Aspekte der Virenabwehr und der globalen Stabilität der Gesundheit und damit der Virenresistenz wurden in den Bereich der Mythen abgeschoben. Eine vitalstoffreiche Ernährung, ausreichende Versorgung mit Vitamin D3 oder der gesunde Darm – als Sitz des basalen Immunsystems – spielten keine Rolle. Dies lässt sich auch auf die herkömmliche Krebstherapie übertragen. Auch hier sind es die „drei Eckpfeiler" Chemo- und Strahlentherapie und die Operation des Tumors. Eine gesunde Ernährung, die zur Prophylaxe noch empfohlen wird, spielt in der Therapie keine Rolle. Genauso wenig, wie die vielen anderen biologischen Maßnahmen, die gegen Krebszellen gerichtet sind.

Leider werden viele Krankheiten auf diese Art und Weise behandelt, es betrifft also nicht nur die Coronapandemie oder die Krebstherapie. Das Ergebnis bekommen wir alle zu spüren: Die Krankenkassen werden immer leerer, die Aktien der Pharmamultis steigen in den Himmel, Kranke werden immer kränker, was zu einem Heer von chronisch Erkranken führt.

Werden Krankheiten nur symptomatisch therapiert, bleibt der Kranke krank. Nur die Symptome werden eingestellt. So summiert sich Krankheit mit Krankheit, da häufig eine Krankheit auf der anderen aufbaut und das Endergebnis heißt in vielen Fällen Krebs. In anderen Fällen entstehen multimorbide alte Menschen, die Massen an Medikamenten einnehmen, um mit ihren damit eingestellten Symptomen irgendwie zu überleben. Multimorbidität bedeutet in diesem Zusammenhang, dass ein Patient mehrere schwere chronische Krankheiten hat, an denen er zugrunde gehen kann. Die Frage lautet hier nicht ob, sondern an welcher Krankheit zuerst.

Hätte man sie doch besser rechtzeitig, ursachenbezogen und dadurch umfangreicher behandelt und geheilt. Damit hätte man die Entstehung eines chronischen Leidens verhindert. Eine ursachenbezogene

Therapie ist individuell und natürlich kostenintensiver und langwieriger als die medikamentöse Unterdrückung einer Krankheit.

Jeder Mensch ist einzigartig, jeder hat andere angeborene Schwächen und individuell erworbene Faktoren, die ihn krank gemacht haben. Daher muss jede Therapie genauso einzigartig sein wie der Patient, den man damit heilen will. Ein wichtiges Grundprinzip auch beispielsweise in der klassischen Homöopathie: Stundenlang wird nach dem passenden Medikament geforscht, was speziell zur individuellen Situation des Patienten passt. Daher kann es keine Leitlinien für Krankheiten geben, aber es könnte Leitlinien zur individuellen Erfassung der ursächlichen Faktoren geben die zur Krebskrankheit geführt haben, woraus sich dann eine individuelle Therapie ableiten ließe.

Eine ursachenbezogene Therapie bedarf aber der vollkommenen Mitarbeit des Patienten. Schon Hippokrates forderte, dass der Patient seine Fehlverhalten abstellen müsse. Handelte er nicht dementsprechend, verweigerte er ihm die Therapie.

„Wenn jemand zu Dir kommt und um Heilung bittet, dann frage ihn erst ob er gesund werden und die wirklichen Ursachen seiner Krankheit abstellen will, erst wenn er das bejaht, dann hilf ihm."

Hippokrates 460–377 v.d.Zeitr.

Viele Therapeuten sagen an dieser Stelle, dass auch der Patient sein Leben ändern muss. Geschickter wäre hier die Aussage: „Der Patient müsse sein Ändern leben!". Es gibt viele Beispiele bei Krebserkrankungen, wo genau diese Einstellung Berge versetzt hat. Leider sterben viele Menschen für ihre Gewohnheiten. Sie halten an ihren Gewohnheiten fest, als ob ihr Leben daran hinge. Dabei ist es nicht ihr Leben, es ist oftmals der Tod, der daran klebt.

Natürlich ist es nicht einfach Jahrzehnte liebgewonnene Rituale abzulegen, aber in vielen Fällen hängt das Leben von dieser Verhaltensänderung ab und es gibt heute für viele ungesunde Gewohnheiten auch gesunde Ersatzlösungen.

Ärzte sind häufig Fachspezialisten. Sie kennen sich in ihren begrenzten Gebieten hervorragend aus. Überschreitet jedoch eine Krankheit ihren jeweiligen Horizont, landen sie häufig in der symptomatischen Therapie ihres jeweiligen Areals.

Bei akuten Erkrankungen, die ihr Fachgebiet betreffen, macht sich dies nicht wesentlich bemerkbar, da akute Erkrankungen meist örtlich behandelt werden. Bei chronischen Erkrankungen wie dem Krebs gilt es aber, den Überblick über den ganzen Organismus zu bewahren. Viele unterschiedliche Faktoren müssen zur Entstehung einer chronischen Erkrankung wie ein Puzzle zusammenpassen, bis die jeweilige Krankheit ausbricht.

Beispielsweise setzt ein abgestorbener Zahnnerv Leichengifte wie Thioether frei und dieser Stoff verteilt sich nun über die Blutbahn in den gesamten Organismus. Fatalerweise werden diese Gifte häufig in Gelenken abgelagert, worauf es dort zu einer entzündungsfördernden Reaktion kommt. Die Initialzündung für eine über Jahre ablaufende chronische Gelenksentzündung (Arthrose)und Entzündungen von Gefäßen (Vaskulitis), Bändern und Muskulatur. Im Vollbild nennt man den Schmerzpatienten dann Rheumatiker. Doch welcher Rheumatologe schickt seine Rheumapatienten schon zum Zahnarzt?

Den Überblick über die Kombination möglicher krankheitsverursachender Faktoren haben die Ärzte in den vergangenen Jahrzehnten verloren. Sie werden in den Universitäten nicht mehr gelehrt und die leitliniengesteuerte Medizin legt keinen Wert auf die globalen Zusammenhänge in der Entstehung chronischer Krankheiten. Es geht nur noch um eine symptomatische und damit einfach durchzuführende Therapie.

Dem Patienten mag damit kurzfristig geholfen sein, aber die Krankheit bleibt erhalten, der Gesamtzustand verschlechtert sich, was die nächsten und oftmals auch schlimmeren Leiden begünstigt. Daher versagen die Mediziner bei der Heilung chronischer Krankheiten. Doch wer soll es ihnen verübeln? Motiviert gehen sie in ein von der Pharmaindustrie gesteuertes Studium, das keinerlei Platz für Individualität lässt. Wie Marionetten werden sie von der Pharmaindustrie darauf dressiert, deren Produkte zu verkaufen.

Man hat es ihnen abtrainiert, ursachenbezogen zu denken und zu handeln. Symptomatische Therapie, die im Falle von Krebs ausschließlich dem Abtöten von Tumorzellen dient, ist einfacher und gewinnbringender, als eine Therapie, die den ganzen Menschen als kranke Person wahrnimmt und auf allen Ebenen zu behandeln versucht.

Jedoch sollte man nicht alles pauschalisieren. So wie es Pharmafirmen gibt, die sich der Herstellung wichtiger biologischer Heilmittel verschrieben haben, so gibt es auch Ärzte, die jeden Tag aufopferungsvoll für ihre Patienten in der Praxis stehen.

Sie werden genötigt und zwangsverbunden mit einem von der Pharmaindustrie gesteuerten Gesundheitssystem, das völlig weltfremde Vorstellungen über die Heilung chronischer Krankheiten hat.

Die Schwierigkeiten, die einem Mediziner seit Jahrzehnten gemacht werden, der entsprechend dem Hippokratischen Eid zu handeln versucht, nämlich allein seinem eigenen Gewissen gegenüber, sind enorm. Die Beispiele ziehen sich durch die Nachkriegszeit bis heute. Dr. med. Josef Issels, Prof. Dr. med. Dr. rer. nat. Ernst Krokowski, Prof. Dr. med. Werner Zabel, Dr. med. Dr. sc. nat. Paul Gerhardt Seeger, Prof. Dr. med. Julius Hackethal oder in der jüngeren Zeit Namen wie Dr. med. Reinhard Probst, Dr. rer. nat. Claudia Friesen und viele weitere mehr. Die Liste ließe sich seitenfüllend verlängern. Sie alle hatten oder haben gemeinsam, dass sie im Sinne ihrer Patienten gehandelt haben, Erfolge hatten und nicht systemkonform waren. Als Querdenker der Medizin wurden sie dem „Geschäft mit der Krankheit" geopfert.

Laut der Ärztekammer gilt für jeden Arzt, angelehnt an den Hippokratischen Eid, folgendes Gelöbnis:

> „Als Mitglied der ärztlichen Profession gelobe ich feierlich, mein Leben in den Dienst der Menschlichkeit zu stellen. Die Gesundheit und das Wohlergehen meiner Patientin oder meines Patienten werden mein oberstes

Anliegen sein. Ich werde die Autonomie und die Würde meiner Patientin oder meines Patienten respektieren. Ich werde den höchsten Respekt vor menschlichem Leben wahren."

Hierin stehen die Interessen des Patienten an erster Stelle, nicht von einer Verpflichtung, die Interessen der Industrie oder der Krankenkassen zu berücksichtigen.

Der entscheidende Unterschied in der ganzheitlich betrachtenden Auffassung über die Krebsentstehung ist dadurch gekennzeichnet, dass der Tumor nicht als Beginn und Ursache des Leidens gesehen wird, sondern die Entstehung des Tumors bereits die Endphase einer langen Krankheitsgeschichte darstellt.

Krebs ist somit keine Lokalerkrankung, die sich nur regional im Organismus abspielt und daher lokal bekämpft werden kann, sondern eine Allgemeinerkrankung des gesamten Menschen, die neben der lokalen Behandlung – wenn man den Patienten heilen will – auch einer umfassenden Therapie bedarf.

Natürlich ist eine örtliche Krebstherapie als erste Behandlungsmaßnahme nach der Entdeckung des Tumors zweckmäßig.

Aber auch hier gilt es abzuwägen und sich in Ruhe zu informieren, bevor man aus der Panik heraus die falsche Entscheidung trifft.

Die Leitlinie kennt keine alternativen Behandlungen von Tumoren. Beispielsweise kann man Prostatakrebs heute mit einer photodynamischen Therapie behandeln und so die Radikaloperation umgehen. Bei der photodynamischen Therapie wird ein fluoreszierender Farbstoff verwendet, der sich in Krebszellen anreichert. Wenn man nun diese Krebszellen mit dem passenden Licht bestrahlt, entsteht aus dem Farbstoff eine Substanz, die die Krebszellen schädigt.

Ob eine solche Therapie aber in Frage kommt, hängt von der Größe und der genauen Lage des Tumors ab. Also sollte man als erstes in Ruhe alle Alternativen ausfindig machen und sich mit den Experten auf diesem Gebiet hierzu beraten, um danach die hoffentlich richtige Entscheidung für die lokale Therapie treffen.

Auch kann es Sinn machen, einen Tumor durch eine lokale Chemotherapie erst zu verkleinern und so die Folgen der Operation zu verringern. Dies hängt aber immer von der Art des Tumors ab und ist daher absolut individuell.

Der leitliniengesteuerte Kassenarzt kennt aber diese Möglichkeiten in aller Regel nicht. Er kennt nur die Vorschriften der Leitlinie. Diese Leitlinien sind aber immer nur der Stand des vorletzten Irrtums und bis hier bahnbrechende Veränderungen Einzug halten, vergehen Jahrzehnte.

Natürlich sollte der Tumor auf die ein oder andere Weise zeitnah entfernt werden, da er unter anderem Stoffwechselendprodukte freisetzt, die den Gesamtorganismus in Mitleidenschaft ziehen. Ferner breitet er sich zerstörend im jeweiligen Organ aus und ab einer gewissen Größe kann er Tochterzellen in Blut und Lymphe streuen. Die meisten Krebspatienten sterben nicht am Primärtumor, sondern an seinen Tochtergeschwülsten, den Metastasen. Daher ist es schon sinnvoll, den Herd nach seiner Entdeckung baldmöglichst zu beseitigen.

Hier allein auf biologische Maßnahmen zu vertrauen, wäre im höchsten Maße leichtsinnig. Natürlich gibt es Fälle, wo ausschließlich durch Milieu-, Immun- bzw. Stoffwechseltherapie Krebspatienten geheilt wurden. Jedoch ist dies abhängig vom biologischen Zustand des Krebspatienten, der Tumorart, der Mitarbeit des Patienten, nicht zuletzt dem Können des Therapeuten und vielen weiteren Faktoren. Solange man also einen Tumor örtlich entfernen kann, ohne den Gesamtorganismus damit massiv zu schädigen, sollte man dies in jedem Falle tun.

Keine Panik bei Krebs. Panik und vorschnelles Handeln war noch nie ein guter Ratgeber. Dem Krebskranken muss klar sein, dass er nicht erst seit der Diagnose Krebs hat, sondern schon viele Monate oder gar Jahre zuvor. Viele Patienten gehen nicht sofort bei jedem kleinsten Symptom zum Arzt. Im vielen Fällen ziehen sich die Symptome über Monate dahin, bis der Patient den Arzt aufsucht. Immer häufiger berichten Patienten von langen Wartezeiten zwischen der Terminvergabe und dem Erstbesuch beim Arzt. Aber hätte sich die leitliniengerechte Therapie denn geändert, wenn der Patient vier Wochen früher oder einen Monat später die Diagnose erhalten hätte? In der Regel nicht. Daher bleibt auch nach der Diagnose genügend Zeit um sich gezielt über alle Therapieoptionen zu informieren, diese zu planen und sein Umfeld zu organisieren.

Oftmals werden aber die Patienten massiv unter Druck gesetzt, man müsse sofort handeln, jeder Tag zählt, Panikmache um den Patienten in die Leitlinie zu drücken. Das Erwachen erfolgt dann nach der Akutbehandlung oder in den ersten Zyklen der Chemotherapie. Dann ist es aber für einen alternativen und vielleicht besseren Weg oftmals zu spät.

Tatsache ist, dass vor der Krebsdiagnose jeder Tumorträger seine „Geschichte" hat, deren krankmachende Faktoren entschlüsselt und eliminiert werden müssen, um dem Patienten zu dauerhafter Heilung zu verhelfen.

Wenn das derzeit verfügbare, theoretische und empirische Wissen der biologischen Krebstherapie konsequent und in sinnvoller Kombination mit den klassischen Tumorwaffen angewandt würde, könnten heute schon viele Krebskranke wirklich langfristig geheilt werden.

Vorbeugen ist wichtiger als Heilen. In erster Linie sollte man die Menschen darüber aufklären, wie eine Tumorbildungsfähigkeit im Organismus entstehen kann und so die Tür für die Krebsentstehung geöffnet wird. Wer die Ursachen der Tumorbildungsfähigkeit zeitlebens beachtet, verringert sein Risiko an Krebs zu erkranken beträchtlich. Das eigentliche Ziel der Medizin sollte niemals in der Heilung einer Krankheit liegen, sondern immer in ihrer Vorbeugung. Im alten China wurde ein Arzt von seinem Patienten nur so lange bezahlt, so lange der Patient gesund war. Sobald ein Patient krank wurde, bekam der Arzt kein Geld mehr. Denn die Prävention war die eigentliche Aufgabe des Arztes.

Teil 1

ZEITENWENDE DER SICHTWEISE

„Die Natur kann von keinem belehrt werden, sie weiß immer das Richtige."

Hippokrates 460–377 v.d.Zeitr.

1. Kapitel

Krebs – ein örtliches Leiden?

Viele Krankheiten, die die Menschen in früheren Zeiten plagten, sind überwunden. Viele davon sind der Bevölkerung nicht einmal mehr namentlich bekannt. Andere Krankheiten, die früher sehr selten anzutreffen waren, haben dagegen innerhalb weniger Jahrzehnte rapide zugenommen. Vieles spricht dafür, dass diese Erkrankungen echte Zivilisationskrankheiten sind.

Hierzu zählen beispielsweise die Herz-, Kreislauferkrankungen und Allergien, genauso wie Autoimmunerkrankungen oder Krebs.

Ein Großteil aller an Krebs erkrankten Menschen finden in der derzeitigen schulmedizinischen Behandlung keine langfristige Aussicht auf Heilung. Sie werden, nach der seit rund 150 Jahren etablierten Anschauungsweise der Krebsmedizin, letztendlich als unheilbar bezeichnet.

Laut einer aktuellen Veröffentlichung des Robert-Koch-Instituts liegt die derzeitige absolute 5-Jahres-Überlebensrate aller Krebskranken derzeit bei 50% bei Männern und 58% bei Frauen. Aber wie viele sterben in den Jahren danach? In der Medizin gilt ein Krebspatient als geheilt, wenn nach fünf Jahren keine Metastasen, noch der eigentliche Tumor sich zurückgemeldet hat. Doch welchen Patienten interessieren fünf Jahre? Viel zu oft wird sich mit diesen Aussagen in einer Scheinsicherheit gewogen und im siebten oder neunten Jahr taucht die bis dahin überwunden geglaubte Erkrankung erneut auf.

Laut Professor Karl-Heinrich Bauer[5] lag die absolute Heilziffer aller Krebsarten in den 1960er Jahren bei 17,9%, somit blieben 82% aller Tumorarten langfristig, also über die 5 Jahre hinaus, ungeheilt.

Diese etwa 60 Jahre zurückliegenden Angaben gelten mit lediglich punktuellen Ausnahmen im Wesentlichen noch heute. Alle seitdem hinzugekommenen diagnostischen und therapeutischen Errungenschaften lassen keinen Rückgang der Krebssterblichkeit erkennen.

Nach einer Statistik der Universität Jena sind nur 28% der dort aufgenommenen Krebskranken operabel, 72% inoperabel und nach dem Inhalt dieser Studie langfristig gesehen „inkurabel", also unheilbar.

Dass die an solchen Todeskandidaten vielerorts noch versuchsweise eingesetzte Chemotherapie aber keinen Tag der Lebensverlängerung zu erreichen vermag, konnte man bereits im Spiegel 41/2004 unter dem Titel „Giftkur ohne Nutzen" lesen.

1890 starb jeder 38. Mensch an Krebs, 1900 jeder 30., 1910 jeder 18., 1920 jeder 15., 1930 jeder 8. und 1950 bereits jeder 6. Einwohner in Deutschland. Diese Zahlen veröffentlichte Bauer in einer Fernsehsendung im SWR am 17. Januar 1962. Und wie sieht es heute aus? Krebs ist in Deutschland die zweithäufigste Todesursache. Jeder zweite Mann und jede zweite Frau erkranken im Laufe ihres Lebens an Krebs.

So kann man es derzeit auf den Seiten des Bundesministeriums für Bildung und Forschung nachlesen. Was haben also alle Vorsorgeprogramme, Früherkennungen und verbesserte Therapien gebracht? Nichts.

Zwei Ansichten über die Entstehung von Krebs stehen sich seit rund 150 Jahren gegenüber. Die lokale und die ganzheitliche Betrachtungsweise der Tumorentstehung. Sie unterscheiden sich in der prinzipiellen Frage, ob Krebs eine lokale Erkrankung oder eine Erkrankung des Gesamtorganismus darstellt. Denn gerade dieser Unterschied wäre der entscheidende Schlüssel in der Prävention (Vorbeugung) und Therapie.

Die lokale Betrachtungsweise definiert Krebs als eine primär örtliche Erkrankung. Krebszelle und der daraus resultierende Tumor entstünden in einem bis dahin gesunden Organismus. Der Tumor erzeuge giftige Stoffwechselendprodukte, diese führen zu einer Belastung des Gesamtorganismus und damit zu den Allgemeinsymptomen, die man dann als Krebskrankheit zusammenfasst. Hierunter finden wir beispielsweise den allgemeinen Verfall, die Blutarmut, Gewichtsabnahme und weitere Allgemeinsymptome. Der Krebstumor, entstanden aus der ersten Tumorzelle, wäre somit die Ursache der Krebskrankheit. In der Therapie ginge es nun ausschließlich darum, den Tumor als die Ursache der Krankheit zu entfernen, damit wäre der Kranke geheilt.

Vorsorge wäre demnach, einen Tumor im Anfangsstadium zu erkennen und zu entfernen, bevor er eine Bedrohung für den Gesamtorganismus darstellt. Die Verhütung bestünde darin, die unnötige Entstehung von Tumorzellen im Körper zu verhindern, indem man krebsauslösende Faktoren meidet. Hierunter fallen Chemikalien aus der Arbeits- und Wohnwelt, Giftstoffe in der Nahrung, Rauchen und andere Fehlverhalten.

Im Gegensatz dazu definiert die ganzheitliche Auffassung Krebs als das Endstadium einer allgemeinen Erkrankung. Erst auf dem Boden dieser Allgemeinerkrankung entsteht der Tumor als das krönende abschließende Symptom. Der Tumor könne sich nur in einem kranken, oftmals über Jahrzehnte massiv vorgeschädigten Organismus entwickeln.

Diese Allgemeinerkrankung (Krebskrankheit) ist somit die Ursache der Krebsgeschwulst.

Die Therapie aller Krankheiten ist seit der Antike stets dem Gesetz unterworfen, dass die Auffassung von der Ursache einer Krankheit die Konzeption ihrer Behandlung bestimmt.

Leider bestimmt die lokale Auffassung seit dem Aufkommen der Pharmaindustrie vor rund 150 Jahren, die Behandlung in der Krebstherapie. Alles Bestreben richtet sich nach der Ausrottung des Tumors in einem scheinbar gesunden Organismus.

Mit aller Härte wird versucht, den Tumor und zurückbleibende verstreute Tumorzellen zu vernichten. Hierzu werden seit über 100 Jahren Operation, Strahlen- und Chemotherapie eingesetzt.

Da jedoch, nach der ganzheitlichen Auffassung, die ursächliche Allgemeinerkrankung nicht beachtet, geschweige denn behandelt wird, kommt es recht oft zur erneuten Bildung eines Tumors. Hierfür gibt es genügend Beispiele aus der täglichen Praxis.

Ein Patient mit Prostatakrebs bekam beispielsweise zwei Jahre nach seiner Erkrankung Darmkrebs. Ein Patient mit Darmkrebs erkrankte drei Jahre nach der Entfernung des Darmtumors, als Nichtraucher an Bronchialkrebs. Ein weiterer Patient mit chronisch lymphatischer Leukämie erkrankte ebenfalls Jahre nach der Entdeckung der Leukämie an Bronchialkrebs. Auch er war Nichtraucher. Ein Patient, der an Hodenkrebs litt, bekam zehn Jahre nach der Entfernung der Hoden ein Nierenzellkarzinom. So ließen sich noch etliche Patienten auflisten, die in ihrem Leben mehr als einmal an Krebs erkrankten. Hierbei sind keine Metastasen (Tochtergeschwülste eines Primärtumors) gemeint, sondern neue Tumorarten im selben Organismus.

Die ganzheitliche und damit ursachenbezogene Krebstherapie, richtet sich im Gegensatz dazu immer sowohl gegen die Allgemeinerkrankung, welche die Tumorentstehung möglich machte, sowie gegen den Tumor selbst.

Sie geht davon aus, dass es eine körpereigene Resistenz gegen Tumorzellen gibt. Erst fortgeschrittene Regulations- und Funktionsstörungen sowie Stoffwechselentgleisungen lassen diese Resistenz zusammenbrechen. Diese muss neben der Entfernung des Tumors wieder neu aufgebaut werden, wenn man verhindern will, dass es zu einem Rückfall und damit zu einer neuen Tumorentstehung kommt.

Aufgrund dieser Zusammenhänge wird in letzter Zeit auch zunehmend von den „Lokalisten" eine übergeordnete Nachbehandlung gefordert. Doch leider werden solche Nachbehandlungen nur sehr unzureichend durchgeführt und oftmals von vielen Ärzten der lokalen Auffassung belächelt.

Schaut man sich die Statistiken der letzten Jahre näher an, merkt man schnell, dass die Möglichkeiten der lokalen Therapie im Wesentlichen ausgeschöpft sind.Wenn man in der Krebstherapie weiterkommen will, wird man gezwungen sein, global an dieses Problem heranzugehen.

Die ganzheitliche Auffassung der Krankheitsentstehung ist nicht neu. Sie war vor der lokalen Auffassung der Krankheitsentstehung – die vor ca. 150 Jahren von Rudolf Virchow ins Leben gerufen wurde – die allgemeingültige Auffassung der Tumorentstehung.

Mittelalterliche Begriffe wie entgleiste Säftemischung, blockierte Entgiftung, gestörte Kanalisation (Ausscheidung) oder Unterstützung der natürlichen Heilkräfte waren mehr als ein Jahrhundert lang aus dem Blick gerückt. Heute werden diese Vorstellungen im Sinne der ursachenbezogenen Tumortherapie wieder neu aufgegriffen. So spricht man in modernen Versionen beispielsweise von der Normalisierung einer gestörten Homöostase, der entgleisten Stoffwechsellage und der Reaktivierung der Abwehrsysteme. Wenn man die Krebstherapie konsequent auf dem Konzept vom Krebs als Allgemeinerkrankung aufbaut, schließt man an die Erkenntnisse der historischen Ärzte wie Galen, Hippokrates, oder Paracelsus an.

Eine optimale Krebstherapie sollte immer eine kombinierte, also ursachenbezogene und lokale Behandlung beinhalten.

2. Kapitel

Historik der Krebstherapie

Krebs ist keine Erkrankung der Neuzeit. Die Krebserkrankung war früher eine seltene, aber dafür in vielen Fällen eine sehr entstellende Krankheit. Deswegen wurde man schon sehr früh in der Geschichte der Medizin auf den Krebs aufmerksam.

Die ältesten Dokumente über Vorkommen und Behandlung von Tumoren finden wir bei den alten Chinesen im 3. Jahrtausend v.Chr. Als Ursache sahen die Ärzte der chinesischen Medizin eine Regulationsstörung im Organismus. Diese versuchten sie mit Pflanzenheilkunde, Akupunktur und Moxibustion zu beheben. Unter Moxen versteht man eine lokale, milde aber tiefenwirksame Wärmetherapie.

Im altindischen Ayurveda (ca. 2000 v.Chr.) versuchte man Krebs mit Mineralien und pflanzlichen Drogen zu begegnen. Oberflächliche Tumore wurden mit Glüheisen ausgebrannt.

Hippokrates (460–377 v.Chr.) gilt als Eckpfeiler unserer westlichen Medizin. In den Schriften dieses Klassikers finden sich zahlreiche Angaben über die Ursachen und Behandlungen vom Krebs. In seinen Schriften werden bösartige Tumore erstmals als „Karkinoma" bezeichnet.

Die „Entmischung der Säfte“ (Blut, Schleim, Galle), durch im Organismus entstehende Gifte, machte er als Ursache des Tumorgeschehens verantwortlich. Er empfahl daher, den Organismus durch entschlackende Mittel zu entgiften.

Die chirurgische Entfernung wurde nur bei solchen Tumoren durchgeführt, bei denen es unbedingt notwendig erschien. Zur inneren Behandlung wurden Arsen, Schwefel, Cantharis, Helleborus und viele weitere Kräuter zur Anwendung gebracht.

Dem Kranken wurde eine ganz besondere Diät auferlegt, denn das altgriechische Wort „Diaita“ bedeutet „Lebensweise“ und bezieht sich nicht allein auf die Ernährung, sondern auf die gesamte Lebensart eines Menschen. Es empfiehlt so die Enthaltung aller schädlichen Einflüsse, also auch in seelischer und geistiger Hinsicht.

Über fünfhundert Arbeiten kennen wir von Clarus Galenus (131–200 n.Chr.), dem Begründer der experimentellen Physiologie und Pathologie. Zu ihnen gehören auch etliche Schriften zum „Karkinoma“. So bezeichnete er bereits den Krebs und benannte bereits über 60 verschiedene Krebserkrankungen. Wie Hippokrates, ist auch Galen ein Vertreter der Säftelehre.

Galenus sieht im Krebs eine konstitutionell bedingte Erkrankung des Organismus. Die innere Behandlung müsse demnach an erster Stelle stehen, die operative Behandlung allen internen Maßnahmen nachgeordnet werden. In seinen Werken macht auch er klare Diätvorschriften mit Angaben über verbotene und erlaubte Speisen.

Auch die neuere Forschung bestätigt, dass die Ernährung einen maßgeblichen Anteil der Tumorentstehung beiträgt. Laut einer Studie von Pedo und Doll[6] aus dem Jahre 1996, entstehen 35 Prozent aller Tumore durch eine Fehlernährung.

Damit stellt die Fehlernährung den Hauptfaktor in der Tumorentstehung dar. Unter anderem wurde deswegen auch die Kampagne „5amTag" ins Leben gerufen, die durch die deutsche Krebsgesellschaft, das Bundesministerium für Gesundheit, die WHO und andere Organisationen unterstützt wird. „5amTag" bedeutet, man sollte fünf Portionen Obst und Gemüse am Tag verzehren, oder anders ausgedrückt 800–1000 Gramm Obst und Gemüse täglich. Farbenreich sollte es sein, denn die Farb- und Geschmacksstoffe sind die wichtigen sekundären Pflanzenstoffe. Beispielsweise beinhaltet ein Apfel so rund 20.000 solcher Substanzen (www.5amTag.de).

Grob gesagt, hemmen viele sekundäre Pflanzenstoffe ein Tumorwachstum. So greifen beispielsweise die sekundären Pflanzenstoffe der Curcuma in rund 96 Faktoren im Tumorstoffwechsel ein.

Die folgende Auflistung soll hier einen kleinen Einblick geben wozu, die Gelbwurz (Curcuma) im Stande ist:

Curcuma hemmt Cyclin D1. Cyclin D1 ist ein natürlicher Eiweißfaktor, der den Zellteilungszyklus stimuliert. Es ist unter anderem erhöht bei Brustkrebs, Prostatakrebs, Speiseröhrenkrebs, lymphatischer Leukämie, Plasmazell-Lymphom, Dickdarmkrebs. Curcuma senkt C-Jun N-terminal Kinase. Dies sind Enzyme, die

Energie auf Zieleiweiße übertragen. C-Jun ist eine Substanz, die auch an Zellteilungsprozessen beteiligt ist.

Selbiges gilt für die Aktivität der Transkriptionsfaktoren AP1 und NF Kappa-B, welche bei Tumorerkrankungen erhöht sind und durch Curcuma erniedrigt werden. Curcuma reduziert COX2, was ansonsten die Bildung von Prostaglandinen verstärkt, welche massive Zellwucherungsvorgänge verursachen können.

Curcuma reduziert die Bildung von MMP9, einem Matrix-Metalloprotein, was notwendig ist, damit Tumorzellen durch das alle Zellen umgebende Bindegewebe (Matrix) hindurchbrechen können, um in die Blutgefäße zu gelangen.

Somit reduziert Curcuma das Einbrechen von metastatischen Zellen in die Blutbahn und damit deren Ausbreitung!

Curcuma hemmt auch die Bildung von Adhäsionsmolekülen. Diese werden von Metastasenzellen benötigt, damit diese nach Eindringen in die Blutgefäße an Fernstellen innerhalb der Gefäße „andocken" oder anheften können, um dann durch die Gefäßwand hindurch in andere Organe oder Gewebe einzudringen. Curcuma hemmt die Aktivität von uPA (Urikinase Plasminogenaktivator), was für den Durchbruch von Tumorzellen durch das Bindegewebe in die Blutbahn verantwortlich ist.Curcuma erhöht die Levels des Tumorsuppressor p53, welches in Interaktion mit dem tumorzelltoxischen NO-Gas steht.

Curcuma verstärkt den programmierten Zelltod geschädigter Zellen durch Erhöhung der Levels von Cytochrom C, dem Elektronenüberträger in der Atmungskette zwischen dem 3. und 4. Schritt in der Atmungskette der Energiekraftwerke. Cytochrom C wandert in das Zellplasma, und seine Erhöhung löst den Abbau von Zellkern-DNA aus.

In Krebszellen liegt aber auch ein beschleunigter Abbau von Cytochrom C vor, was zu Störungen in der Atmungskette im

Komplex 4 führt. Interessant dabei ist auch die Tatsache, dass Curcuma die NO-Synthese anregenden Typ-1-Cytokine TNF und IL12 hemmt, was eine antientzündliche Wirkung hat. Curcuma hemmt die Expression von HER2, einem Rezeptor bei Brustkrebs, der bei jedem vierten Brustkrebsfall nachgewiesen wurde. Diese Rezeptoren werden durch ein Medikament Namens Herceptin blockiert. Curcuma tut dies, neben all seinen anderen Tumor hemmenden Eigenschaften, ebenso.

Der eigentliche Wirkstoff der Gelbwurz, der dies vermag, ist das Curcumin. Curcumin ist ein sekundärer Pflanzenstoff, von dem es in Obst und Gemüse über einhundertfünfzugtausend gibt.

Prophylaktisch können so einige sekundäre Pflanzenstoffe Schäden in Zellen reparieren und damit verhindern, dass aus einer geschädigten Zelle eine Tumorzelle wird. Man kann letztendlich nur erahnen, wozu Ernährung in der Therapie, aber auch der Prophylaxe fähig ist.

Andererseits fördern viele Genussmittel wie Zucker, glutenhaltige Mehlprodukte, Alkohol, erhöhter Kaffeekonsum, die Tumorentstehung und dessen Wachstum. Auch darüber gibt es zahlreiche Studien und Veröffentlichungen (Sandoval[7], Coy[8]).

Dramatisch, dass in der Vorbeugung immer auf den großen Stellenwert der Ernährung hingewiesen wird, in der Therapie ist es der heutigen Medizin schlichtweg egal.

Allzu oft hört der Patient Sprüche wie „Essen sie, was ihnen schmeckt". Ziel solcher Aussagen ist die Vermeidung der weiteren Gewichtsreduktion. Da der Tumor seinen Träger regelrecht aussaugt, kommt es im Verlauf der Erkrankung oftmals zu drastischem Gewichtsverlust. Der Tumor verbraucht selbst große Mengen an Energie und der Körper ist in einem permanenten Entzündungszustand. Beides sorgt für einen erhöhten Energieverbrauch, was letztendlich zur Gewichtsreduktion der Tumorkachexie führt. Im Verlauf einer Tumorerkrankung kommt es bei vielen Patienten zu ungewolltem Gewichtsverlust mit einem Abbau nicht nur von Fett, sondern auch von Muskelmasse, was dann auch mit einem Kräfteverfall einhergeht.

Jetzt aber zu denken, Krebspatienten benötigen eine hochkalorische Ernährung, die sie mit Energie versorgt, denn ein stabiles Gewicht würde die Nebenwirkungen einer Chemo- oder Strahlentherapie lindern und die Lebensqualität und Leistungsfähigkeit erhalten, wäre fatal.

Krebszellen haben einen völlig anderen Stoffwechsel als gesunde Zellen und verbrauchen so horrende Mengen an Kohlenhydraten. Kohlenhydrate im Übermaß, also mehr als ein Gramm Kohlenhydrate pro Kilogramm Körpergewicht am Tag, kommt primär dem Tumorstoffwechsel zu nutze. Aus diesem Grund entwickelte Dr. rer. nat. J. Coy den TKTL1-Test. Die Transketolase-like 1 (TKTL1) ist ein Marker für den anaeroben Glukosestoffwechsel, dessen Erhöhung mit invasivem Wachstum, also auch der Metastasierung von Krebszellen, einhergeht.

Zusammengefasst kann man also feststellen, die alten Ärzte der Antike hatten recht. Es gibt Nahrungsmittel, die Krebswachstum fördern und andere, die sich hemmend auf Tumorzellen auswirken. In der Prophylaxe und erst recht in der Therapie spielt eine tumorhemmende Ernährung eine entscheidende Rolle.

Im beginnenden Mittelalter verfasste Oribasius (325-403 n.Chr.), Leibarzt des Kaisers Julianus Apostata, eine siebzigbändige medizinische Enzyklopädie. Als Krebsursache werden hier eine „gärende Substanz“ und die „Schärfe der Säfte“ genannt. Krebs sei heilbar, wenn die inneren Gifte durch entschlackende Maßnahmen zur Ausscheidung gebracht würden.

Paulus von Aegina (625-690 n.Chr.) wies darauf hin, dass Krebs an jeder inneren und äußeren Stelle des Organismus entstehen könne. Operationen empfahl er nur bei Brustkrebs.

Auffallend ist also, dass durch ihre Erfahrung und Beobachtung die großen Ärzte des Altertums den Wert einer verbesserten Entgiftung bei der Behandlung von Krebs bestätigt sahen. Diese Ärzte beherrschten die Kunst, mit entsprechenden mineralischen und pflanzlichen Arzneimischungen den Organismus zu entgiften. Die ausleitende Allgemeinbehandlung der Krebskrankheit wurde hier als vordringlich erachtet.

Immer mehr Privatkliniken und Privatärzte bieten heute ein neues Verfahren zur Ausleitung an.

Die INUSpherese® ist die derzeit fortschrittlichste Methode zur Entgiftung des Körpers, die in der Prophylaxe und Therapie eingesetzt wird. Es handelt sich um eine Blutwäsche, die auf einer speziellen Adsorptionstechnologie basiert. Das Ziel der INUSpherese® ist es, den Körper von toxischen Belastungen zu befreien und damit das Wohlbefinden und die Gesundheit des Patienten zu verbessern.

Sie ermöglicht, pathologische Proteine, Immunkomplexe, Stoffwechselschlacken, Infektionstoxine, Allergene und Entzündungsbotenstoffe erfolgreich aus dem Körper zu entfernen. Die aus dem Blut gewaschenen Substanzen werden dann im Labor analysiert. Somit ist es eine der effektivsten Möglichkeiten der Ursachenforschung und Ursachentherapie.

Das Verfahren selbst ist in der Schulmedizin seit Jahren bekannt und wird hauptsächlich als Lipidapherese (Ausscheidung krankmachender Fettanteile aus dem Blut) angewendet. INUS war die erste Einrichtung, die dieses Verfahren spezifisch bei chronischen Erkrankungen und in der Umweltmedizin eingesetzt hat.

Das gesamte Blut des Patienten durchwandert eine Filtermaschine und die dabei herausgefilterten Substanzen lassen sich später im Labor untersuchen. Man kann dadurch Rückschlüsse gewinnen, wieviel der Substanzen noch im Gewebe eingelagert sind und mögliche Quellen den Substanzen zuordnen. Das Blutplasma ist nach der Filterung wieder frei von belastenden Substanzen und dann auch in der Lage wieder Ablagerungen aus dem Gewebe erneut aufzunehmen und zur Ausscheidung zu bringen. Abenteuerliche Erfolge werden dieser neuen Therapieart bisher zugesprochen und damit auch die Verbesserung der Gesundheit bei vielen chronischen Krankheiten.

Der hundert Bände umfassende „Canon medicinae“ des Avicenna (980–1037 n.Chr.), galt noch zu Paracelsuszeiten als bestes Lehrbuch der Medizin. Jede nicht zwingend notwendige chirurgische Behandlung des Krebses war verpönt. Sogar namhafte Chirurgen wie Lanfranchi (Paris), der Verfasser, der 1296 erschienenen „Chirurgia magna" schlossen sich dieser Auffassung an.

Paracelsus (1493–1541), der auch Bombastus Theophrastus von Hohenheim genannt wurde, war der bedeutendste Arzt der beginnenden Neuzeit. Er war ein großer Reformator der Heilkunde. Paracelsus erprobte viele Rezepte der arabischen Heilkunde und wendete sie auch bei Krebs erfolgreich an.

Er stellte fest, dass „nicht der Arzt heilt, sondern die Natur". Der Arzt solle daher die Selbsthilfe der Natur durch sinnvolle Maßnahmen unterstützen. Die Verbesserung der körperlichen Abwehr nimmt er damit fest in seine Therapie auf.

Er wandte von phytotherapeutischen Heilmitteln, unter anderem Nieswurz (Helleborus), ein Hahnenfußgewächs, welches eine mistelartige Wirksamkeit zu entfalten vermag, den Mauerpfeffer (Sedum), Arnika sowie Knoblauch, Zwiebeln und wilde Laucharten zur Behandlung von Krebserkrankungen an.

Seine auf medikamentösem Weg erzielten Erfolge müssen sehr überzeugend gewesen sein, denn Paracelsus stellte fest:

> "Es sollte verboten und streng bestraft werden, den Krebs durch Schneiden, Brennen, Ätzen und andere henkerische Peinigungen zu vertreiben. Denn aus der Natur kommt die Krankheit, aus der Natur kommt die Arznei und nicht aus dem Arzt. Dieweil nun die Krankheit aus der Natur, nicht vom Arzt und die Arznei aus der Natur, auch nicht von Arzt

kommt, so muss der Arzt der sein, der aus beidem lernen muss, und was sie ihn lehren, das muss er tun.“ [9]

Nicht zuletzt durch die Arbeiten des Radiologen Prof. Dr. med. Dr. rer. nat. Ernst Krokowski weiß man heute um die Gefahren einer Probenentnahme aus dem Tumorgewebe oder der Folge einer ungeschickten Operation. Auch gibt es aktuell Privatkliniken, die auf ihren Webseiten damit werben, „metastasenarm“ zu operieren. Was machen denn dann die anderen?

Krokowski war Chefarzt des Zentral-Röntgen-Instituts mit Strahlenklinik im Stadtkrankenhaus Kassel. Seine im Frühjahr des Jahres 1978 veröffentlichte kritische Studie über die Gefahren von Krebsvorsorge-Untersuchungen fand weltweites Gehör.

So teile er die Ansicht von Prof. Dr. med. Julius Hackethal, dass man auf gar keinen Fall in einen bösartigen Tumor hineinstechen oder ein Gewebsstück herausschneiden darf. Durch seine rund 3000 Analysen hatte Krokowski nachgewiesen, dass Tochtergeschwülste durch die Verletzung des bösartigen Tumors ausgelöst werden können. Ferner war er der Meinung, es gäbe auch ruhende Prostatakrebse, die man auch schlafen lassen sollte.[10]

So schrieb Krokowski: „In der Mehrzahl aber werden die Metastasen durch einen diagnostischen oder therapeutischen Eingriff am Primärtumor selbst ausgelöst. Dass “die Krebsoperation keineswegs nur als lokaler Eingriff anzusehen ist, sondern entscheidende Einwirkungen hat”, sagten Druckrey und seine Mitarbeiter[11] bereits vor rund siebzig Jahren aufgrund ihrer

Tierversuche mit Impf- und Benzpyren-Geschwülsten. "Die meisten bekamen nach der Operation Metastasen und gingen an diesen unter Umständen sogar früher zugrunde, als die nicht am Primärtumor Operierten." Fast im Gleichklang mit diesem Zitat von Druckrey steht die klinische Beobachtung von Gregl[12], dass alte Frauen mit einem unbehandelten Brustkrebs mitunter länger leben, als Frauen gleichen Alters nach leitliniengerechter Therapie.

Zurück zu Paracelsus von Hohenheim. Sein Therapieplan bestand nicht nur aus Arzneizubereitungen, sondern ebenfalls aus einer umfassenden psychischen Behandlung, da nach seiner Auffassung jeder Erkrankung auch geistig-seelische Ursachen zugrunde liegen. Damit gilt er auch als einer der Begründer der Psychosomatik. „Der höchste Grund der Arznei sei die Liebe."

Was heißt Angst für den Körper? Angst heißt, ich habe Angst vor etwas oder einer Situation. Die darauffolgende Reaktion ist evolutionsbiologisch schon vorprogrammiert.

Angstmomente sind in der Natur ein Hinweis, dass etwas Gefährliches in unmittelbarer Nähe ist. Der Wolf jagt einen Hasen, in dem Moment hat der Hase Todesangst. In dieser Situation sind bestimmte Körperfunktionen völlig unerheblich. Es kommt alles nur darauf an, dass der Hase fliehen kann. Andere Prozesse wie Regeneration oder Verdauung spielen in diesem Moment keine Rolle. Jede Energie geht ausschließlich in die Fluchtsituation und genau da liegt die Problematik der Angstpatienten. Es findet in diesem Zustand keine Zellregulation oder Zellregeneration statt. Deswegen ist es wichtig, dass Krebspatienten ihre Angst bearbeiten mit Hilfe der allgemeinen Psychotherapie. Wobei die üblichen Formen der Psychotherapie hier oft nicht die richtigen sind. Denn ein Mensch der Angst hat, hat einen klaren Verstand. Jedes noch so logische Argument wird ihm die Angst nicht nehmen.

Er wird nur über Therapiemaßnahmen, die das Nervensystem beruhigen, aus dem Panikmodus herauskommen. Dazu zählen beispielsweise Formen der Meditation oder Hypnose. Er muss versuchen, seine Angst in der Therapie „auszuschalten", um wieder in die Selbstregulation zu finden. Es muss dem Patienten bewusstwerden, was die Angst mit der Regulation und dem Immunsystem macht. Im Dritten Reich untersuchte man 24 Stunden vor der Hinrichtung das Sperma von Männern, die zum Tode verurteilt wurden. Es fanden sich keine Spermien. Man stelle sich vor, was im Nerven- und Hormonsystem bei Todesangst ablaufen muss, dass die Spermienproduktion zum Erliegen kommt.

Nun, zu Leonhard Fuchs (1501–1565), Professor zu Ingolstadt, berichtete ausführlich über die erfolgreiche Wirkung pflanzlicher Drogen in der Krebsbehandlung.

Ambroise Paré (1510–1590), ein genialer Chirurg der Renaissance, hat in seinen zahlreichen Büchern stets die Auffassung vertreten, dass dem Krebs eine Allgemeinerkrankung zugrunde liege, deren Behandlung allen eventuell chirurgischen Maßnahmen voranzugehen habe.

J. Baptist van Helmont (1577–1644), Professor zu Leiden, beobachtete, dass seelische Belastungen ein

Krebsleiden auslösen können und nimmt damit Erkenntnisse der modernen Psychologie vorweg.

An dieser Stelle sei das Dirk-Hamer-Syndrom erwähnt. Auch Dr. med. Ryke Geerd Hamer hat man zu Lebzeiten schwer zugesetzt. Er wurde aufgrund seiner Behauptungen und Therapieansätze verfolgt. Viele behaupten, dass der Psychoterror, dem er ausgesetzt war, ihm den Verstand gekostet hat. Denn seine ursprünglichen Arbeiten waren genial. Das Dirk-Hamer-Syndrom (DHS) wäre die Reaktion auf ein akutes Schockereignis.

Eine folgenschwere unvorhersehbare Situation kann in der Folge durch die Überreizung eines Hirnareals zu einer Entzündung dessen mit anschließender Vernarbung führen. Dadurch findet eine Fehlregulation des Nervensystems statt, die sich in einem Körperareal, was durch diese Nerven angesteuert wird, manifestiert. Diese Stelle soll dann für Krebs dispositioniert sein. Das würde die Lokalisation einiger Tumore erklären. Seine Therapie bestand primär in der Lösung des Konflikts. Was aber in vielen Fällen unmöglich oder nicht ausreichend war.

1650 sah Descartes aus Frankreich „entartete Lymphe" als Krebsursache an. Die Bösartigkeit der Krankheit hinge nach seiner Überzeugung von der Beschaffenheit der Lymphflüssigkeit und deren Entartung ab.

Die Lymphflüssigkeit transportiert Stoffwechselendprodukte aus dem Zellzwischenraum ab und führt diese wieder der Blutbahn zu. Der von dem Wiener Arzt Prof. Dr. med. Alfred Pischinger in den Fünfzigerjahren des letzten Jahrhunderts beschriebene

Bindegewebsraum ist der vorrangige Ort sämtlicher Stoffwechselprozesse. Dieser Bereich der „Extrazellulären Matrix" wird nach ihm auch als „Pischinger-Raum" bezeichnet.

Dieses Grundsystem ist die Basis der Regulation aller Körperzellen, aber auch der Entstehungsort für vieler pathologische Geschehen. Die Fähigkeit der Selbstheilung ist hier mit angesiedelt.

> „Über die blind in der Matrix endenden vegetativen Nervenfasern erfolgt der Anschluss an das Zentralnervensystem; die Endstrombahn, die die Matrix durchsetzt, verbindet sie mit dem System der endokrinen Drüsen. Beide Systeme sind im Gehirnstamm miteinander verbunden und an übergeordneten Zentren des Gehirns angeschlossen. Auf diese Weise wird in der Matrix nicht nur vor Ort, sondern stets auch unter dem Einfluss übergeordneter Steuerungsgebiete geregelt."[13]

Wie ein Fisch im Aquarium leben alle Körperzellen in dieser extrazellulären Matrix. Wenn dieser Zwischenraum nicht der Homöostase aller lebenswichtiger Stoffe unterliegt, ist Krankheit die Konsequenz. Dies bedeutet, dass die Regulation über das Hormon- und Nervensystem ebenso stimmen muss wie die Zufuhr lebenswichtiger Nährstoffe sowie die Entsorgung der Stoffwechselendprodukte aller Zellen. Körperliche Bewegung ist für dieses System ebenso wichtig wie die Zufuhr von ausreichender Trinkmenge in Form von klarem Wasser.

Georg Ernst Stahl (1660–1742), Professor in Halle und Berlin, wies auf das Vorhandensein einer inneren

Heilkraft hin, die er als „Anima" bezeichnete. Er sah im Fieber eine Heilmaßnahme des Menschen, dass man folglich keinesfalls unterdrücken sollte.

„Gib mir ein Mittel, Fieber zu erzeugen, und ich heile euch jede Krankheit", diese Aussage tätigte der griechische Philosoph Parmenides vor über 2.500 Jahren. Fieber gilt auch heute noch als natürliche Abwehrreaktion des Körpers, die hilft, den Stoffwechsel und das Immunsystem zu aktivieren.

Die therapeutische Hyperthermie gibt es heute in vielen Formen. Moderat mit einer leichten Erhöhung der Körperkerntemperatur oder auch als lokale Hyperthermie. Im Falle von Krebs wird auch oftmals auf hohe Temperaturen zurückgegriffen, da Krebszellen bei hohen Temperaturen eher absterben als gesunde Körperzellen. Zur Krebstherapie wird hier auf eine Erhöhung der Körperkerntemperatur von bis zu 42 Grad zurückgegriffen. Die Patienten werden hierfür in eine Kurzzeitnarkose versetzt und währenddessen über Infusionen mit Flüssigkeit versorgt.

In einer Studie mit 112 Patienten konnte Prof. Yokoyama[14] in Tokio nach viermaliger Hyperthermie im Maximalbereich eine Remissionsrate von 75% bei frühen Krebsstadien erreichen.

Die Behandlung von Krebs war von der Antike bis ins 19. Jahrhundert im Wesentlichen die gleiche geblieben, und die alten und bewährten Maßnahmen finden sich in vielen heutigen alternativen, also nicht leitliniengerechten Therapieansätzen wieder.

Von jeher war man bestrebt, durch blutreinigende, ausleitende Maßnahmen sowie durch diätetische

Umstimmung die „Schärfe der Säfte" bei den Krebskranken zu lindern und den Tumor selbst, durch äußerlich oder innerlich angewandte chemische und pflanzliche Mittel zur Auflösung zu bringen. Die Überzeugung, der Krebs sei auf eine innere Vergiftung des Gesamtorganismus zurückzuführen und dieser daher – neben den lokalen Maßnahmen im Tumorbereich – auch der Entlastung durch reinigende, giftausleitende, konstitutionell umstimmende, ganzheitlich wirkende Heilmittel bedarf, war allgemein anerkannt.

Neue Impulse hatte die Konstitutionstherapie zu Beginn des 19. Jahrhunderts durch den Arzt Christian Friedrich Samuel Hahnemann (1755–1843) erfahren. Alle chronischen Krankheiten wären im Grunde auf gemeinsame Ursachen zurückzuführen. Diese wären unbekannte innere Gifte, die er als „Psora" bezeichnete.

Grundlage der Heilkunde wäre die ärztliche Erfahrung, also die sorgfältige Beobachtung am Krankenbett.

Hahnemann war aufgefallen, dass eine Reihe von Stoffen – in toxischen oder subtoxischen Dosierungen angewandt – in der Lage wären, kachektische Zustände (Auszehrung) und andere zum Erscheinungsbild der Krebskrankheit gehörende Spätsymptome hervorzurufen. Er schloss daraus, dass hochverdünnte Zubereitungen dieser Mittel bei der Behandlung von Krebs hilfreich sein könnten. In der Tat kann durch diese Mittel in vielen Fällen eine positive Umstimmung des Krankheitsbildes, in einigen Fällen sogar ein völliges Verschwinden der Krankheitssymptome erreicht werden. Die Schwierigkeit besteht nur darin, das richtige Mittel zu finden. Es müssen hierzu alle Symptome des

Patienten herangezogen und mit dem Wirkspektrum der potentiellen Heilmittel verglichen werden. Dies macht die Homöopathie in der Anwendung recht kompliziert und bedarf eines gut ausgebildeten Homöopathen.

Von der Antike bis in die Mitte des 19. Jahrhunderts haben also unzählige Ärztegenerationen aufgrund von Beobachtungen und Erfahrungen die Auffassung vertreten, Krebs sei auf eine konstitutionelle Abweichung, eine bestimmte Disposition, auf Funktions- und Regulationsstörungen, und damit auf eine „Entmischung der Säfte" zurückzuführen.

Die Krebskrankheit entstünde somit aufgrund einer komplexen Stoffwechselstörung, verbunden mit dem Unvermögen des Organismus die laufend anfallenden Giftstoffe des Stoffwechsels, aber auch der äußeren Noxen auszuscheiden.

Dies widerspricht der schulmedizinischen Auffassung, die alleine in der Vernichtung der Tumorzelle mit Strahlen- oder Chemotherapie die Heilung des Krebspatienten sieht.

Die heutigen Außenseiter der Medizin, die sich nicht den Leitlinien unterwerfen, stimmen mit den Ärzten der Antike in der Überzeugung überein, dass dem Krebs eine Allgemeinerkrankung zugrunde liegt und im Tumor letztendlich nur das Symptom dieser Erkrankung verkörpert ist.

Es handelt sich hierbei nicht um unbewiesene Hypothesen, sondern um nüchterne Beobachtungen der Natur, deren Erkenntnisse man objektiv nicht als falsch bezeichnen kann. Die heutige, ach so fortschrittliche

„moderne“ Medizin meint jedoch diese Erkenntnisse ablehnen, sogar verlachen zu müssen. Jedoch hat sie vieles aus dieser verlachten Erfahrungsheilkunde übernommen und mit schönen neuzeitlichen wissenschaftlichen Namen belegt, wie Psychotherapie, Diätetik, Immuntherapie und vieles mehr.

Am Beispiel der Misteltherapie lässt es sich gut darstellen. Die Anfänge der Misteltherapie reichen zurück bis in das 16. Jahrhundert. Durch die Signaturenlehre motiviert, sah man das parasitäre Wachstum der Mistel analog zum parasitären Verhalten des Tumors mit seinen Metastasen. Da sich die Mistel im Baum verhält wie ein Tumor im Organismus, nahm man an, dass die Mistel als Therapeutikum gegen Krebs angewendet werden könnte.

Über die Jahrhunderte wurde diese Art der Therapie durch unterschiedliche Zubereitungen und Mistelarten verbessert, bis hin zur heutigen Therapieform.

Vor wenigen Jahren war die Misteltherapie bei den Schulmedizinern noch verpönt. Man riet Patienten von dieser angeblich nutzlosen Behandlung ab. Da es heute aber wissenschaftliche Studien gibt, die bestätigen, dass Misteltherapie wirksam ist, empfiehlt selbst die Schulmedizin jetzt endlich die Misteltherapie als alternative Zusatzbehandlung zur Stärkung des Immunsystems.

Doch leider sind viele Jahrzehnte vergangen, in denen Patienten diese effektive Therapie vorenthalten, in denen ihnen davon aktiv abgeraten wurde.

Mistel löst den programmierten Zelltod von Tumorzellen aus, ebenso können die Inhaltsstoffe der Mistel

DNA-Schäden reparieren. Weiße Blutkörperchen werden stimuliert und in ihrem Verhalten positiv beeinflusst. In vielen Tiermodellen, so auch in den Studien von Büssing[15], waren Mistelextrakte gegen Krebszellen wirksam.

So handelt die derzeitige Medizin meistens, wenn es um die althergebrachten Therapiemaßnahmen oder die Erkenntnisse von Außenseitern geht, die nicht in ihr Konzept passen.

Doch wer oder was gibt den heutigen Ärzten das Recht, detaillierte Berichte über Krebsheilungen aus früheren Epochen abzuwerten, zu bezweifeln oder gänzlich ins Lächerliche zu ziehen?

Sicherlich war die Chirurgie des Mittelalters wegen der noch nicht so weit entwickelten Technik, der fehlenden Hygiene und Anästhesie, aus heutiger Sicht ein Grauen. Eine so wirkungsvolle lokale Behandlung wie sie heute möglich ist, war zu jener Zeit natürlich noch unvorstellbar.

Andererseits war damals die gegen die Ursachen gerichtete ganzheitliche Behandlung umso umfassender.

Heilung war nur möglich durch die Kraft des Immunsystems und in dem man versuchte ein tumorfeindliches Milieu im kranken Organismus zu erschaffen, alles Maßnahmen die in der jetzigen Krebsheilkunde kaum Beachtung finden.

Zusammenfassend können wir nun feststellen, dass vom Altertum bis in die Neuzeit der Medizin die Auffassung vertreten wurde, dass Krebs eine den ganzen Körper betreffende Allgemeinerkrankung zugrunde liegt. Krebs entsteht niemals in einem gesunden Menschen, sondern immer nur in einem vorgeschädigten Organismus. Wenn man diese Vorschäden verhindert, dürfte demnach kein Krebs entstehen.

In der Mitte des 18.Jahrhunderts veröffentlichte Morgagni (1682–1772) sein bis heute berühmtes Werk „Über den Sitz und die Ursachen von Krankheiten“ (De sedibus et causis morborum). Durch die von ihm durchgeführten Leichenschauen schloss er, dass jede Krankheit ihren Sitz in einem veränderten Organ hat.

Jedoch hatte er bei den Sektionen immer nur das Endstadium einer Erkrankung vor Augen, nicht deren überregionale Entstehungsphase. Eine Tatsache, die er nie bedachte. Durch seine Arbeiten war man aber erstmals in der Lage Krankheiten einem schuldhaften Organ zuzuordnen und nicht nur die Krankheiten aufgrund ihrer Symptome zu klassifizieren.

Die lokale Fixierung einer Krankheit und damit auch der Tumorerkrankungen nimmt hier ihren Ursprung.

Nun untersuchte man die Tumore in der Pathologie auf ihre Gewebszusammensetzung, so erschien das erste „Lehrbuch über die Systematik der bösartigen Geschwülste“ von Laennec (1781–1826).

Wenn man die Krebsforschung dieser Zeit analysiert, wird augenscheinlich, dass die Frage nach der Ursache der Krebsentstehung immer mehr vernachlässigt wurde, je intensiver sich die Wissenschaftler um den morphologischen Feinbau und die Einteilung der Tumore bemühten.

1824 erbaute Chevalier das erste achromatische Mikroskop, mit dem es nun endlich gelang, Zellstrukturen näher zu untersuchen. Kurze Zeit später entdeckte Raspail in Paris, dass Gewebe aus kleinsten, selbstständigen Einheiten zusammengesetzt sind, die er als Zellen bezeichnete. 1833 entdeckte Robert Brown den Zellkern. Johannes Müller (1801–1858), Professor der Physiologie, Anatomie, Embryologie in Bonn und Berlin, einer der bedeutendsten Ärzte des 19. Jahrhunderts, veröffentlichte 1838 eine richtungsweisende Arbeit mit dem Titel „Über den Feinbau und die Formen der krankhaften Geschwülste". Er stellte fest, dass Tumore, genauso wie gesundes Gewebe, aus Zellen zusammengesetzt sind. Für ihn war Krebs eine Allgemeinerkrankung des Körpers und der Tumor letztendlich nur das Symptom.

Alle Zellen haben neben dem allseits bekannten Zellkern noch weitere Organe. Wie im Großen, so im Kleinen, nur werden sie in der Zelle nicht als Organe, sondern als Organellen bezeichnet.

Die wohl abenteuerlichsten Organellen sind die Mitochondrien. Der deutsche Pathologe Richard Altmann beschrieb 1886 als Erster die Mitochondrien. Ihren endgültigen Namen erhielten sie aber durch Bendaden im Jahre 1897. Die populärwissenschaftliche Bezeichnung „Kraftwerke der Zelle" (powerhouse of the cell) wurde aber erst 1957 von Siekevitz geprägt, nachdem klar war, welch wichtige Bedeutung diese Organellen in der Zelle besitzen. Ein Mitochondrium besitzt tausende von Atmungsketten, deren Aufgabe es ist, Wasserstoffionen zu bilden und über einen „Damm", die innere Mitochondrienmembran zu schieben. Diese H^+-Ionen treiben dann die kleinsten Turbinen der Welt an. Unsere Körperzellen produzieren so durch tausende von Wasserstoffturbinen pro Mitochondrium, die nötige Energie in den Zellen und jede Zelle besitzt zur Produktion der Lebensenergie tausende dieser Organellen.

Rudolf Virchow (1821–1902) der größte Pathologe des 19. Jahrhunderts stellte fest, dass Bindegewebe und Epithelgewebe die Grundsubstanz darstellen, aus der sich bösartige Tumore entwickeln. 1858 veröffentlichte er sein Hauptwerk, die „Zellularpathologie". Er schrieb darin, dass alle krankmachenden Lebensvorgänge sich in der Zelle abspielen. Wegen der einschneidenden Bedeutung, die der virchowschen Zellularpathologie für die spätere lokale Auffassung in der Medizin – insbesondere bei Krebs – zugemessen wird, ist es wichtig, Virchows eigene Meinung zu diesem Problem darzulegen.

Aus dem nachfolgenden Zitat geht hervor, das er seine Theorie lediglich als Ergänzung zur alt hergebrachten Ganzheitsschau sah. Auch für ihn war der Gesamtorganismus im Vordergrund und erst, wenn dieser in seiner Komplexität geschädigt wird, kann Krebs entstehen.

> „Dies sind die Dinge, welche bei der Frage von der Entstehung der Geschwülste und dem Wert der einzelnen hauptsächlich diskutiert worden sind: Veranlassende örtliche Dinge, Prädisposition bzw. Konstitution, Dyskrasie (Verschiebung des Säftehaushaltes). Man sagt, tritt im Blut eine besondere Veränderung ein und findet sich im Körper ein prädisponierter Ort, so wird das kranke Blut auf den prädisponierten Ort (locus minoris resistentiae) wirken und die Erkrankung hervorrufen."[16]

Durch die Arbeiten Virchows war es nun möglich, Krankheiten an Zellen und Geweben einwandfrei zu erkennen und nachzuweisen.

Dies war für die damalige Medizin, die in immer stärkerem Maße eine wissenschaftliche Basis anstrebte, ein solches Ereignis, dass es nur verständlich ist, wenn die Ärzte der damaligen Zeit sich dieser Forschungsrichtung voll zuwandten. Sahen sie darin doch endlich für das Krankheitsgeschehen feste und erkennbare Anhaltspunkte. Noch war die Entdeckung zu neu, als dass man hätte erahnen können, dass man es hier mit einer diagnostischen Großtat zu tun hatte, nicht aber mit der Erklärung für ursächliche Faktoren.

So ist retrospektiv betrachtet zu verstehen, dass man die Kausalfaktoren, die sich dem Auge nicht immer offenbaren, einfach über Bord gehen ließ, anstatt die neuen Erkenntnisse sinnvoll mit dem Althergebrachten zu kombinieren.

Ohne den Ablauf der Krankheitsentstehung zu berücksichtigen, hatte man das eindrucksvolle Endbild fixiert, dass zwar den Folgezustand demonstrativ darstellte, aber keinen Aufschluss über die Krankheitsentstehung geben konnte.

Diese Form der Zellularpathologie war nie im Sinne von Rudolf Virchow, wurde aber als neue medizinische Weltanschauung von den folgenden Ärztegenerationen ausgebaut. Wie so oft erlebte man, dass der starke Eindruck des Neuen das Gute am Alten vergessen ließ.

Damit verschwand das Bild der krebsursächlichen Allgemeinkrankheit im Nebel der Zeit und der Blick aller Forschung und Behandlung wurde ausschließlich auf das Endstadium gerichtet, und dies ist der eigentliche Fluch der heutigen Therapie.

Aus einer vielschichtigen chronischen Allgemeinerkrankung, die letztendlich zum Tumor führt, wurde eine lokale Erkrankung. Das Endsymptom der Krankheit wurde selbst zur Krankheit deklariert. Hiermit verließ man eine Anschauung, der die Medizin fast 5000 Jahre gefolgt war und die sich bewährt hatte.

Durch die ausschließliche Sicht auf die Krebszelle ging das Verständnis für die übergeordneten Zusammenhänge und damit für die Ursache der Tumorentstehung verloren.

Allein hierin ist die Ursache dafür begründet, dass man trotz der ungeheuren Anstrengungen, die weltweit auf dem Gebiet der Krebsforschung gemacht werden, bisher nicht entscheidend weitergekommen ist.

Es sind die Außenseiter der Medizin, biologisch arbeitende Krebskliniken, Privatärzte, die nicht den Leitlinien unterliegen, die Kenntnisse über wesentliche Teilbereiche in der Tumorentstehung haben und diese in der Therapie ihrer Patienten berücksichtigen. Aber vieles Wissen der alten Meister ging verloren oder lässt sich nur mit viel Mühe in der alten Literatur finden.

3. Kapitel

Die fatalen Folgen...

Seitdem sich die lokale Auffassung vor rund 150 Jahren durchgesetzt hat, wird die Krebsheilkunde von der grundsätzlich falschen Vorstellung beherrscht, dass die Ursache der Krebserkrankung in der Krebszelle oder in der aus ihr entstandenen Krebsgeschwulst zu suchen ist und somit eine örtliche Erkrankung vorliegt.

Was sagt die lokalistische Auffassung vom Krebsgeschehen?

In einem gesunden Organismus könne sich jederzeit an einem dafür dispositionierten Ort ein Tumor entwickeln.

Da der menschliche Organismus nicht in der Lage wäre, Krebszellen aus eigener Kraft zu vernichten, könne er diese Geschwulstbildung auch nicht verhindern.

In dieser Auffassung fühlte man sich auch noch bestärkt, als entdeckt wurde, dass normale Zellen durch Einwirkung bestimmter Stoffe in Krebszellen verwandelt werden können.

Nichts lag näher, als in der Entstehung der „ersten Tumorzelle“ alle notwendigen Voraussetzungen für die Entstehung eines Tumors zu sehen. Dieser Tumor erzeuge durch seine giftigen Stoffwechselendprodukte die Allgemeinsymptome, wie Gewichtsverlust, Blutarmut trotz übervoller Eisenspeicher, Müdigkeit und viele weitere Symptome, unter denen die Krebskranken meist leiden.

Dieses begrenzte Bild vom Tumor und dessen Symptomen stellt für die Schulmedizin die ganze Krebskrankheit dar. Da diese Krankheit ursächlich aus dem Tumor hervorgegangen sei, können die Symptome der Krebskrankheit nur durch die Entfernung des Tumors geheilt werden.

Mit der Verfeinerung und dem Ausbau dieser Sichtweise und der daraus resultierenden Behandlung vollzog sich eine Wende in der Krebsheilkunde. War die Therapie früher vielschichtig, gegen die Ursachen und den Tumor gerichtet, wurde sie nun in die Hand der Chirurgen gelegt. Man glaubte, mit der Entfernung des Tumors das Krebsleiden zu beenden.

Doch wie sieht die Realität aus? Immer wieder sehen wir Berichte von Rezidiven. Das bedeutet, dass der entfernte Tumor Wochen oder Monate später wieder auftaucht, sich auf einmal Tochtergeschwülste zeigen, oder eine neue Tumorart in dem erkrankten Organismus auftaucht.

Nun legte man den Schwerpunkt darauf, die vom Tumor ausgestreuten Zellen so frühzeitig wie möglich zu erkennen und mit Chemotherapie zu vernichten. Dazu wurde im Anschluss an die Tumoroperation eine Chemotherapie durchgeführt. Chemotherapie greift, vereinfacht dargestellt, alle schnell wachsenden Zellen im Organismus an. Man hoffte, so ein weiteres Aufflackern des Krebses zu verhindern.

Aber auch hier die Frage: „Wie sieht es in der Realität aus?" Chemotherapie setzt viele Kollateralschäden. Beispielsweise erneuert sich die Darmschleimhaut alle 27 Tage. Also haben wir auch hier schnell wachsende Zellen. Ein Zehntel Millimeter unter der Darmschleimhaut, sitzen wichtige lymphatische Organe, die maßgeblich für die Immunabwehr des Körpers sind. Rund 80% unseres Gesamtimmunsystems haben ihren Sitz in der Darmschleimhaut. Wird diese zerstört, leidet ein Großteil des Immunsystems darunter. Damit sinkt die Tumorabwehrfähigkeit des Organismus. Das Knochenmark beinhaltet ebenfalls schnell teilende Zellen und wird somit auch von der Chemotherapie angegriffen. Auch hier kommt es zu fatalen Schäden des Immunsystems, da auch hier wichtige Immunzellen gebildet werden.

Widerstandsfähige Tumorzellen (Tumorstammzellen), die häufig nach einer Chemotherapie im Körper verbleiben, kann ein durch Chemotherapie geschwächtes Immunsystem nicht mehr richtig erkennen und beseitigen.

Dies öffnet auch einer weiteren Metastasierung (Bildung von Tochtergeschwülsten) Tür und Tor. Selten stirbt ein Mensch an einem Primärtumor, umso häufiger an den Metastasen. Beispielsweise ist Hautkrebs an der Hautoberfläche nicht tödlich. Wenn sich jedoch abgewanderte Zellen in der Lunge festsetzen und hier Metastasen bilden, liegt ein lebensbedrohender

Zustand vor, da Bereiche der Lunge und umliegendes Gewebe durch die Metastasen zerstört werden.

Beispielhaft ist hier der Verlauf einer Patientin mit Bronchialkrebs. Nach der Operation des Tumors sagte man ihr, sie sei geheilt. Bei der Behandlung kam zusätzlich Chemotherapie zum Einsatz. Wenige Monate später starb sie an schnell wachsenden Metastasen im Gehirn.

Das Immunsystem hatte den verbleibenden Krebszellen nichts mehr entgegen zu setzen.

Außer den genannten lokalen Therapiemaßnahmen wurde keine weitere Therapie durchgeführt. Man hat weder nach den kausalen Zusammenhängen der Tumorentstehung bei ihr gesucht, noch hat man diese behandelt. Sie hatte weder ihr Verhalten noch ihre Ernährung verändert. Man hat das Immunsystem nicht optimiert, sondern die Immunschwäche, die unter anderem die Krebsentstehung überhaupt erst möglich machte, durch die Chemotherapie verstärkt. Hierdurch kam es zum endgültigen Kollaps des Immunsystems und daraufhin das explosionsartige Wachstum der Hirnmetastasen.

Dies soll jedoch nicht heißen, dass alle Chemotherapien abzulehnen sind. So hat die Chemotherapie bei einigen akuten Leukämien im Kindesalter sehr positive Heilungsziffern aufzuweisen. Diese Erkrankungen verlaufen extrem schnell. Biologische Therapiemethoden brauchen oftmals einige Zeit, bis sich deren Wirkung voll ausbreitet. Diese Zeit fehlt bei akuten Leukämien.

So wird während der Chemotherapie der Leukämie dem Organismus zwar ein weiterer massiver Schaden zugeführt, jedoch wird Zeit gewonnen, um mit dem Spenderknochenmark nach der Transplantation neuer Immunstammzellen ein neues Immunsystem aufzubauen. Wenn man jetzt noch gleichzeitig eine ganzheitliche Behandlung durchführt, die Ernährung optimiert und die Darmflora aufbaut, um mal ein paar Faktoren hier aufzuzählen, zeigt dies beachtliche Erfolge.

2004 entdeckte man Tumorstammzellen. Diese Tumorstammzellen stellen in der Chemotherapie ein großes Problem dar. Sie wurden erstmals in Brustkrebstumoren und seitdem bei zahlreichen anderen Tumorarten nachgewiesen. Diese Krebszellen sind hochentwickelt und für konventionelle Therapiemaßnahmen fast unangreifbar (Nachweis von Tumorstammzellen leitet Paradigmenwechsel ein. Deutsches Ärzteblatt, Heft 27, 7. Juli 2006, C1558).

Der Biochemiker und Onkologe Kübler[17] absolvierte sein Studium mit dem Schwerpunkt Biochemie und Tumorimmunologie. Er fordert ein weitgehendes Verbot von Chemotherapeutika. Man weiß, dass Zytostatika (Chemotherapeutika) sehr giftig sind. Ihren Ursprung haben viele dieser Medikamente, die nicht ohne Grund häufig nur über eine vorläufige Zulassung verfügen, in ehemaligen chemischen Kampfstoffen aus dem ersten und zweiten Weltkrieg, wie beispielsweise Senfgas. Die ersten Medikamententests wurden an Mäusen durchgeführt. Man rief bei den Tieren mit krebserregenden Substanzen wie Benzpyren Tumore hervor, die man im Anschluss versuchte operativ zu entfernen. Jedoch kam es kurze Zeit später wieder zu lokalen Rezidiven sowie zu einer Abwanderung der

Tumorzellen und der Bildung von Metastasen. Nun erzeugte man in der zweiten Gruppe wieder Tumore und behandelte die Mäuse zusätzlich mit Senfgasderivaten. Im Ergebnis kam es zu einer verzögerten Bildung von Metastasen, stellenweise blieben diese sogar vollkommen aus und die Maus hatte eine normale verbleibende Restlebenszeit. Dies klingt natürlich erstmal vielversprechend, relativiert sich aber schnell wieder, wenn man bedenkt, dass eine normale Hausmaus eine naturgewollte Lebenszeit von zwei bis drei Jahren besitzt.

In heutigen Fachartikeln liest man Überschriften wie „Der Durchbruch in der Therapie des metastasierten Melanoms" und im Kleingedruckten findet sich dann der Hinweis „Verlängerung der medianen Überlebenszeit um drei Monate". Teuer erkaufte Wochen der angeblichen Lebensverlängerung mit den dazugehörigen Nebenwirkungen der Chemotherapie. Ist dies dann der Durchbruch in der Therapie?

Nach dem Einsatz einer Chemotherapie ist das Immunsystem des Patienten meist so stark geschwächt, dass seine Abwehr nicht mehr in der Lage ist, die im Blutkreislauf zirkulierenden Tumorstammzellen zu zerstören. Sie bilden eine Resistenz aus, und neu angesetzte Chemotherapien bleiben dann oftmals wirkungslos. Der Patient gilt demzufolge dann als „austherapiert".

Chemotherapien arbeiten im überwiegenden Teil auf oxidativer Basis. Daraus resultiert auch immer die Diskussion, ob man während einer Chemotherapie Antioxidantien (Vitaminpräparate) einnehmen darf, oder ob dies die Wirkung der Chemotherapie verringert. Man versucht bei der Chemotherapie durch Oxidation die Krebszelle im Inneren anzugreifen und zu vernichten. Auf der anderen Seite ist aber ein Mangel an Antioxidantien in vielen Fällen eine Ursache in der Tumorentstehung, aber auch die Folge des jahrlangen kranken Gesamtzustandes im Tumormilieu.

In einem Organismus, der im Mangel lebt und der aufgrund seiner Krankheit einen exorbitanten Verbrauch hat, saugt man nun durch die Chemotherapie die restlichen Antioxidantien aus allen Körpersäften. Das Ergebnis ist ein Überwiegen der freien Radikalen und deren Abkömmlinge, die laut einer Studie des Tumorforschungszentrums in Wien die Gerinnung vorzeitig aktivieren. Viele Krebspatienten sterben nicht an Krebs, sie sterben an Herzinfarkt, Schlaganfall oder Lungenembolien. Alles Folgen einer vorzeitigen Gerinnung.

Eine vorzeitige Gerinnung resultiert oftmals aus den vielen Jahren des Vitalstoffmangels, parallel finden sich weitere Krankheiten, die auf Oxidation beruhen, wie die Arteriosklerose, oder dem Grauen Star.

Woher kommt in dem Zusammenhang der Graue Star? Es gibt den Grauen Star als Folge von Verletzungen des Auges, oder er kommt auch in Verbindung mit Diabetes oder erhöhter UV-Strahlung vor. Vermutet wird aber als Hauptursache, dass oxidativer Stress, eine Stoffwechsellage, in der eine hohe Konzentration an freien Radikalen vorliegt, Veränderungen in den Proteinen und Kollagen-Fasern der Augenlinse verursacht. Der oxidative Stress ist die Folge eines exorbitanten Mangels an Antioxidantien.

Arteriosklerose wird mit einem zu hohen Cholesterinspiegel in Verbindung gebracht. Oberflächlich betrachtet mag dies richtig sein, wenn man sich aber die Ursachen genauer ansieht, stößt man hier als den wahren Grund, auf den Vitalstoffmangel.

Es ist nicht das Zuviel der falschen Ernährung, sondern das Zuwenig an Obst und Gemüse. Es geht nicht um fettreiche Ernährung, deren Fette sich ablagern und so Arterienverkalkung hervorrufen. Diese Darstellung ist falsch und schon seit vielen Jahren widerlegt. Der menschliche Organismus braucht Cholesterine. Sie dienen der Zellwandstabilisierung oder als Bausteine in der Hormonproduktion. Der Mangel an Antioxidantien sorgt aber dafür, dass die Cholesterine nicht ausreichend vor Oxidation geschützt werden. Oxidiertes Fett ist ranziges Fett. Ranziges Fett klebt und heftet sich dort an wo es ranzig wird. So lagert sich dann LDL-Cholesterin in Form von oxiLDL an der Arterienwand an, was zur Arteriosklerose und allen Folgekrankheiten führt. Wenn sich dieser über Jahre entstandene Zustand nun mit einem abrupten Anstieg der freien Radikalen durch die Chemotherapie kombiniert und die Gerinnung vorzeitig aktiviert, kann dies das Fass zum Überlaufen bringen und der Schlaganfall oder Herzinfarkt ist die akute Folge.

Es versteht sich daher von selbst, dass – wo immer möglich – eine andere Behandlung jeder globalen Chemotherapie vorzuziehen ist.

Ausnahmen gibt es immer. Eine Ausnahme sind Krankheiten wie akute Leukämien – eine weitere therapeutische Ausnahme, wäre aber auch die lokale Chemotherapie.

Es gibt heute die Möglichkeit, gezielt nur ein krankes Organ, einen Tumor mit Chemotherapie zu behandeln. Leider wird diese Methode wieder nur in Privatkliniken durchgeführt. Im Rahmen einer Operation, wird ein Zugang zu den zuführenden Gefäßen, die den Tumor versorgen, gelegt und so der Tumor selbst hochdosiert mit Chemotherapie geflutet. Aus den abführenden Gefäßen wird dann mittels einer Sonde die Chemotherapie nach Verrichtung ihrer Arbeit wieder aus dem Blutkreislauf entfernt. Natürlich liegt es in der Natur der Dinge, dass dies nie vollkommen gelingen kann, geringe Mengen der Chemotherapie gelangen immer in den Körperkreislauf. Daher ist auch diese Methode eine Belastung für den ganzen Organismus. Die Belastung liegt aber bei weitem niedriger als bei der globalen Chemotherapie, die den gesamten Organismus schädigt und wo nur ein geringer Prozentsatz überhaupt am eigentlichen Wirkort ankommt. Daher kann die lokale Chemotherapie[18] bei einigen Tumorarten auch eine sinnvolle und zusätzliche Hilfe sein.

Eine weitere Art in der Behandlung von Tumorzellen liegt in der Strahlentherapie. 1896 hielt Wilhelm Conrad Röntgen in Würzburg seinen weltberühmten Vortrag „Über eine neue Art von Strahlen". Der französische Physiker Becquerel entdeckte noch im gleichen Jahr, dass Uransalze eine besondere Art von Strahlen aussenden, die gewisse Eigenschaften mit Röntgenstrahlen gemeinsam haben. Aufgrund dieser Entdeckung konnte das

Ehepaar Curie aus Uranmaterial das Radium isolieren. Es eröffnete sich damit die Möglichkeit, auf inoperabel gewordene Tumore Einfluss zu nehmen. Ferner stellte sich heraus, dass durch Nachbestrahlung operierter Patienten bessere Heilungsziffern erzielt werden konnten als bei ausschließlich chirurgischer Behandlung.

Was bewirkt die Strahlentherapie? Alle energiereichen Strahlungen führen zu Mutationen im Erbgut. Allerdings können gesunde Zellen durch eine Mutation auch entarten, während vorhandene Tumorzellen durch die Bestrahlung zerstört werden. Verstrahltes Gewebe heilt schlecht und oftmals ergeben sich Komplikationen, wenn an bestrahlten Orten operiert wird. Dieses Risiko sollte dem Patienten vor der Strahlentherapie bewusst sein.

Der Erfolg der Strahlentherapie hängt in erster Linie von der Lage, Ausbreitung und Strahlenempfindlichkeit des Tumors ab. Nach einer Strahlenbehandlung tiefliegender Organe kommt es nicht selten zu schweren, oft irreparablen Defekten an mitbestrahlten gesunden Geweben, die sich lange nach der Bestrahlung für den Kranken fatal auswirken können.

Hier ein typischer Werdegang: Eine Raucherin bekam im Alter von 65 Jahren einen Tumor an der Zunge. Eine bei Rauchern häufig auftretende Tumorart. Der Konsum von Zigaretten über viele Jahrzehnte hinweg, die Fehlernährung und der tägliche Stress, der auch am Darm nicht spurlos vorüberging, sorgten für vielschichtige Schäden im Organismus.

Der schwerwiegendste all dieser ursächlichen Faktoren war natürlich das Rauchen.

Die Inhaltsstoffe vom Zigarettenrauch wirken sich gerade im Mund und Rachenraum extrem aus. Im Zigarettenrauch sind rund 4000 chemische Substanzen enthalten, von denen nachgewiesen 65 Substanzen als „krebserregend" eingeordnet werden. Hinzu kommen 10^9 sogenannter freie Radikale pro Zug an einer Zigarette.

Freie Radikale sind Sauerstoffabkömmlinge und entstehen in der Glut der Zigarette, aber auch im Stoffwechsel jeder Zelle und greifen massiv auf chemischer Basis jede Zelle an.

Die Diagnose Krebs wurde durch eine Probenentnahme am Tumor gesichert. Dadurch wurde der Tumor aber verletzt und metastasierende Krebszellen konnten sich in der Wunde lösen und fangen sich dann in den regionalen Lymphknoten am Zungengrund und Halsbereich.

Die anfänglich experimentell durchgeführte lokale Chemotherapie zeigte Erfolg. Der Tumor verschwand, nach einigen Monaten kam er jedoch wieder zurück. Jetzt griff die erste Chemotherapie nicht mehr. Die Patientin wurde mit Strahlentherapie behandelt.

Hierdurch ging der Tumor abermals zurück, jedoch hatte man ihr damit die Ohrspeicheldrüsen zerstört. Sie litt nun an einem permanent austrocknenden Mund und musste daher ständig Flüssigkeit zuführen, damit die Schleimhäute sich nicht entzündeten.

Auch kamen nun durch die Strahlentherapie ihre wurzelbehandelten Zähne wieder in den Vordergrund. Die chronischen Entzündungen, die durch die Verwesung dieser Zähne im Kieferknochen verursacht werden, wurden durch die Strahlentherapie angeheizt, was nun die Entfernung dieser Zähne notwendig machte. Nach der Strahlentherapie ist das Gewebe in den bestrahlten Arealen nur noch schlecht regenerationsfähig, was Wundheilungsstörungen nach sich zieht.

Die aus der Biopsie abgewanderten und in den Lymphknoten schlafenden Krebszellen (metastatische Zellen) warteten auf ihre Chance der Vermehrung.

Als das Milieu weiter kippte und die Immunschwäche weiter ihren Lauf nahm, hieß die Diagnose „Befall der regionalen Lymphknoten".

Ab einem solchen Zeitpunkt ist keine Heilung mehr in Sicht. Nun spricht man von palliativer Chemo- und Strahlentherapie.

Die Strahlentherapie ist auch keine örtlich begrenzte Therapie, wie es gerne immer wieder hingestellt wird. Der Ausdruck „Strahlenkater" verdeutlicht dies recht anschaulich. Strahlenkater ist eine andere Bezeichnung für ein Strahlensyndrom, das durch Exposition gegenüber ionisierender Strahlung entsteht. Ein Strahlenkater kann bereits nach einer Dosis von 0,5–1 Sievert (Sv) auftreten. Zu den Symptomen zählen Kopfschmerzen, Schwindel, Übelkeit und Erbrechen, also Allgemeinsymptome weit weg vom eigentlichen Ort der Erkrankung. Keine guten Aussichten.

Die schonende Entfernung des Primärtumors aus den gesunden Arealen heraus ist nach Möglichkeit der erste Schritt in der Therapie.

Der Herd muss aus dem Körper im Ganzen entfernt werden. Krebszellen senden Signale und Stoffwechselendprodukte aus, die das Immunsystem hemmen und den Körper „vergiften". Die Entfernung des Tumors entlastet daher das Immunsystem und das interne Milieu.

Daher ist die Operation ohne vorherige Biopsie die einzig sinnvolle Wahl. Leider steht in Deutschland die Diagnose erst mit der Biopsie und man findet nur sehr schwer einen Operateur, der aufgrund eines optischen Befundes und der dazugehörigen Blutparameter ohne vorherige Gewebsprobe operiert.

Schon im 19. Jahrhundert gab es Meinungen wie: „Wenn an einen Tumor Luft kommt, dann explodiert er". Julius Hackethal, Ernst Krokowski, Druckrey und viele weitere Forscher haben ihr Leben lang darauf hingewiesen welche Risiken eine Probenentnahme nach sich zieht. Aber die aktuellen Leitlinien bestehen immer noch auf die Diagnosesicherung vor Operation.

Glücklicherweise gibt es aber immer mehr Ärzte, die zu eigenständigem Denken fähig sind und sich trotz eigenen Risikos diesen Leitlinien zum Wohle der Patienten widersetzen. Leider ist es nicht einfach, solche Ärzte zu finden. Im über die Krankenkassen finanzierten Klinikbetrieb wird zu 100 Prozent nach Leitlinie gearbeitet. Selten findet man hier Ärzte, die gegen die Leitlinie reden oder gar handeln, auch wenn sie selbst anderer Meinung sind. In Privatkliniken, bei Privatärzten wird man hier eher fündig.

Einer Raucherin wurde ein zwei Zentimeter großer Blasentumor entfernt. Ein für Raucher typischer Tumor. Der Tumor wurde durch Blut im Urin entdeckt. Der Befund aus dem Labor bestätigte die komplette Entfernung des Tumors. Trotzdem wurde der Patientin empfohlen, dieselbe Stelle abermals zu operieren.

Eine Empfehlung der Leitlinie. Da das Labor aber zuvor die komplette Entfernung bestätigte, weigerte sich die Patientin, eine erneute Operation über sich ergehen zu lassen. Die Folge war eine üble Diskussion mit scharfen Worten der behandelten Urologin. Sie müsse sich unbedingt operieren lassen, sie riskiere ihr Leben. So werden Patienten unter Druck gesetzt und zurechtgewiesen, wenn sie sich den Leitlinien widersetzen. Zur Zweitmeinung und in der Hoffnung, dass ein weiterer Arzt in dieselbe Kerbe haut, wurde sie ambulant in die Klinik geschickt. Der Arzt in der Klinik bestätigte aber den Verdacht der Patientin. Die Leitlinie müsse letztendlich zur Eigenabsicherung der Ärztin eingehalten werden. Welch mutiger Arzt, der dies zugibt. Würde sein Sprechen gegen die Leitlinie in der Klinik bekannt, könnte er seine Arbeitsstelle verlieren.

Krebs wird nun schon seit über einhundert Jahren mit Operation, Strahlen- und Chemotherapie behandelt.

Wie sieht es mit den Erfolgen aus nach rund 120 Jahren perfekter Chirurgie, nach 100 Jahren Strahlentherapie oder 80 Jahren Chemotherapie?

Was haben die Milliarden Euro, die in Forschung und verbesserte Geräte investiert wurden, gebracht?

Die Zeit vergeht, die Jahre rasen dahin und wieder ist ein Jahrhundert in der Krebstherapie vergangen, und was für ein Jahrhundert. Ein Jahrhundert der Superlative, die Wissenschaften machten gigantische Fortschritte wie nie zuvor, zum Beispiel in der Flugtechnik. 1903 starteten die Gebrüder Wright ein Fluggerät zu einem ersten Motorflug. Sie legten eine Distanz von 50 Meter in 12 Sekunden zurück. Das war ein großer

Fortschritt, denn rund ein Jahrzehnt zuvor riskierte Otto Lilienthal waghalsige Gleitflüge in der Nähe von Berlin. Zeitungen waren damals das einzige Medium, um solche Ereignisse zu verbreiten, die Nachrichten wurden teilweise mit Segelschiffen über Wochen und Monate in die Welt verteilt.

Heute – einhundert Jahre später – telefonieren wir mit Lichtgeschwindigkeit von jedem Punkt der Erde, mit jedermann weltweit. Wir empfangen über Weltraumsatelliten Fernsehprogramme, ein Flug nach Amerika dauert nur wenige Stunden und schon 1969 landeten Menschen auf dem Mond. Vor einhundert Jahren alles noch undenkbar. Die letzten einhundert Jahre haben die Welt verändert wie nie ein Jahrhundert zuvor.

Aber im Überschwung des Fortschritts ist eine Disziplin ohne nennenswerte Erfolge geblieben – die Krebsforschung.

Krebs ist die erfolgloseste Disziplin in der Geschichte der Menschheit. Noch nie wurde in eine Sache, oder in diesem Fall eine Krankheit, so viel Geld investiert, wie in die Erforschung angeblich geeigneter Behandlungsmethoden.

Die Todesstatistiken beweisen, dass in der Krebsforschung irgendetwas falsch läuft. Die Todeszahlen steigen unaufhörlich, und nur die wenigsten haben Aussicht, mit Erfolg behandelt zu werden.

Ein Beispiel hierfür ist der bereits erwähnte Artikel über Brustkrebs, in dem man über eine Studie am Krebszentralregister München berichtete. Hierbei stellte man fest, dass sich die Überlebensrate in den letzten

40 Jahren nur geringfügig erhöhte und es in den letzten 20 Jahren zu keiner steigenden Verbesserung der Überlebensrate kam (Deutsches Ärzteblatt 7.10.2005).

Man sollte einsehen, dass an dem bisher praktizierten therapeutischen Konzept offensichtlich etwas Grundsätzliches falsch sein muss, wenn sich die Heilungsraten nicht verbessern. Die Behauptung, dass ein Großteil der Patienten geheilt werden könnte, wenn man den Krebs nur rechtzeitig entdecken würde, hat sich in sechs Jahrzehnten praktischer Erfahrung widerlegt. Die seit 1940 ständig verbesserte und intensivierte Frühdiagnostik hat die Heilungsraten nur um wenige Prozente verbessert. Man könnte sogar behaupten, dass die Frühdiagnostik in vielen Fällen lediglich die Leidenszeit der Patienten verlängert. Hierzu folgende Grafik in Abbildung 1.

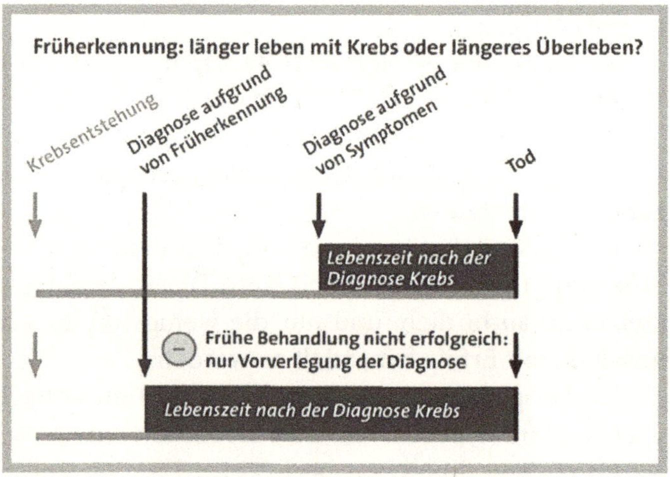

Abb.1

Nach der Diagnose aufgrund der Früherkennung setzt die Krebstherapie mit Operation, Strahlen- und Chemotherapie ein. Ab diesem Zeitpunkt beginnt auch das psychische Leid des Krebskranken. Er weiß nun von seiner Krankheit. Da Krebs aufgrund der schlechten Heilungsraten mit einer ungünstigen Zukunftsprognose in Verbindung gebracht wird, ist die Diagnose ein einschneidendes Erlebnis, das jeden weiteren Tag seines Lebens beeinflussen wird. Nach der Operation und der anschließenden Chemotherapie leidet der Patient unter den Folgen der Therapie. Oftmals beginnt das Leiden der Patienten mit dem Einsetzen der Therapie. Die Lebenszeit nach der Diagnose Krebs ist mit massiven körperlichen und psychischen Problemen behaftet. Der Zeitpunkt des Todes in beiden Fällen gleich. Ob der Tumor nun früher oder erst spät durch die Symptome des Spätstadiums erkannt wird.

In wenigen Fällen mag es zu einer Verlängerung der Lebenszeit kommen, wenn ein Tumor im absoluten Anfangsstadium entdeckt und schonend – also ohne das Risiko einer Metastasierung – entfernt wird. In diesem Falle spricht man von einem „Carcinoma in situ“. Damit bezeichnet man auf das Gewebe ihres Ursprungs begrenzte Tumore. Folglich hat ein Carcinoma in situ noch nicht die Fähigkeit zur Streuung von Metastasen. Die Basalmembran ist intakt, der Tumor wächst nicht invasiv. Ein Beispiel wäre hier das Melanom, also der schwarze Hautkrebs im Anfangsstadium. In der Regel werden aber Tumore in der Früherkennung erst entdeckt, wenn sie weiter fortgeschritten sind. Ein Carcinoma in situ gleicht eher einem Zufallsbefund.

Viel sinnvoller wäre es den Zeitpunkt der Tumorentstehung nach hinten zu rücken, so wie es vor Jahrzehnten noch der Fall war. Früher bekamen weniger junge Menschen Krebs. Ideal wäre die Entstehung von Krebs durch geeignete Vorsorgemaßnahmen komplett zu verhindern. Das sollte das eigentliche Ziel sein.

Die Erkennung eines Tumors ist – in Wirklichkeit – bereits das Endstadium des gekippten Milieus im Organismus. Die Schäden im Gesamtorganismus, die sich über Jahre angestaut haben, bleiben durch den ausschließlichen Blick auf den Tumor unbehandelt.

Da die Ursachen nicht behandelt werden, sondern nur das Endstadium der Erkrankung, ist es kein Wunder aus ganzheitlicher Sicht, dass der Organismus nach der Entfernung des Tumors weiterhin krebsanfällig ist. Somit kommt es zu Rezidiven (erneutes Auftreten des ehemaligen Krebsherdes) und die Entstehung weiterer Tumorarten im Organismus des Krebskranken. Auch werden durch das schlechte Milieu im Kranken andere Leiden gefördert. Häufig kommen Herz- Kreislauferkrankungen mit Krebserkrankungen gemeinsam vor. Dies soll nicht bedeuten, dass jeder Patient mit Herz- oder Kreislaufproblemen Krebs hat, aber die den Tumor begünstigenden Eigenschaften sowie die Stoffwechselendprodukte des Tumors gehen am Herz- Kreislaufsystem nicht spurlos vorüber. Freie Radikale, die durch den schlechten Vitalstoffhaushalt nicht richtig weggefangen werden, schädigen Herz und Blutgefäße.

Ferner beschleunigen sie die Blutgerinnung und begünstigen Herzinfarkt und Hirnschlag. Auch Krankheiten wie der Graue Star, Diabetes, Alzheimer sollte man an dieser Stelle nicht unerwähnt lassen. Die Oxidation, bedingt durch den globalen Mangel an Antioxidantien, begünstigt viele weitere Krankheiten. Die Schilddrüse, das wichtige Steuerorgan des Verbrennungsstoffwechsels, leidet ebenso unter der fatalen Gesamtsituation. Der ganze Organismus wird an vielen Stellen in Mitleidenschaft gezogen, was beispielsweise auch allen rheumatischen Erkrankungen den Weg ebnet.

Teil 2

DIE BIO-*LOGISCHE* SICHT

„Die Stunde der Wahrheit für die unbiologische, orthodoxe Medizin und deren Versagen wird nicht mit den vergleichenden wissenschaftlichen Auseinandersetzungen eingeleitet, sondern schlicht durch Geldzwänge infolge der internationalen Kostenexplosion."

Dr. med. Hans Nieper 1998

4. Kapitel

Krebs – Folge eines desolaten Zustandes

Bisher wurde aufgezeigt, warum die rein lokale Betrachtungsweise des Krebsgeschehens als auch die auf diesen Grundlagen beruhenden therapeutischen Bemühungen bei der Mehrzahl der Krebskranken versagen muss.

Es kann heute keinen aufgeschlossenen Therapeuten mehr geben, der nicht wenigstens gedanklich die überregionale Betrachtungsweise bejaht. Aus dieser stillschweigenden theoretischen Zustimmung muss aber endlich der Mut erwachsen, auch praktische Schlussfolgerungen für die Vorsorge und Therapie zu ziehen.

Was sagt die ganzheitliche Auffassung vom Krebsgeschehen?

An jedem Tag werden rund 50 bis 70 Milliarden neuer Zellen im Körper gebildet. Schädigende Einflüsse aber auch genetische Faktoren während der Zellteilung sorgen dafür, dass in jedem Organismus und in jedem Alter immer wieder Krebszellen entstehen können.

Je höher das biologische Alter, desto mehr Schäden häufen sich in den Zellen an. Letztendlich kann dies zum Zusammenbruch des physiologischen Zellstoffwechsels einzelner Zellen führen, die dann versuchen, im archaischen Vergärungsstoffwechsel zu überleben. Die Folge ist, dass alte Programme im Zellkern aktiviert werden, was zur Umwandlung gesunder Zellen in Krebszellen führt.

Wenn die Auffassung zutreffend wäre, dass jede Krebszelle sich unaufhaltsam durch Teilung zu einem Tumor weiterentwickelt, würde zwangsläufig jeder Mensch an Krebs erkranken. Die Tatsache, dass für zahllose Menschen diese sich ständig entwickelnden Krebszellen keine Gefahr bedeuten und trotz lebenslanger Schädigung durch „krebserzeugende" Einflüsse bei ihnen kein Tumor entsteht, spricht bereits eindeutig dafür, dass der Organismus sehr wohl in der Lage ist, der Bedrohung durch Krebszellen mit körpereigenen Abwehrmechanismen zu begegnen. Ein gesunder Organismus ist offensichtlich in der Lage, Krebszellen als fremdartig zu erkennen und durch die körpereigene Abwehr zu vernichten. Solange jede neu gebildete Krebszelle sofort durch dafür geeignete Abwehrmechanismen zerstört wird, kann sich kein Tumor entwickeln.

Die der Abwehr dienenden Mechanismen können jedoch durch vielerlei Ursachen beeinflusst und geschädigt werden. Bei andauernder Einwirkung solch schädlicher Einflüsse werden die Schutzkräfte nach und nach zusammenbrechen und der Mensch verliert die Fähigkeit, sich mit den Tumorzellen ausreichend auseinanderzusetzen und damit den Körper vor der Bildung eines Tumors zu schützen.

Damit ergibt sich im Organismus ein Zustand, in dem sich ein Tumor aus einzelnen Tumorzellen bilden kann. Er ist nun mit dieser Tumorbildungsfähigkeit krebskrank geworden.

Die ursachenbezogene Betrachtungsweise geht davon aus, dass der Begriff Krebs gleichbedeutend sein muss mit dem Begriff Tumorbildungsfähigkeit.

Diese ist charakterisiert durch das gleichzeitige Vorhandensein von einem Milieu in und um die Zellen herum, was gesunde Zellen schädigt und so zu Krebszellen werden lässt (Tumormilieu) und einer dazugehörigen Abwehrschwäche.

In den folgenden Kapiteln wird die Ursache und Bedeutung dieser Begriffe ausführlich erklärt.

Die Ursache für die Tumorentstehung muss demnach in der Summation jener abwehrschwächenden und milieuschädigenden Einflüsse gesucht werden, welche im Organismus den Zustand der Krebszell- und Tumorbildungsfähigkeit erzeugen. Krebstumore können demnach nur in einem Organismus entstehen, der bestimmte chronische Vorschäden aufweist.

Während die lokale Auffassung behauptet, dass ein Tumor sich jederzeit in einem völlig gesunden Organismus entwickeln kann, stellt die ganzheitliche Lehre fest, dass der Tumor sich erst dann in einem Organismus bildet, wenn der Organismus vorher durch eine „Tumorbildungsfähigkeit“ dafür veranlagt wurde.

Hierin liegt der grundlegende und für Forschung und Therapie entscheidende Unterschied beider Auffassungen der Krebsentstehung.

Die ganzheitliche Betrachtung unterscheidet dementsprechend zwischen den Ursachen für Krebszellbildung (z.B. chronischen Schäden von Zellorganen wie den Mitochondrien, durch krebserzeugende Substanzen oder einem Mangel an den Inhaltsstoffen von Obst und Gemüse, etc.) und den Ursachen, die für ein „Tumormilieu" (Immunschwächen durch chronische Entzündungen, Darmstörungen usw.) verantwortlich zu machen sind.

Durch diese Erkenntnisse können in der Krebsprophylaxe und Krebstherapie neue und wirksamere Wege erschlossen werden. Die Forderung an die medizinische Forschung muss somit sein, dass sich ihr Schwerpunkt von der Erforschung der Krebszellentstehung auf die Beantwortung der Frage verlagert, was das körpereigene Milieu soweit schädigt, dass es im Organismus eine Tumorbildung ermöglicht, um daraus therapeutische Maßnahmen zur effektiven Verhütung zu entwickeln. Erst eine starke Verminderung der Resistenz des Gesamtorganismus ermöglicht die verhängnisvolle Weiterentwicklung der Tumorzelle zum Tumor.

Sind bei akuten Erkrankungen die ursächlichen Zusammenhänge augenscheinlich und naheliegend, so ist im Gegensatz dazu der Entstehungsmechanismus einer chronischen Erkrankung ungleich schwerer zu erkennen. Den Weg, den eine chronische Erkrankung von ihren verborgenen Anfängen bis hin zu ihren verhängnisvollen Symptomen nimmt, ist sehr lang und vielschichtig. Eine Therapie, die lediglich die am Ende stehenden Symptome unterdrückt, muss in ihren Ergebnissen unbefriedigend bleiben.

Der seit Jahrzehnten vorherrschende Krebsbankrott – und anders kann man die derzeitige Situation in der Krebsheilkunde nicht nennen – findet nicht zuletzt seine Erklärung in der Tatsache, dass die lokal ausgerichtete Krebstherapie eine ursachengemäße Behandlung des Krebses absichtlich ausschließt.

Alle ursachenorientierten Ansätze werden von den Vertretern der lokalen Therapie als nutzlos angesehen. Dabei müsste die Ausschaltung der Ursachen die Grundbehandlung des Krebses darstellen.

Eine umfassende ganzheitliche Therapie als Basis in der Krebsbehandlung hätte den Vorteil, dass sie auf der einen Seite die wissenschaftliche Basis für die Vorbeugung eine wirksame und echte Nachbehandlung und eine Chance für die Behandlung bisher Unheilbarer bietet.

Die dafür notwendigen Therapiemaßnahmen wie Zahn- und Darmsanierung, Regulation des Immunsystems und damit auch des Darms, die Ausschaltung von Ernährungsfehlern, um nur ein paar Punkte zu nennen, müssen sich einander sinnvoll ergänzen und können sich aber niemals ersetzen. Wie ein Räderwerk müssen alle ursächlichen Maßnahmen ineinandergreifen. Nur so lässt sich die Krebskrankheit als Ganzes in der Prophylaxe verhindern, oder die Chancen in der Therapie optimieren.

5. Kapitel

Die wahren Ursachen

Ein lebender Organismus ist ein biologisches System. Entstanden aus der Evolution über viele Millionen Jahre hat sich dieses System immer mehr optimiert und mit jedem evolutionären Schritt ist es komplexer geworden. Daraus entstand unser biologisches Wunderwerk – der Mensch.

Auch heute findet die Evolution statt, kein Mensch gleicht dem anderen und die Natur ist über die Jahrtausende immer darauf aus, uns zu optimieren. Der nächste große Schritt steht uns durch die Verschmelzung der Gene unterschiedlicher Kontinente bevor. Der Mensch in wenigen Jahrhunderten wird durch das globale Dorf nicht mehr der Mensch sein den wir heute kennen.

Dieses biologische System Mensch ist ein Wunderwerk der Natur. Unser Herz pumpt einmal in der Minute unser gesamtes Blut durch den Organismus. 2,8 Millionen rote Blutkörperchen werden pro Sekunde im Knochenmark gebildet, die überalterten Blutkörperchen im gleichen Zeitraum in der Milz abgebaut und recycelt. Die rund 300 Millionen Lungenbläschen ergeben eine Oberfläche von 140 Quadratmeter für den Gasaustausch. Der durch die Blutkörperchen transportierte Sauerstoff geht über die Zellzwischenräume und spezielle Kanäle in die Zellen, wandert in die Energiekraftwerke, wo letztendlich eine Energieeinheit entsteht, die mit den Buchstaben ATP abgekürzt wird. Der Organismus bildet – in Ruhe – sein Körpergewicht in diesem Energie- und Informationsträgermolekül am Tag. Ein Hochleistungssportler produziert schnell das zehn- oder zwanzigfache dieses zellulären Benzins, je nachdem wieviel Energie seine Muskulatur benötigt.

An diesen wenigen Beispielen lässt sich schnell erkennen, wie komplex der Organismus ist, unüberschaubar in all seinen Funktionen, ein Wunderwerk der Natur. Genauso vielfältig wie die Funktionen sind aber auch die Kompensations- und Regenerationsmöglichkeiten die die Natur über die Jahrmillionen entwickelt hat.

Man könnte diese Kompensations-, Regulations- und Regenerationsmöglichkeiten mit einem Bergsee vergleichen.

Im gesunden Zustand ein ausgeglichenes Ökosystem aus Wasserqualität, Mikroorganismen, Pflanzen und Tierwelt. Eng aufeinander abgestimmt, in wechselseitiger Abhängigkeit eingebettet in der ihm umgebenden Natur.

Wenn man nun in diesen klaren Bergsee Abwasser einleitet, Düngemittel und Pestizide oder Plastikmüll, wird er dies eine ganze Weile ertragen und erdulden. „Tolerandus" aus dem lateinischen bedeutet so viel wie ertragen und erdulden. Der See wird dies viele Jahre tolerieren. Aber irgendwann wird der Tag kommen, an dem der See kippt. Jetzt kommt die Mikroökologie durcheinander, mit fatalen Folgen für die Pflanzen- und Tierwelt.

Fischsterben und Algenwachstum – eine gekippte Kloake.

Will man nun dieses gekippte Ökosystem wieder regenerieren, wird es nur mit jahrelangem massivem Aufwand und großen finanziellen Kosten möglich sein, manchmal ist aber auch jeder Versuch zu spät.

Das gleiche Problem haben wir im Ökosystem Mensch. Die Belastungsfähigkeit unseres Ökosystems wird schon vor der Geburt in der Entwicklung des Fötus im Mutterleib gelegt.

Daher sprechen wir an dieser Stelle von den vorgeburtlichen Faktoren. Zu den vorgeburtlichen Faktoren addieren sich dann im Laufe des Lebens die nachgeburtlichen Faktoren. Zusammen ergeben sie die Gesamtbelastung mit der das Ökosystem Mensch fertig werden muss.

Vorgeburtliche Faktoren wie Konstitution, angeborene Organschwächen und Mangelernährung in der Schwangerschaft können so ein latentes Krankheitspotential entstehen lassen.

Jeder Mensch kommt heute von vornherein mit einer derartigen Hypothek zur Welt. Einen vollkommen gesunden Neugeborenen gibt es heute kaum noch. Im Gegenteil, statistische Erhebungen über Erkrankungen vergangener Generationen haben deutlich gemacht, dass sich von Generation zu Generation diese Hypothek zu verstärken scheint. Die Bereitschaft des Menschen, heute chronisch krank zu werden, scheint im gleichen Maße zuzunehmen, wie er auch den Einflüssen unserer Zivilisation ausgesetzt ist. Nur so ist es zu erklären, dass die Häufigkeit von Krebs in den letzten Jahren nicht einfach nur zugenommen hat, sondern explodiert ist. Es erkranken zunehmend jüngere Menschen und Kinder an Krebs. Gerade hier sind vorgeburtliche Faktoren ausschlaggebend. Je größer die Last dieser Hypothek, desto früher bricht Krebs aus.

Die pränatalen Schwächen

Gerade die vorgeburtlichen Faktoren spielen eine große Rolle bei den Krebserkrankungen kleiner Kinder. Diese haben im Laufe ihres kurzen Lebens mit Sicherheit keine langwierigen Folgeschäden durch Medikamente oder Umweltfaktoren erlitten.

Dies bedeutet, dass deren verminderte Resistenz gegen Tumorerkrankungen bereits in ihrer Entstehungsphase im Mutterleib angelegt worden sein muss.

Jede Schädigung der werdenden Mutter durch Umweltgifte, durch die Nebenwirkungen von Arzneimitteln, Genussgifte, Fehlernährung und seelische Belastungen in der Schwangerschaft wird neben dem mütterlichen Organismus auch das werdende Kind schädigen.

Wenn man eine Schwangerschaft von 1920 mit der Situation von werdenden Müttern der 1980er Jahren vergleicht, so liegen dazwischen Welten. 1920 war eine schwangere Frau bei weitem jünger als in den 80er Jahren oder gar heute. Die Anzahl der Erstgebärenden über dem vierzigsten Lebensjahr hat eindeutig

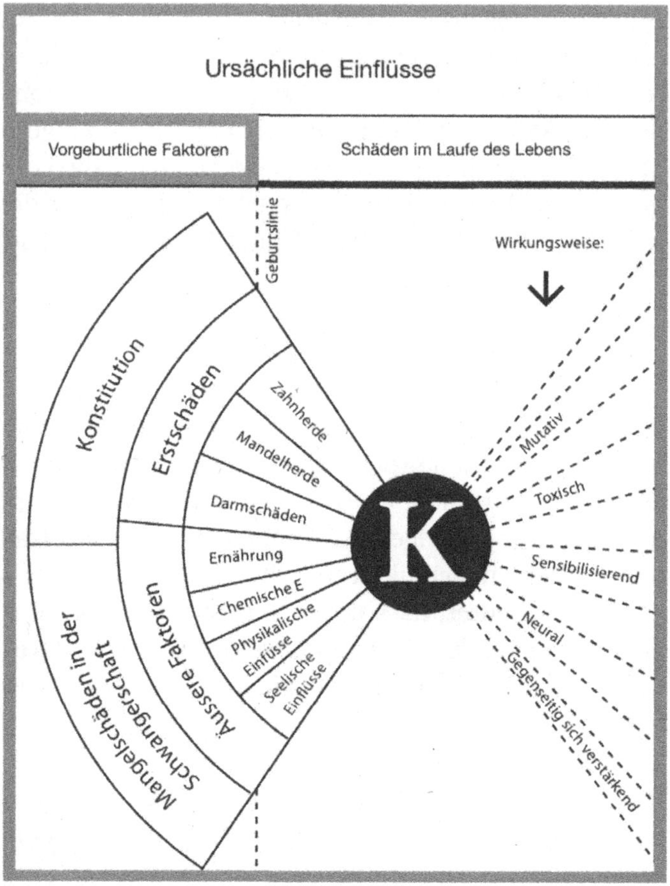

Abb.2

zugenommen. Je älter der mütterliche Organismus, desto mehr Schäden haben sich in ihm angehäuft die auf das entstehende Leben übertragen werden. Viele Schwermetalle und chemische Giftstoffe sind plazentagängig und werden so an das Kind weitergegeben.

In den 70er oder 80er Jahren gab es viele Schwangere die in der Schwangerschaft Raubbau an ihrem Organismus getrieben hatten. Im Allgemeinen waren die schädigenden Faktoren wie Rauchen oder Alkohol in der Schwangerschaft bekannt, wurden aber nicht in der Konsequenz berücksichtigt wie heute.

Ein Umdenkprozess setzte hier erst Ende der 1990er Jahren ein.

Schwangerschaftsvorbereitung, oder was sollte man tun bevor man schwanger ist, denn wenn das Kind bereits heranwächst, ist es zu spät. Solche Ansichten entwickelten sich erst Ende des letzten Jahrhunderts. So gab es in den 80er Jahren auch viele schwangere Raucherinnen. Man stelle sich vor, eine Schwangere würde heute in der Öffentlichkeit sitzen und rauchen. Aus heutiger Perspektive würde man ihr sofort Unverständnis und absichtliche Schädigung des Kindes vor Augen halten. In den 80er Jahren waren rauchende Schwangere „normal".

Ähnlich sieht es auch mit der Ernährung aus. Mikrowellenherde und Fertignahrungsmittel kamen gerade in den 70er Jahren als neue Modewelle auf. Die moderne neue Zeit, Essen to go, Schnellrestaurants, Süßigkeiten im Überfluss und gegen die Gewichtszunahme Light-Produkte mit Süßstoffen wie Aspartam und Acesulfam.

Ein erhöhter Konsum dieser Süßstoffe kann laut der NutriNet-Santé Studie aus 2023 zu einem durchschnittlich 13% höheren Krebsrisiko führen und das Risiko für Brustkrebs um 22% steigern. Diese Substanzen schädigen aber auch das werdende Kind während der Schwangerschaft, was sich auch auf die spätere Krebswahrscheinlichkeit auswirkt.

1920 war eine schwangere Frau in der Blüte ihres Lebens. In den 20er Jahren des letzten Jahrhunderts gab es eine der Jahreszeit angepasste Ernährung und Obst und Gemüse waren Grundnahrungsmittel. Kurze Transportwege, reife Ernte, ohne Düngemittel und Pestizide. Eine Situation, die wir heute als biologische-ökologische Ernährung bezeichnen würden. Das Ideal einer Ernährung zu der sich heutige Schwangere immer mehr hingezogen fühlen. Heute hat man ein viel größeres Verständnis dafür, dass das heranwachsende Kind zwingend Vitalstoffe für seine Entwicklung benötigt.

Wenn in den 20er Jahren des letzten Jahrhunderts ein Kind auf die Welt kam, war die einzig sinnvolle Ernährung für das Baby die Muttermilch. Hatte die Mutter zu wenig Muttermilch, oder war aus anderen Gründen nicht in der Lage ihr Kind zu stillen, kam das Kind zu einer Amme. Die Amme war eine Frau, die ein fremdes Kind vorübergehend mit ihren eigenen zusammen gestillt und betreut hatte, aus heutiger Sicht kaum vorstellbar.

Ammen gab es in Deutschland bis in die 1950er Jahre. Eine Anstellung als Amme war im 19. Jahrhundert für eine alleinstehende Mutter oftmals der einzige Ausweg aus einer sozialen Misere und sicherte so ihre eigene Existenz. Eine Amme hatte damals im Hausgesinde eine hohe Stellung und wurde auch gut ernährt, da man glaubte, dass eine schlechte Ernährung und Stimmung sich über die Muttermilch auf das Kind der Hausherrin übertragen würde.

In den 80er Jahren war Muttermilch out. Hypoallergene Fertignahrung aus der Apotheke, erwärmt in den ersten Mikrowellenherden war die neue Mode. Die Fertignahrung der 80er Jahre unterschied sich zuzüglich noch massiv von dem Muttermilchersatz, den man heute zu kaufen bekommt.

Heutige Babynahrung hat eine wesentlich bessere Zusammensetzung, kann aber auch jetzt die Muttermilch in ihrer Zusammensetzung nicht wirklich ersetzen. Das kindliche Immunsystem ist noch nicht voll entwickelt und hängt über die Muttermilch am Immunsystem der Mutter. Die Muttermilch enthält hierfür Antikörper aus dem Immunsystem der Mutter, die wichtig sind zum Schutz vor Krankheitserregern, die aber genauso wesentlich sind für eine optimale Entwicklung des Darms seiner bakteriellen Zusammensetzung, übergeordnet auch dem sich entwickelnden Immunsystem des Kindes.

83 Prozent aller Neurodermitiker wurden als Kind nicht gestillt. Die Hautkrankheit Neurodermitis ist auf ein fehlgeleitetes Immunsystem zurückzuführen. Dadurch entstehen Nahrungsmittelallergien, deren Antigen-Antikörperkomplexe sich an typischen Stellen unter der Haut ablagern, was dann eine Immunreaktion nach sich zieht. Dadurch entzündet sich die Haut an dem Stellen, wo sich die Komplexe bevorzugt ablagern, Augen, Hals, Handgelenke, etc. Das typische Symptombild dieser Krankheit. Darüber klärt Dr. med.

Ionescu, als Leiter der Spezialklinik Neukirchen, seit vielen Jahrzehnten in seinen Vorträgen auf.

In einer Studie, die von Dr. Odom[22] geleitet wurde, verabreichte man 179 Schwangeren ein Konzentrat aus 17 verschiedenen Sorten Obst und Gemüse. Diese Konzentrate werden bei einer Temperatur von unter 27 Grad hergestellt, so dass die Inhaltsstoffe nicht durch die Verarbeitung zerstört werden. Wenn man Obst und Gemüse den Wasseranteil und einige Ballaststoffe sowie den Fruchtzucker entzieht, schrumpft es derart zusammen, dass man rund 3kg Obst und Gemüse in vier Kapseln pressen kann. Solche Konzentrate sind das Beste nach frischem Obst und Gemüse und lassen sich mit herkömmlichen Vitaminpräparaten aus dem Supermarkt nicht vergleichen. Vitaminpräparate bestehen aus einer geringen Anzahl meist künstlicher Inhaltsstoffe. Die Farb- und Geschmacksstoffe, die ein harmonisches Zusammenspiel der rund 150.000 Inhaltsstoffe aus Obst und Gemüse darstellen, fehlen in den künstlichen Vitaminpräparaten völlig. Dabei sind diese sekundären Pflanzenstoffe in ihrer Wirkung viel wichtiger als alle Vitamine. Fast alle sekundären Pflanzenstoffe wirken antikanzerogen, viele von ihnen binden freie Radikale oder haben als Enzyme wichtige Funktionen.

Eine Kontrollgruppe mit 178 Schwangeren nahm ein Placebo (Scheinmedikament) ein. Die Ergebnisse waren beachtlich. In der Obst- und Gemüsegruppe gab es nicht nur weniger Kaiserschnitte, es gab keine Frühgeburten und keine Schwangerschaftsvergiftungen (EPH-Gestose).

In der Placebogruppe 24 Frühgeburten und 21 Fälle, in denen der mütterliche Organismus mit der Schwangerschaft überfordert war (EPH-Gestose). 10 Kinder dieser Gruppe landeten nach der Geburt auf der Intensivstation. In der Obst- und Gemüsegruppe war kein einziges Kind auf eine Intensivbetreuung angewiesen.

Obst und Gemüse enthalten nicht nur Vitamine, Mineralstoffe und Spurenelemente. Viel wichtiger sind sekundären Pflanzenstoffe (Farb- und Geschmacksstoffe). Ein Apfel enthält im Durchschnitt gerade mal 0,5 Milligramm Vitamin C. Aber ein Apfel besteht aus rund zwanzigtausend sekundären Pflanzenstoffen. Alle Inhaltsstoffe im Verbund fangen freie Radikale so gut weg wie 1,5 Gramm natürliches Vitamin C.

Der Schweizer Arzt Maximilian Oskar Bircher-Benner (1867–1939) war ein großer Ernährungsreformer. Er entwickelte das Birchermüesli und prägte den Begriff der Vollwertkost. Er berichtete schon 1900, also vor der Entdeckung der meisten Vitamine, von der „Sonnen-Energie" in Obst und Gemüse und dass diese für ein höherstehendes Ordnungsprinzip der Zellen unentbehrlich sei.

Lebende Zellen arbeiten mit Biophotonen. Mit Hilfe dieser Biophotonen (Lichtteilchen) steuert der Organismus die zellinterne Kommunikation und die Stoffwechselvorgänge in den Zellen.

Diese Biophotonen finden sich in der Quantenphysik. Viele Forscher der subatomaren Sphäre vermuten, dass unser unendliches Universum auf Informationen beruht. Der Wiener Quantenphysiker Anton Zeilinger[23], dem erstmals die Teleportation von Lichtteilchen experimentell gelang, bekennt: "Richtig vorstellen kann ich mir auch nicht, was bei diesen Vorgängen jenseits von Raum und Zeit vor sich geht." Gleichwohl könne man „Lichtteilchen als reine Information betrachten".

Der deutsche Biophysiker Prof. Dr. Fritz-Albert Popp[24] (1938–2018) führte den Begriff Information in die Molekularbiologie ein und stellte damit die etablierte Auffassung der Biochemie auf den Kopf. Nach herkömmlicher Sicht regiert in den Zellen die molekulare Planlosigkeit. „Die Vorgänge werden in den Zellen reguliert, aber es gibt dort keinen Plan", erklärt Heiko Fickert von der Universität Hamburg. Der Organismus wird als wimmelndes Chaos von Molekülen betrachtet, in dem der Zufall entscheidet, ob oder wann eine chemische Reaktion stattfindet.

Popp ist hier anderer Meinung. Aus einem planlosen Chaos könne kein sinnvolles Zellgeschehen entstehen. Experimentell hat Popp festgestellt, dass sich die Lichtteilchen in unseren Zellen keineswegs chaotisch verhalten, sondern verblüffende Zusammenhänge aufweisen. Die Photonen, laut Physik Wellen und Teilchen zugleich, zeigen während der Messphase eine stabile Überlagerung, genannt Interferenz. Sie beziehen sich sozusagen aufeinander und bilden laut Popp ein kohärentes, also zusammenhängendes elektromagnetisches Feld, mit dem Informationen gespeichert und ausgetauscht werden. Über diese Biophotonen wird der gesamte Organismus gesteuert, glaubt der Biophysiker.

Popp sieht in der DNA den Hauptwirkungsort der Biophotonen. Dies hätte mit der hohen Informationsdichte der DNA zu tun. Andere Forscher sehen die Mitochondrien (Energiekraftwerke und Informationswandler der Zellen) als wichtigsten Wirkungsort der Biophotonen. Sie würden dem ATP (Energie- und Informationsträgermolekül) die für den Zellstoffwechsel nötigen Informationen aufprägen. Ohne informiertes ATP gäbe es keine kontrollierten biologischen Vorgänge in den Zellen, aber auch in der Kommunikation der Zellen untereinander, so der Forscher und Schriftsteller Dr. med. Heinrich Kremer[25].

Da der Organismus ständig Lichtteilchen in den umliegenden Raum absendet, müssen diese auch über die Nahrung permanent neu zugeführt werden, aber diese Lichtteilchen existieren nur in lebenden Zellen. Daher ist die Zufuhr lebender Nahrung von existentieller Wichtigkeit für alle höheren Lebewesen. Wer sich nur von toter Materie ernährt, begünstigt im Laufe der Zeit ein Informationschaos im Organismus. Eine maßgebliche Grundsteinlegung für alle chronischen Krankheiten, so Prof. Popp.

Dies bestätigen die Studien über artgerechte Ernährung von Pottenger und Simonsen[26]. Hierfür haben sie einen 20 Jahre dauernden Ernährungsversuch mit acht Katzen-Generationen durchgeführt. Ein Teil der Tiere ist lebenslänglich mit Roh-Milch und Roh-Fleisch, die übrigen Tiere mit gekochter Milch und gekochtem Fleisch ernährt worden. Rohes Fleisch frisch vom Schlachter enthält noch lebende Zellen. Eine Katze frisst als Raubtier in der Natur nur lebendes Fleisch.

Die mit Rohkost gefütterten Tiere und ihre nachkommenden Generationen blieben gesund. Die mit

Kochkost gefütterten Tiere zeigten nach einiger Zeit Symptome wie Wachstumshemmung, mangelhafte Regeneration, vorzeitige Alterserscheinungen, verringerte Lebenserwartung. Deren Nachkommen wurden bereits als Kümmerlinge mit Missbildungen an Schädel und Gebiss sowie weiteren Fehlbildungen geboren worden. Die dritte Generation bestand nur noch aus Missbildungen und Totgeburten. Von der vierten Generation an starben die Zuchten aus. Nach Übergang zu lebender Nahrung konnten die Veränderungen erst im Laufe von vier Generationen wieder zurückgebildet werden.

Das japanische Forscher-Ehepaar Kuratsune kam in Langzeit-Selbstversuchen zu ähnlichen Ergebnissen. Ausschließliche Ernährung mit pflanzlicher Frischkost senkte den Grundumsatz und steigerte die Leistungsfähigkeit. Dieselbe Nahrung erhitzt und damit tot verabreicht, verursachte innerhalb weniger Wochen Blutbildveränderungen und funktionelle Störungen im Gesamtorganismus.

Aufgrund solcher Untersuchungen und derartige Studien gibt es mittlerweile viele, muss man zu dem Schluss gelangen, dass frische Nahrung aus aktiven Zellen (frisches Obst und Gemüse), über ihren Gehalt an Vitalstoffen hinaus unbekannte lebende Wirkstoffe in sich bergen muss, die für den Erhalt der Gesundheit unentbehrlich sind.

Ein Mangel an diesen lebenden Wirkstoffen, von dem bereits ein hoher Prozentsatz der zivilisierten Menschheit betroffen ist, kann definiert werden als ein während der Gesamtdauer des Lebens unmerklich langsam sich vollziehender und auf die Nachkommen vererbbarer Verfall der Gesundheit.

Gebissverfall, Zahnfehlstellungen, Wirbelsäulen- und Haltungsschäden, Herz-, Kreislauferkrankungen und Funktionsstörungen innerer Organe sind nur die banalsten und offensichtlichsten Symptome dieses mangelbedingten Verfalls, der an die nächste Generation vererbt wird.

Die Mangelschäden und chemischen Belastungen in der Schwangerschaft beeinflussen die vorhanden erblichen Konstitutionen. Als Konstitution bezeichnet man die durch die Gene bedingte „Veranlagung" einer Person, die in individuellen Besonderheiten des Körperbaus und der Lebensfunktionen, insbesondere aber auch der Leistungs-, Anpassungs-, Reaktions- und Widerstandsfähigkeit – damit auch der Erkrankungsbereitschaft – in Erscheinung tritt.

Dass Langlebigkeit, individuelle Erkrankungsbereitschaft und damit auch die Gesundheit im gewissen Umfang auf ererbte Anlagen und Verhaltensweisen beruhen, ist allen Ärztegenerationen in der Geschichte der Medizin bis zur Gegenwart geläufig gewesen.

Auch für die Entstehung der Krebserkrankungen hat man von jeher eine individuelle Veranlagung im Sinne einer „Krebskonstitution" mitverantwortlich gemacht. Auch Prof. Dr. med. Dr. h.c. Rudolf Virchow[16] hat bereits die Auffassung vertreten, dass der „Typus" die im Leben entstehenden Krankheiten beeinflusst.

Die Konstitution würde bestimmen, welche Krankheit eher auftreten wird, ob sie kurz oder lang dauern, gut oder schlecht ausgehen würde.

Schon in der Frühzeit der Medizin war man daher bemüht gewesen, von charakterlichen oder körperlichen Merkmalen auf die Konstitution und die damit verbundene Disposition bestimmter Krankheiten zu schließen. So entwickelten sich im Laufe der Geschichte der Medizin Felder wie die Pathophysiognomie oder auch die Irisdiagnostik.

Das Wort Pathophysiognomie summiert sich aus den Begriffen Pathologie, der die Lehre der Krankheiten darstellt und Physiognomie. Letzterer beschreibt besondere Kennzeichen im Gesicht. Vereint geht es also darum, krankhafte Zustände oder die erbliche Veranlagung zu Krankheiten im Gesicht zu erkennen.

So zeigen bräunliche erhabene Ablagerungen (Xanthome) an den Augen einen seit Jahren gestörten Fettstoffwechsel an, oder so deuten Schwellungen des feinen Gewebes um die Augen auf Nierenerkrankung hin. Die Kette der bekannt gewordenen Beobachter auf dem Gebiet der Pathophysiognomie ist lang. Genannt seien einige Namen wie Lavater, Kretschmer, Hutter[19]. Vieles war Spekulation, manches unbrauchbar, und ebenso vieles hat sich als sinnvoll in unsere Zeit gerettet.

Leider wird sich aber auch auf dem Thema der Konstitution ausgeruht und die angeborenen Schwächen als Ausrede missbraucht, um Fehlverhalten zu rechtfertigen oder um sich nicht mit den wirklichen Ursachen von Krankheiten auseinanderzusetzen.

Jeder hat schon Sprüche gehört wie: „Einen erhöhten Cholesterinspiegel hatte mein Vater auch." Diese Erhöhung hat aber in den seltensten Fällen etwas mit

Vererbung zu tun. Es ist die schon beschriebene Oxidation des LDL-Cholesterins was zu einem Anstieg des oxiLDL führt. Das oxidierte LDL ist ranziges Fett, welches sich dort ablagert, wo es ranzig wird.

Da Herz und Gehirn zusammen die Hälfte des Sauerstoffs verbrauchen, den der Mensch einatmet, entstehen auch im Stoffwechsel dieser Organe große Mengen an Sauerstoffradikalen, die unter anderem durch den Vitalstoffmangel der schlechten Ernährung nicht ausreichend gebunden werden. Das Ergebnis ist, dass die Radikale wie Strahlung an diesen Organen durch die Gewebe hauen und alles oxidieren lassen worauf sie treffen. Kommen sie in die Blutbahn, oxidiert primär das LDL-Cholesterin und lagert sich ab. In der Folge versucht das Immunsystem diese Ablagerungen zu beseitigen und im Verbund entsteht so der Zustand der Arteriosklerose, was im Volksmund gerne vereinfacht und leider auch falsch als Arterienverkalkung bezeichnet wird.

Verkalkungen gibt es in alten Hausleitungen, die Folgen ähnlich, aber dennoch ist es kein Kalk was sich in den Arterien ablagert. Die Schäden an den „Rohrleitungen" des Menschen sind primär die Folgen der Oxidation, in Folge des Mangels an Antioxidantien und damit der schlechten Ernährung.

Die Menschen sterben für ihre Gewohnheiten. „Wenn ich dies oder jenes nicht mehr essen kann, dann kann ich auch sterben". Jeder Therapeut, der seinen Patienten versucht zu einer Ernährungsumstellung zu bewegen, kennt derartige Aussagen. Wenn nun der Sohn sich genauso schlecht ernährt wie einst sein Vater und beide zu ihrer Lebenszeit aber aufgrund einer chronischen Krankheit einen erhöhten Bedarf an Vitalstoffen hatten oder haben, dann ist es doch geradezu logisch, dass man bei beiden einen erhöhten oxiLDL und als Folge einen erhöhten Gesamt-LDL messen kann.

Aber derartige Prozesse haben mit Konstitution also Vererbung nichts zu tun. Die Menschen ernähren sich im Überfluss und leiden an Mangel. Dieser Mangel führt nicht nur zur Arteriosklerose und deren Folgekrankheiten wie Herzinfarkt und Schlaganfall, sondern begünstigt fast alle Zivilisationskrankheiten und nicht zuletzt Krebs.

Schon im alten Ägypten kannte man die Irisdiagnostik. Hierbei werden an Augenfarbe und Aufbau der Iris (Regenbogenhaut im Auge) zur Deutung einer angeborenen Krankheitsneigung (Konstitution) herangezogen. Das Auge hat in der embryonalen Entwicklungsphase des Gehirns einen direkten Bezug zum Gehirn. Beides entwickelt sich in der Schwangerschaft aus einem gemeinsamen Ursprung. Daher lassen sich aus der Iris Hinweise über die „Verkabelung der Nerven im Gehirn" schließen und damit wieder über die Ansteuerung und Entwicklung von Organen. Auch hier lassen sich angeborene Schwächen erkennen, bevor Krankheiten entstehen.

Auch Stoffwechselvorgänge können sich im Laufe des Lebens auf die Iris auswirken. Ein seit Jahren durch Oxidation gestörter Fettstoffwechsel führt zu Ablagerungen von ranzigem Fett auf dem äußeren Rand der Iris und wird dann als weißer Ring auf der Iris sichtbar

(Arcus senilis lipoides). In extremen Fällen lässt sich diese Veränderung auf der Iris ohne optische Hilfen (Irismikroskop) erkennen. Wenn es an dieser Stelle zu sichtbaren Ablagerungen kommt, finden sich die Ablagerungen auch in vielen Blutgefäßen des Körpers. Man findet diese Ablagerungen dann in den Hirnarterien, Herzkranzgefäßen, oder in den Arterien die das Gehirn versorgen, da es sich hierbei um ein globales, also den gesamten Körper betreffendes Problem handelt.

Jeder gute Therapeut besitzt einen diagnostischen Blick. Bewusst oder unbewusst nutzt er dieses Wissen, wenn der Patient vor ihm steht. Im Erstgespräch schaut er instinktiv auf die relevanten Bereiche des Leidenden. Der Blick geht über die Haare (Vitalstoffhaushalt, Hormonsituation, Alterung) zu Haut (innere Krankheiten) und Augen (Stoffwechsel, Konstitution), Körperbau und damit Übergewicht oder Abmagerung, Haltung, Gangbild (neurologische Störungen) bis hin zu den Gelenken der Finger (Nierenschwäche oder Rheuma) oder den Fingernägeln (Längsrillen als Folgen von Resorptionsstörungen, Ölfleckphänomene als Zeichen der Psoriasis und des Leberstoffwechsels). Dies sind nur einige Beispiele für den oft unbewussten diagnostischen Blick, erlernt durch die Beobachtung tausender Kranker, die ein Therapeut im Laufe seines Lebens berät.

Auf der einen Seite sind diese Beobachtungen die Beurteilung der Konstitution, aber auch der Disposition. Die Disposition ergibt sich aus der angeborenen Konstitution und den im Laufe des Lebens angehäuften

Schäden. Die Disposition ist die Grundsteinlegung für die Entstehung der chronischen Krankheiten und damit auch des Krebses.

Es gibt also anlagebedingte Organschwächen, die sich auf den im Mutterleib entstehenden Organismus auswirken. In ihrer Gesamtheit begünstigen sie verschiedene Krankheiten. Daher kommt es auch oft zu einem gehäuften Auftreten einer Krankheit innerhalb einer Familie. Diese Organschwächen stellen einen „Locus minoris resistentiae“ dar, einen „Ort der verminderten Abwehrkraft“, an dem sich chronische Reize bevorzugt auswirken können.

Daher manifestieren sich chronische Krankheiten bis hin zu bösartigen Erkrankungen, bevorzugt an diesen Orten.

Jeder ist für sein Glück oder Unglück selbst verantwortlich. Ob eine anlagebedingte Organschwäche eine ernste Erkrankung hervorbringt, hängt sehr davon ab, wie die betreffende Person mit dieser Organminderwertigkeit umgeht. Wenn in einer Familie Nierenerkrankungen häufiger auftreten, so wird die tägliche Trinkmenge und letztendlich auch was man trinkt, ein entscheidender Faktor sein, der den Ausbruch der Erkrankung beeinflussen oder gar verhindern kann. So kann man schon der ein oder anderen Krankheit durch richtige Verhaltensweisen vorbeugen.

Ein Beispiel wäre an dieser Stelle auch die HPU. Die Hämopyrrollaktamurie[20] (HPU) ist eine häufige, meist genetisch bedingte familiär gehäuft auftretende Stoffwechselstörung, die meist über die weibliche Schiene vererbt wird.

Die HPU bleibt oft lange symptomlos oder die Beeinträchtigungen sind so gering, dass sie nicht wahrgenommen werden. Symptome, Beschwerden und Folgeerkrankungen können aber durch Belastungssituationen ausgelöst werden, wie beispielsweise Infektionen, chronischen Stress, körperliche Überbelastung, Reizüberflutung, innere Stressfaktoren, psychische Traumata, Belastungen mit Umweltgiften und Chemikalien oder die Einnahme von bestimmten Medikamenten, aber auch einseitige, mikronährstoffarme Ernährung.

Durch die HPU kommt es zu einer Störung der Enzyme, die für den Häm-Biosyntheseweg erforderlich sind. Dadurch wird nicht ausreichend Häm gebildet.

Die meisten Zellen unseres Körpers synthetisieren Hämgruppen, weil Häm eine essentielle Rolle im Energiestoffwechsel spielt. Die Hämsynthese findet in allen Zellen in den Mitochondrien statt.

Häm ist eine eisenhaltige komplexe Verbindung im Körper, die an vielen wichtigen Stoffwechselprozessen beteiligt ist. Liegt zu wenig Häm vor, treten Defizite in allen Bereichen auf, in denen Häm benötigt wird:

- Bei der Entgiftung in der Leber. Folge ist eine verminderte Entgiftungskapazität für Schwermetalle, Umweltschadstoffe und Stoffwechselprodukte.
- Bei der Hämoglobinsynthese mit der Folge einer verminderten Sauerstofftransportfähigkeit der roten Blutkörperchen.
- Bei der mitochondrialen Energieproduktion mit der Folge einer verminderten Energie in den Zellen.

Durch die gestörte Häm-Synthese fallen neurotoxische Zwischenprodukte (so genannte HPL-Komplexe) an, diese Substanzen sind giftig für das Gehirn und das Nervengewebe. Hierdurch können psychische und neurologische Symptome und Erkrankungen entstehen. Der Körper bindet diese HPL-Komplexe dann an Vitamin B6 und Zink aber auch an andere Spurenelemente, um sie über den Urin ausscheiden zu können. Auf diesem Weg gehen diese wichtigen Vitalstoffe verloren. Da diese Vitalstoffe für zahlreiche physiologische Körperabläufe wichtig sind, bedeutet deren Mangel ein ernsthaftes Problem. Zink wird zum Beispiel in über dreihundert Stoffwechselwegen im Körper benötigt und Vitamin B6 in über einhundert. Somit können die Symptome, Beschwerden und Folgeerkrankungen durch den Mikronährstoffmangel äußerst vielfältig sein und die Symptomatik durch den Häm-Mangel und die neurotoxischen Häm-Zwischenprodukte verschlimmern.

Wenn die HPU nicht rechtzeitig festgestellt und ausgeglichen wird, können die Folgeerkrankungen die sich im weiteren Leben einstellen, recht vielseitig sein.

- Schilddrüsenunterfunktion (Hypothyreose), chronische Schilddrüsenentzündung (Hashimoto Thyreoiditis), Knotenbildung in der Schilddrüse.
- Herz-Kreislauf-Probleme wie niedriger Blutdruck oder vorzeitiger Arteriosklerose.
- Symptome des Verdauungstraktes wie Blähungen kurz nach dem Essen, morgendliche Übelkeit, wechselnde Stuhlqualitäten, Nahrungsmittelunverträglichkeiten, Fruktose- oder Laktoseintole-

ranz, Glutenallergie, Histaminunverträglichkeit was zu pseudoallergischen Symptomen führt, Leberentgiftungsstörungen, hohe Cholesterinwerte, Gallensteinbildung, bis hin zum Altersdiabetes.

Ob eine HPU vorliegt oder nicht, kann man mit einem einfachen Urintest sehr frühzeitig feststellen. Eine der Situation angepasste Ernährung und Ausgleichstherapie kann die Folgeerkrankungen verhindern. Vorausgesetzt, man weiß rechtzeitig von der angeborenen Störung.

Leider werden solche Urintests, die man überall im Internet bestellen kann, oftmals erst durchgeführt, wenn das Symptombild dafür spricht, also die Folgeerkrankungen schon aufgetreten sind. Die Patienten leiden dann oftmals seit vielen Jahren unter ADHS (Aufmerksamkeitsdefizit-Hyperaktivitätsstörung), Leberleiden und Reizdarmsyndrom. Ferner sind Schilddrüsenstörungen meist schon seit vielen Jahren bekannt, bis ein Therapeut auf die Idee kommt, es könne sich um eine angeborene HPU handeln.

Viel sinnvoller wäre es, den Test direkt nach der Geburt zu machen, erst recht, wenn bei den Eltern oder Großeltern sich Personen befinden, die an einer oder mehreren der genannten Krankheiten erkrankt sind. Der Urintest ist günstig und die Therapie kostet weniger als eine Tasse Kaffee am Tag. Könnte aber dem Kind Zeit seines Lebens viel Leid ersparen.

Die Forschung auf dem Gebiet der Prävention geht immer weiter. Leider sind die heutigen Möglichkeiten den wenigsten Menschen bekannt.

Mit einer Fruchtwasseruntersuchung in der Schwangerschaft können massive Fehlbildungen am Kind noch vor der Geburt erkannt werden. Wenn sich die Eltern für eine vorgeburtliche Untersuchung entscheiden, sollten sie sich im Vorfeld damit auseinandersetzen, welche Konsequenzen ein positiver Befund für sie haben würde. Chromosomenschäden oder Erbkrankheiten lassen sich nicht heilen. Die körperlichen Beeinträchtigungen beim Kind können je nach Schädigung stark variieren und lassen sich nicht immer eindeutig vorhersagen.

Aber es gibt auch weniger ausgeprägte genetische Konstitutionen, und wenn man diese rechtzeitig erkennt, kann man durch eine angepasste Ernährungs- und Lebensweise die Folgen abmildern oder sogar ernsthafte Erkrankungen verhindern.

Hierfür gibt es in der heutigen Zeit DNA-Speicheltest[21].

Die Gene beeinflussen viele Aspekte der Gesundheit, aber ihre Auswirkung wird auch durch unseren Lebensstil und unsere Umwelt beeinflusst.

Mit einem DNA-Speicheltest kann man das Genom rechtzeitig analysieren lassen und konkrete Lifestyle-Empfehlungen erhalten, die präzise auf die individuelle DNA abgestimmt sind. Insbesondere kann eine Anpassung der Ernährung, des Vitaminhaushalts oder auch des Schlafverhaltens auf die eigene genetische Konstitution gegenüber Krankheiten und damit zum Erhalt der Gesundheit beitragen.

Solche Tests kann man bequem und in jedem Alter von zu Hause durchführen. Leider werden die Tests oft viel zu spät im Leben durchgeführt. Wenn die chronischen Krankheiten bereits ausgebrochen sind oder aufgrund des erhöhten Lebensalters wird eine Änderung des Lebensstils oder der Ernährung nur noch geringen Einfluss haben, weil diese Umstellungen dann Jahrzehnte zu spät durchgeführt werden.

Im frühen Kindesalter sollte man über die individuellen Defizite Bescheid wissen, um diese von Anfang an zu berücksichtigen, dann hätte man den größtmöglichen Nutzen. Gesunde Ernährung, ausreichender Schlaf, ein stressfreies Leben, viele Faktoren die mit Sicherheit nicht jeden Tag eingehalten werden können. Es gibt natürlicherweise Lebensabschnitte, in denen die Prioritäten auch mal auf anderen Bereichen liegen. Niemand wird auf die Idee kommen, die Lebensqualität zu Gunsten der genetischen Konstitution vollkommen einschränken zu wollen. Es geht vielmehr um das generelle Verhalten im Laufe des gesamten Lebens, ob im Alter die ein oder andere Konstitution durch jahrelanges Fehlverhalten in einer Krankheit resultiert.

Wenn man weiß, dass man aufgrund genetischer Faktoren einen erhöhten Bedarf an der ein oder anderen Substanz hat oder eine schlechtere Entgiftung in den Zellen besitzt, lässt sich dies Wissen recht einfach in das Leben integrieren und könnte so sich positiv im Alter auswirken.

Was Krebs anbelangt ist festzustellen, dass allein eine angeborene Organschwäche oder Konstitution nicht zur Tumorentstehung führt. Auch hier sind es die wissentlichen und unwissentlichen täglichen „Sünden gegen die Natur“, wie Paracelsus schon feststellte, die aus einer angeborenen Schwäche einen Tumor entstehen lassen.

Viele Studien zu Vererbungstheorie bei Krebs stammen bereits aus dem 19.Jahrhundert. Doch in dieser Zeit gab es viele Familien, die toxischen Substanzen ausgesetzt waren. Berufe wurden von der einen Generation an die nächste weitergegeben. War der Vater Gerber und hat jeden Tag mit giftigen Chemikalien Tierfelle zu Leder verarbeitet, erlernte der Sohn beim Vater sein Handwerk. So gab es viele Familien, in denen ständig mit den gleichen Giftstoffen hantiert wurde. Gerbereien, in denen chemische Substanzen zur Fellkonservierung verarbeitet wurden, oder die Rußpartikel bei Schornsteinfegern.

So konnte der „ererbte" Beruf die eigentliche familiäre Disposition zu Krankheiten darstellen. Leider wurde dies bei den Studien über die Vererbungstheorie im 19. Jahrhundert nicht beachtet. Was sich aber einmal in der allgemeinen Sichtweise festgesetzt hat, wird selten neu überdacht.

Gerne wird aber eine schlechte Lebensführung in die nächste Generation weitergegeben, und hier in erster Linie Gewohnheiten hin zu einer mangelhaften Ernährung. Der Geschmackssinn wird gerade in den ersten vier Lebensjahren geprägt. In dieser Zeit übernimmt das Kind seine Ernährungsgewohnheiten von den Eltern und es prägen sich lebenslange Lieblingsspeisen durch Nachahmung heraus.

2022 gab es rund 510.000 Krebsneuerkrankungen in Deutschland. Gleichzeitig lag die Zahl der Neugeborenen bei 738.000. Es ist also absehbar, dass mehr als jeder zweite Deutsche einmal an Krebs erkrankt, was auch die aktuellen Zahlen und Entwicklungen bestätigen. Hiervon wird keine Familie verschont bleiben.

Sicher trifft es manche Familien stärker als andere. Aber bei den massiv anwachsenden Zahlen der Neuerkrankungen, wird eine echte Vererbung in Form einer angeborenen Immunschwäche oder Zellminderwertigkeit sicher nur bei den wenigsten in Frage kommen.

Bei dem hohen Anteil der Krebskranken an der Gesamtbevölkerung wird man in jeder Familie fündig werden und oft werden Neuerkrankungen dann in die Vererbungsschiene gedrückt, die doch aufgrund von wissentlichem oder unwissenden Fehlverhalten eher erworbener Natur sind.

Nachgeburtliche Risiken

Auf die Basis der vorgeburtlichen Faktoren pfropfen sich im Laufe des Lebens die nachgeburtlichen Faktoren auf, in denen bereits direktere Ursachen für die Tumorentstehung zu finden sind.

Bei den nachgeburtlichen Faktoren handelt es sich also um die Summe der Schäden, die sich im Laufe des Lebens addieren.

Hier sind als schwerwiegende Faktoren die Herderkrankungen des Kopfes zu nennen. Von einer Herderkrankung spricht man, wenn die vorgefundenen Symptome nicht auf den eigentlichen Auslöser einer Erkrankung schließen lassen, weil beide möglicherweise weit auseinanderliegen. Man spricht dann von

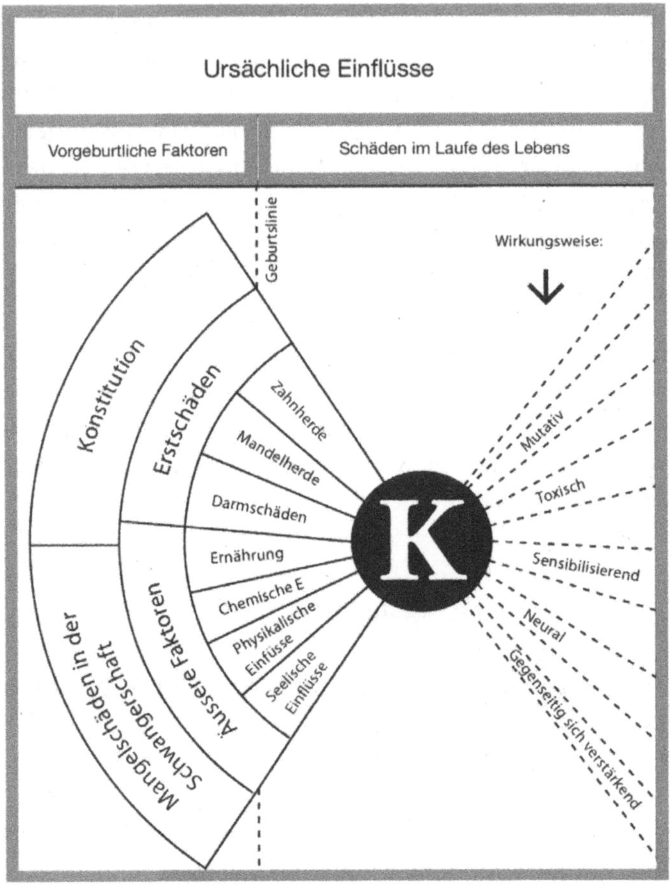

Abb.3

der Fernwirkung eines krankhaften Prozesses. Deshalb sind die wirklichen Ursachen für chronische Krankheitsbilder meinst nicht leicht zu finden. Zumal es oftmals nicht nur ein Herd ist, der die Ursache einer chronischen Erkrankung darstellt. Vielmehr ist es hier die Summe der Herderkrankungen die sich im Verbund dann in Fernsymptomen bemerkbar machen können. Sehr häufig wird die Diagnose Herderkrankung erst dann gestellt, wenn ein Patient beispielsweise aufgrund schmerzender Gelenke durch eine der vielen Rheuma-Arten oder einer Krebserkrankung die Praxis aufsucht. Der Behandler findet dann auffällige Blutwerte wie etwa eine erhöhte Anzahl weißer Blutkörperchen oder eine erhöhte Blutsenkung und veranlasst daraufhin eine Fokussuche. Der Patient konsultiert nun alle gängigen Fachärzte in der Hoffnung, dass ein oder mehrere Herde gefunden werden, die für das Ungleichgewicht des Organismus verantwortlich sind.

Solche Krankheitsherde zu finden und zu beseitigen ist sehr wichtig, weil sie die Heilung chronischer Krankheiten verhindern.

Unter Kopfherden versteht man chronische Entzündungen an Zähnen, im Kieferknochen, den Mandeln, oder Nasennebenhöhlen. Seit Jahrzehnten ist es in der biologischen Medizin unumstritten, dass Krankheitsherde in diesen Bereichen den Gesamtorganismus schwer in Mitleidenschaft ziehen können.

Es ist daher bei ganzheitlich orientierten Therapeuten üblich geworden, bei rheumatischen Krankheiten, chronischen Herz-Kreislauf-Erkrankungen oder Autoimmunkrankheiten nach solchen Herden zu suchen und diese zu beseitigen.

Leider wird es in der Schulmedizin bisher kaum in Erwägung gezogen, dass Kopfherde mit der Entstehung der Krebskrankheit in ursächlichem Zusammenhang stehen können.

Therapeuten die über den Tellerrand hinaussehen wissen, dass kaum ein anderer ursächlicher Faktor die menschliche Gesundheit in ähnlich verhängnisvoller Weise zu beeinflussen vermag.

Ein guter Therapeut weiß, dass die Behandlungserfolge um so besser werden, je gründlicher man um die Behandlung der Kopfherde bemüht ist.

Wurzelbehandelte Zähne – Leichen der Mundhöhle

Eine Zahnwurzelbehandlung
die keine Schäden setzt, gibt es nicht.

Schondorf

Wurzelbehandelte Zähne sind mit Abstand das Schlimmste, was man einem Menschen antun kann. Die Bezeichnung gibt leider nicht im Geringsten wieder, was hierbei eigentlich getan wird. Der Laie assoziiert mit Behandlung den Versuch der Heilung.

Ist ein Zahn von Karies befallen, wird die kariöse Stelle entfernt und mit einer Füllung versorgt. Wenn aber die Füllung zu dicht am Nerv liegt, oder der Karies bis zum Nerv hin durchgebrochen ist, wird die Wurzelbehandlung als letzte Option gesehen um den Zahn zu erhalten.

Hierbei wird der von Karies befallene Zahn bis zum Zahnnerven eröffnet. Danach wird der Nerv gezogen und die Hauptkanäle im Zahn werden aufbereitet, der Zahn danach mit einer Füllsubstanz ausgefüllt. Jetzt ist der Zahn tot. Ein Zahn hat pro Wurzelspitze jedoch nicht nur einen Kanal, sondern pro Wurzelspitze über fünfhundert Nebenkanäle. Diese bleiben bei der Wurzelbehandlung unberücksichtigt. So ist ein sauberes Ausfüllen des Zahnes in keinem Fall gegeben. Abgestorbenes Gewebe in den Nebenkanälen zieht nun weiße Blutkörperchen an (Chemotaxis), was zu den ersten Entzündungen um den nun toten Zahn führt. In der weiteren Folge werden nun Bakterien in die Nebenkanäle eindringen und den Zahn von innen angreifen. Beides wird zu einem chronischen Entzündungsherd und späteren Granulombildung (chronischen Eiterherden) führen.

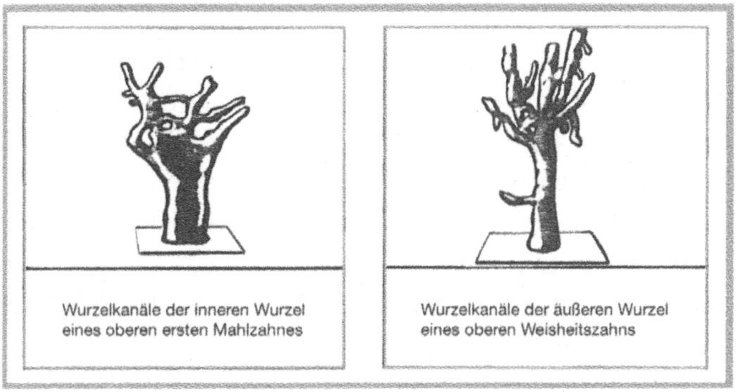

Wurzelkanäle der inneren Wurzel eines oberen ersten Mahlzahnes

Wurzelkanäle der äußeren Wurzel eines oberen Weisheitszahns

Abb.4

Man hat also mit der „Wurzelbehandlung" aus einem lebenden Zahn, eine Leiche gemacht. Das heißt, die äußere Hülle, die aus stabiler Substanz besteht, bleibt erhalten und der lebende Kern wurde entfernt. Ein so bearbeiteter Zahn erfüllt zumindest für eine begrenzte Zeit seinen Zweck. Jedoch wird er sich im Laufe dieser Zeit verfärben. Er wird dunkler, wird brüchiger werden.

Diese Zähne lassen sich dann auch schlechter extrahieren (entfernen). Wenn man versucht einen solchen Zahn zu ziehen, bröckelt er meist auseinander, was die Entfernung erschwert. Ein gesunder Zahn hält an kleinen Haltebändern im Kieferknochen. Durch die chronischen Entzündungen, die sich nach der Wurzelbehandlung einstellen, verbackt der Zahn regelrecht mit dem Kieferknochen. Auch das erschwert die Entfernung dieses Zahns. Umbauprozesse oder besser gesagt Verwesungsprozesse sind hierfür verantwortlich.

Verfärbt sich ein toter Zahn, setzt er toxische Abbauprodukte, also echte Leichengifte (Mercaptane, Thioäther u.a.) in das umliegende Gewebe frei. Aus dem Zahn ist durch die avitalisierende und konservierende Behandlung eine „Giftfabrik" geworden, durch die der Körper fortwährend geschädigt wird.

Abgestorbenes Gewebe gehört – einfach gesagt – nicht in den Organismus. Der Körper wird versuchen, den toten Zahn abzubauen, abzustoßen. Dies bewerkstelligt er durch das Anlegen von Granulomen (chronischen Eiterherden) an den Wurzelspitzen, der wurzelbehandelten, toten Zähne. Wenn die Granulome eine gewisse Größe haben, spürt der Patient einen Schmerz am Zahn. Der Zahnarzt führt dann zum Erhalt der Leiche eine Wurzelspitzenresektion durch. Das heißt, eine kleine Operation in der die Wurzelspitzen inclusive der Eiterungsprozesse entfernt werden. Naturgemäß ist dies nicht von langfristigem Erfolg gekrönt.

Wenn das Immunsystem mit den Granulomen den Versuch unternommen hat, sich gegen den toten Zahn zu wehren, wird es sich von dieser Unterbrechung nur kurzfristig beeindrucken lassen. Der Eiterherd kehrt meist innerhalb von Wochen oder Monaten zurück. Dann muss der Zahn letztendlich endgültig entfernt werden. Der genaue Zeitfaktor hängt natürlich von mehreren Faktoren ab. Wie schnell zersetzt sich der Zahn? Das hängt von der Stabilität der Zahnsubstanz ab. Wann wird das Immunsystem erkennen, dass der Zahn tot ist? Ein am Boden liegendes Immunsystem wird sich nicht so schnell und nicht so effektiv gegen einen toten Zahn wehren. Daher wird die Zeitspanne der Ruhephase nach der Wurzelbehandlung bei jedem Menschen anders sein. Aber der folgende Ärger ist vorprogrammiert, nur nicht der genaue Tag, an dem der Zahn durch Symptome wieder auf sich aufmerksam macht.

Bis hierher handelt es sich um ein rein örtliches Geschehen. Jedoch haben die Leichengifte, die der Zahn aussendet, eine generalisierte Wirkung auf den Organismus. Bartelstone, Djerassi[27] haben hierzu interessante Studien durchgeführt.

Wird radioaktives Jod (J-131) in den abgedichteten Wurzelkanal eines toten Zahnes eingefüllt, kann man es zwanzig Stunden später im Szintigramm (nuklearmedizinische Untersuchungsmethode) der Schilddrüse nachweisen.

Die Schilddrüse benötigt für die Herstellung des Schilddrüsenhormons Jod, deswegen reichert sich das radioaktive Jod besonders in diesem Organ an. Ein Nachweis, dass auch Substanzen die vom toten Zahn freigesetzt werden nicht lokal verbleiben, sondern sich im Körper verteilen können.

Ebenso können Farbstoffe aus einem angeblich abgedichteten Zahn, nach kurzer Zeit in die Mandeln und den Lymphknoten im Halsbereich nachgewiesen werden.

Diese Ergebnisse beweisen, dass aus einem wurzelbehandelten Zahn ein ungehinderter Stoffaustausch von innen nach außen vor sich gehen kann. Auch die Leichengifte die permanent in diesen toten Zähnen entstehen, verbreiten sich so ungehindert im Organismus.

Über die pathogene (krankmachende) Bedeutung dieser Giftstoffe haben die Untersuchungen der Arbeitsgruppen von Eger, Miehlke[28] in Göttingen Klarheit geschaffen. In den 50er und 60er Jahren des letzten Jahrhunderts waren Tierversuche noch an der Tagesordnung. Auch Dr. med. Josef Issels hatte in den 50er Jahren noch bis zu 500 Mäuse für medizinische Versuche im Keller seiner Krebsklinik am Tegernsee. Eger hatte nun an Versuchsratten geprüft, welche Veränderungen sich im gesunden Versuchstier ergeben, wenn genau definierte, kleinste Mengen der Leichengifte eines Granulom-Beutels (Eiterherd vom toten Zahn) eingespritzt wurden. Nach mehrmaliger Injektion begannen sich bei den Versuchstieren schwere Leberschäden bemerkbar zu machen, was innerhalb von wenigen Wochen den Tod der Versuchstiere nach sich zog. Neben den tödlichen Leberschäden, fanden sich bei den Versuchsratten entzündliche und degenerative Veränderungen in allen Organen, vor allem in den Blutgefäßen, Gelenken und Muskulatur. Ferner litten die Ratten unter einer ausgeprägten Abwehrschwäche.

Diese Versuche hatten erstmals den eindeutigen Beweis dafür erbracht, dass durch Herdgifte Krankheitsvorgänge ausgelöst werden können, die man bei chronisch kranken Menschen und vor allem beim Krebskranken, immer wieder beobachtet kann.

Die gefährlichsten unter diesen Leichengiften sind zweifellos die sogenannten Thioäther (z.B. Di-methyl-sulfid).

Bei Untersuchungen, die Issels[9] in der Ringberg-Klinik durchführte, konnte die Beobachtung gemacht werden, dass bei Patienten mit Zahn- und Mandelherden der Di-methyl-sulfid-Spiegel des Blutes deutlich erhöht war. Nach gründlicher Sanierung dieser Herde ging dieser Giftspiegel innerhalb weniger Tage wieder auf normale Werte zurück.

Die einzig sinnvolle Sanierung dieser Herde ist ihre Entfernung. Es mag in der heutigen Zeit Methoden geben, wie man Wurzelbehandlungen erneut und gründlicher durchführen kann. Dadurch mögen sich kurzfristig die Giftspiegel im Blut senken, sobald aber wieder die Verwesung der Zähne die Oberhand hat, wird zwangsläufig die alte Situation zurückkehren.

Diese Thioäther sind nicht nur strukturell, sondern auch wirkungsmäßig eng verwandt mit Stickstoff-Lost und anderen „Gelbkreuz“-Kampfstoffen, wie sie im Ersten Weltkrieg zum Einsatz kamen.

Die extreme Toxizität der Thioäther liegt in ihrer zerstörerischen Wirkung auf die Mitochondrien (Energie- und Informationstransformatoren der Zelle). Sie lagern sich an den fetthaltigen Gerüststrukturen der Mitochondrien ab und „denaturieren“ sie damit. Die

Energiewandler der Zellen werden so in ihrer Struktur zerstört. Diese Mitochondrien arbeiten als Wasserstoffgeneratoren. Sie erzeugen durch die chemische Verbrennung Wasserstoffionen. Diese werden hinter einer inneren Membran angehäuft und treiben so durch das Gefälle wie bei einem Stausee Turbinen an. In diesen Turbinen findet dann die Produktion der zellulären Energieeinheit statt. Der Thioäther zerstört die Doppellipidmembran und damit den Damm. Die Ionen können so entweichen und die Turbinen in den Mitochondrien verlieren ihren Antrieb was sich negativ auf die Energieproduktion auswirkt. Diese Schäden kann man heute mit speziell dafür entwickelten Präparaten[29] wieder regenerieren, jedoch entbindet dies nicht von der Entfernung der Ursache.

Die Leichengifte blockieren auch die Wirkung von Eisen, Cobalt, Kupfer, Magnesium, die von lebenswichtiger Bedeutung sind. In der Ärzte Zeitung (19. Mai 2008) konnte man nachlesen, dass die Zahngesundheit auf das Krebsrisiko schließen lässt. Dies bewies eine US-Studie der Universität Philadelphia. Patienten mit chronischen Entzündungen des Zahnhalteapparates hatten ein um 136 Prozent erhöhtes Risiko für Speiseröhrenkrebs, für Kopf- und Halstumore war das Risiko um 68 Prozent und für Lungenkrebs um 54 Prozent erhöht. Dieser Zusammenhang war unabhängig vom Zigarettenkonsum. Dies ergab eine Studie mit 5.000 Krebspatienten sowie 10.000 Kontrollpersonen.

Im Juni 2019 sendete das RTL Nachtjournal einen ganzen Beitrag mit dem Thema „Gesund beginnt im Mund“. Dort wurde eine Patientin vorgestellt, deren

Gesundheitszustand sich nach der Entfernung der toten Zähne deutlich verbesserte. Die Zusammenhänge wurden von Dr. med. dent. Joachim Hüttmann eindeutig beschrieben. „In keiner anderen medizinischen Disziplin wird etwas Abgestorbenes im Körper gelassen, kein schwarzer Zeh, kein schwarzer Finger, weil es klar ist, dass es im gesamten System Probleme macht." so der Zahnarzt.

„Zahntoxine" sind in der Lage, wichtige Enzyme zu blockieren und können auf diesem Wege zu systemischen Problemen und Krankheiten im Körper führen. Zum Beispiel kann die ATP-Produktion in den Mitochondrien so herabgesetzt werden." Dies veröffentlichte Dr. med. dent. Johann Lechner in München. Bewiese hierfür veröffentlichte er zusammen mit seinem Kollegen Wolfgang Mayer im Juni 2020 in PubMed[30]. PubMed ist eine bibliographische Datenbank der National Library of Medicine (NLM, Bethesda, USA). Es ist eine der bedeutendsten Informationsquellen im Bereich Medizin und ihrer angrenzenden Wissenschaften.

Man weiß heute also sehr genau, wie entscheidend der gesamte Organismus durch Kopfherde in Mitleidenschaft gezogen werden kann.

> „So bitter es vielleicht auch sein mag, auf Herden sitzende, wertvolle Kronen oder Brückenpfeiler samt den dazu gehörigen oft kostbaren Prothesen opfern zu müssen, es muss als die einzige überhaupt mögliche Alternative in Kauf genommen werden, weil erfahrungsgemäß die Heilungschancen des Krebskranken – wie auch die

jedes anderen chronisch Erkrankten- dadurch bedeutend verbessert werden können." Zitat von Dr. med. Josef Issels aus dem Jahre 1972.

Die Zahnärzte werden in Zukunft hoffentlich ein Einsehen haben, dass tote Zähne immer entfernt werden müssen. Erhalten sollte man nur was lebt, Zähne die nicht lebend erhalten werden können sind Krankheitsherde, die fatale Folgen für den Körper haben können.

Die Aufgabe des Zahnarztes ist erst in zweiter Linie eine kosmetische. In erster Linie sollte er chronische Krankheiten vorbeugen und bestehende Leiden behandeln.

Nicht die Erhaltung des Zahnes muss primäres Gebot sein, sondern die Erhaltung seiner Vitalität. Ist sie nicht mehr zu erreichen, so gibt es nur eine einzige richtige Behandlung, die sofortige Entfernung des Zahnes.

Lebende Zähne kann man zum Erhalt überkronen, aber bei einem überkronten toten Zahn darf auch die schönste Keramikkrone nicht darüber hinwegtäuschen, dass der darunter befindliche leblose Zahn, nichts anderes ist als verwesendes Material, dessen Gifte den Organismus langsam aber sicher zugrunde richten.

Zahnärzte sollten immer daran denken, dass sie berufen sind, durch verantwortungsvolles, vorausschauendes Handeln dazu beizutragen, der Entwicklung chronischer Krankheiten vorzubeugen und vor allem die Krebsgefährdung entscheidend zu vermindern.

Chronische Angina tonsillaris

Auch Mandeln können sogenannte Streuherde darstellen. Man muss bei den Mandeln zwischen akuten und chronischen Erkrankungen unterscheiden.

Die akute Mandelentzündung ist eine vorübergehende Abwehrreaktion, die durch eine Vielfalt infektiöser Ursachen ausgelöst werden kann. Jedoch kann eine chronische Mandelentzündung ein Krankheitsherd darstellen, der massive globale Krankheiten nach sich zieht.

Die Mandeln stellen nach Dr. Heinrich Roeder[31] Ausscheidungsorgane dar, in denen Krankheitserreger bekämpft und über die Lymphflüssigkeit auch sonstige Stoffe zur Ausscheidung gebracht werden. Auch bei gesunden Menschen können die Mandeln weiße Pünktchen (Stippchen) aufweisen, die man fälschlicherweise als Eiter bezeichnet, da sie in der Hauptsache jedoch aus Fettsäuren, Cholesterin und anderen Schlackenstoffe bestehen.

In den Mandeln werden auch durch die Lymphozyten Antikörper gebildet die wichtig sind zur Abwehr unerwünschter Mikroben sowie deren Toxine. Sie haben somit eine immunisierende und entgiftende Funktion und müssen daher als funktionelles Analogon der Lymphorgane, der Darmschleimhaut und als wichtiger Bestandteil des Abwehrsystems betrachtet werden.

Wenn nun diese Mandeln chronisch entzündet sind, verlieren sie nach und nach ihre positiven Eigenschaften. Durch den Untergang des aktiven Mandelgewebes kommt auch dessen biologische Aktivität zum Erliegen.

In den nun entstehenden Mandelbuchten können krankmachende Keime ausgebrütet werden, die sich dann im Organismus ausbreiten können, weil mit der Zerstörung des chronisch entzündeten Gewebes auch dessen Immunaktivität verloren gegangen ist. Die degenerierten Mandeln können nicht mehr richtig entgiften und als Abwehrorgane dienen, sie sind vielmehr selbst zu einem Streuherd geworden.

Ein Beispiel aus der Praxis soll dies verdeutlichen.

Einem Krebspatienten der gleichzeitig an schweren rheumatischen Schmerzen litt wurden die chronisch vereiterten Mandeln entfernt. Die Operation brachte einen bemerkenswerten Erfolg. Neben dem Rückgang der rheumatischen Beschwerden verschwand auch eine krankhafte Pulsbeschleunigung. Der Patient begann schlagartig aufzuleben und sich zu erholen. Zur Überraschung stellte man fest, dass auch sein Tumor kleiner wurde. Bei vielen Patienten konnte so eine positive Umstimmung des Allgemeinzustandes und eine Hemmung des Tumorwachstums beobachtet werden.

> „Die Bakterien, die an der chronischen Mandelentzündung beteiligt sind, sorgen für ständig im Blut kreisende Toxine (Giftstoffe). Diese können auch eine Dauerverkrampfung der Kapillaren verursachen, was sich äußerlich in der schlecht durchbluteten Haut dieser Patienten zeigt. Häufig kommt es nach Entfernung der Mandeln bei diesen Patienten schlagartig zu einer Verbesserung der Durchblutung und damit des Allgemeinzustandes."
> so Dr. med. Josef Issels[32].

Auf jeden Fall sind dies Prozesse, an denen sich das Immunsystem regelrecht zu Tode laufen kann, wodurch vielen anderen Krankheiten und nicht zuletzt dem Krebs Tür und Tor geöffnet werden.

Als Ursache der chronischen Mandelentzündung findet man immer wieder Prozesse in der Mundhöhle. Sogenannte NICOS oder FDOK sind hier in den letzten Jahren neben den toten Zähnen immer mehr im Gespräch.

NICO steht hier für „Neuralgia Inducing Cavitational Osteonecrosis“ (Neuralgie induzierende hohlraumbildende Osteonekrosen). NICO wird in Deutschland auch gerne als fettig degenerative Osteonekrose (FDOK) oder vereinfacht als Kieferostitis bezeichnet. Eine Kieferostitis bildet sogenannte Osteolysen im Kieferknochen aus. Der Knochen löst sich an dieser Stelle auf, wird weich mit vermehrter Fetteinlagerung.

Dies geht mit einer chronischen Entzündung einher, und dies spielt besonders im mittleren und hohen Alter eine entscheidende Rolle für die Gesundheit.

Sie können nicht nur den Stoffwechsel nachhaltig beeinträchtigen, sondern dadurch auch der Ursprung vieler Krankheiten sein, von Herz-Kreislauf-Problemen bis hin zu Krebs. Die chronische Kieferostitis ist eine schwer festzustellende und chronische Entzündung des Kieferknochens. Es gibt Zahnärzte die darauf spezialisiert sind solche Prozesse zu erkennen und zu beseitigen. Um diese Osteolysen zu erkennen, bedarf es einer sehr guten Bildgebung. Nicht jeder Zahnarzt hat hierfür geeignete Geräte zur Verfügung.

Da dieser Prozess einen meist schmerzlosen Verlauf ohne Schwellungen oder Eiterbildung hat, ist er zum Zeitpunkt der Diagnose meist schon lange vorhanden und dementsprechend chronisch.

Spürbare Symptome, die sich bei dieser Kieferknochenentzündung einstellen können, jedoch leider nicht automatisch auf eine Kieferostitis schließen lassen oder damit in Verbindung gebracht werden, sind beispielsweise sich langsam steigernde Gesichtsschmerzen, die im schlimmsten Fall zu schmerzhaften Trigeminus-Neuralgien (Gesichtsnervenentzündung) führen.

Zudem können natürlich, wie zuvor erwähnt, viele weitere Krankheiten durch die Präsenz einer Osteomyelitis und die Verteilung dementsprechender Giftstoffe über Lymphsystem, Blutbahn und Reizung der Nerven begünstigt werden.

Eine Auswahl von Krankheiten und Symptomen einer NICO, die sich durch die Behandlung häufig beeinflussen lassen oder sogar geheilt werden können, wären:

- Kopfschmerzen oder Migräne
- Erhöhter Blutdruck
- Funktionelle Darmbeschwerden
- Nahrungsmittelunverträglichkeiten
- Chronische Magenschleimhautentzündung
- Immunologische Störungen
- Müdigkeit und Erschöpfung
- Rheuma in all seinen Formen
- Gesichtsschmerzen

- Rückenschmerzen
- Sonstige diffuse Schmerzsyndrome
- Krebserkrankungen

Als Ursache der Kieferostitis kommt vieles in Betracht. Eine akute Entzündung, wie sie beispielsweise bei der Entfernung von Weisheitszähnen vorkommen kann, könnte bereits der Auslöser sein. Selbst, wenn bei solch einer Entzündung Antibiotika zur Heilung eingesetzt werden, arbeiten diese nur im bakteriell entzündlichen Teil der eigentlichen Wunde.

Der in dem Fall tieferliegende und weniger gut versorgte Kieferknochen verheilt eventuell nicht reizlos. Die entzündlichen Prozesse bleiben hier bestehen und entwickeln sich unbemerkt zu einer chronischen Erkrankung. Und diese Gefahr besteht nicht nur dort, wo Zähne entfernt wurden.

Auch wurzelbehandelte Zähne oder tiefe Zahnfleischtaschen können unbemerkt chronische Entzündungsherde darstellen. Diese nach der Entfernung der Leiche verbliebenen Entzündungszeichen gilt es zu erkennen und zu behandeln.

Eine weitere Ursache der chronischen Mandelentzündung können Zahnfüllungen sein. Unterschiedliche Metalle im Mund können elektrische Ströme verursachen und dadurch noch viel mehr Metallionen freisetzen, als nur der Abrieb beim täglichen Kauvorgang. Man kann hier zwischen unterschiedlichen Zahnmetallen, die elektrisch über den Speichel verbunden sind, Spannungen von bis zu 100 Millivolt nachweisen, was unter anderem auch wieder das Nervensystem reizen kann.

Daher sollte man immer nur maximal eine Sorte Metall im Mund haben. Niemals Goldinlays und Amalgamfüllungen oder herkömmliche Brücken, die auf Metallkonstruktionen basieren. Alternativ wären hier Brücken aus Vollkeramik zu erwähnen.

Es gibt für alles eine biologische und kostengünstige Lösung.

Natürlich sind auch Zahnärzte Geschäftsleute und werden primär gerne die Varianten anbieten, die ihnen den meisten Profit abwerfen. Daher sind Implantate seit geraumer Zeit sehr in Mode geraten. Jede Lösung ist besser als eine Leiche, aber auch Implantate sind nicht ohne Probleme. Wie häufig werden sie falsch gesetzt, reizen umliegende Nervenbahnen, entzünden sich und müssen dann wieder entfernt werden. Mittlerweile gibt es an jeder Ecke Zahnärzte die Implantate setzen. Reinmachen will sie jeder, rausmachen keiner. Die Entfernung eines Implantats kann große Probleme nach sich ziehen. Der entstehende Krater im Kieferknochen muss aufgefüllt werden. Hierfür wird gerne an anderer Stelle Knochenmaterial abgeschabt und damit die Lücke gefüllt. Wenn der Patient mit der Lücke vorher kein Problem hatte, jetzt hat er eines.

Nicht jede Lücke muss gefüllt werden. Ob eine Lücke wirklich versorgt werden muss, hängt vom Ort der Lücke ab und der umlegenden Zahnkonstellation. Unter einer Vollkeramikbrücke, die eine Lücke überbrückt, geht der Kieferknochen genauso zurück als wenn die Lücke nicht versorgt würde. Die Zähne sind oben und unten versetzt angeordnet, ein Zahn hat in der Regel Kontakt zu mehreren anderen Zähnen und lockert sich nicht, wenn in der gegenüberliegenden Seite ein Zahn fehlt. Dies alles sind primär Verkaufsargumente für teure Implantate.

Es gibt auch die Möglichkeit von Zahnprothesen aus biologisch kompatiblen Kunststoffen. Diese sind wesentlich günstiger als Implantate, leider werden sie den Patienten kaum angeboten[33].

Eine Prothese zum Herausnehmen hat den Vorteil, dass keine benachbarten Zähne abgeschliffen werden müssen wie bei der Installation fester Brücken. So hat jede Lösung ihre Vor- und Nachteile. Darüber sollte man sich informieren bevor man eine Entscheidung trifft, hinterher ist es wie immer zu spät.

Chemische Fremdstoffe aus dem Zigarettenrauch können ebenso zu einer chronischen Entzündung im Mundraum führen und so die Mandeln in Mitleidenschaft ziehen. Im Rauch kommen ca. 4000 solcher Fremdstoffe vor und durch das Verglimmen des Tabaks werden eine Unmenge an freien Radikalen produziert. Beides greift massiv die Mundschleimhaut an und sorgt so nicht zuletzt für eine Dysbiose der Mundschleimhaut. Die Bakterienbesiedlung verändert sich, was ebenso der Schleimhaut zusetzt.

All diese Faktoren müssen als Ursache der chronischen Mandelentzündung bedacht und wenn vorhanden angegangen werden.

Wenn man die Ursachen rechtzeitig beseitigt, haben die Mandeln die Chance sich zu erholen. Ist es zu spät, müssen auch sie oftmals als Störherde entfernt werden.

Mikrobiom

Die Erkenntnis, „dass der Tod im Darm sitzt", ist nicht neu. Sie ist schon den Naturvölkern, ebenso den Ärzten des Altertums, von jeher geläufig gewesen.

Dr. med. Josef Issels 1907–1998

Jede Haut- und Schleimhautoberfläche ist ein Biotop. Als Biotop bezeichnet man eine räumlich abgrenzbare Einheit eines Ökosystems. Jeder einzelne Mensch ist in sich ein offenes hochkomplexes Ökosystem oder Biotop. Offene Ökosysteme oder Biotope sind dadurch gekennzeichnet, dass sie sich in einem ständigen Austausch, gegenseitiger Beeinflussung und wechselseitiger Abhängigkeit mit anderen vernetzten Systemen befinden.

So sind auch die Schleimhäute aller Körperhöhlen des Menschen, der Mundhöhle, des Nasen-Rachenraums, der Luftwege, des Darms und des Genitaltraktes normalerweise mit nicht krankmachenden (apathogenen) Mikroorganismen bewohnt, die man als physiologische (naturgewollte) Flora bezeichnet, deren Zusammensetzung keine zufällige, sondern eine streng gesetzmäßige ist.

Auf jeder einzelnen dieser zahlreichen Schleimhäute oder Ökosysteme eines gesunden Körpers sind jeweils nur ganz bestimmte ortsspezifische Keimarten, die sogenannten Standortfloren anzutreffen. Diese haben dort jeweils wichtige biologische Aufgaben zu erfüllen und sind somit mit dem menschlichen

Organismus in einer notwendigen und nützlichen Lebensgemeinschaft verbunden. Ein derartiges, auf wechselseitiger Abhängigkeit beruhendes Zusammenleben von Organismen verschiedener Art wird als Symbiose bezeichnet.

So hat der Mensch die zehnfache Menge an Bakterien in und auf seinem Körper als körpereigene Zellen. Wenn man einen Staat durch die Mehrheit seiner Bewohner definiert, dann könnte man sagen, der Mensch ist ein Staatengebilde, was überwiegend aus Bakterien besteht. Diese Mikroben sind wesentlich an der Gesundheit und der Versorgung und Abwehr ihres Staates beteiligt. Der Körper selbst besteht aus einzelnen Zellen, die im Verbund miteinander und organisiert leben, aber dennoch eine gewisse Autonomie besitzen. Gesteuert über das zentrale Nervensystem, das seine Kommandos über Stromimpulse direkt oder indirekt in der Umwandlung über Hormone an jede Zelle versendet.

Ein Wunderwerk der Evolution mit dem Ziel der Perfektion. Jedoch hochsensibel und beeinflussbar durch das äußere Ökosystem, in dem wir leben. Aber ebenso durch die Evolution und Komplexität anpassungsfähig, zumindest solange bis dieses Ökosystem kippt. Der Mensch ist die Summe seiner Zellen, das kollektive Bewusstsein aller Lebenseinheiten, zu denen auch unweigerlich die Welt der Mikroben zählt.

Einen wesentlichen Teil dieser Standortfloren findet man im Darm. Der Darm und hier im Besonderen der Dünndarm, wird gerne mit der Wurzel einer Pflanze verglichen. Hier findet nach dem Abbau und der Aufspaltung der Nahrung die Resorption der Nährstoffe in das Innere des Körpers statt.

Wenn die Wurzel einer Pflanze einen Schaden hat, bringt es nichts sie zu düngen, oder zu bewässern. Auch die Sonne vermag die Pflanze nicht mehr zu heilen. Der Dünndarm hat also eine wesentliche Funktion in der Versorgung aller Zellen, aber hier sitzt auch der größte Teil des Immunsystems, da der Darm auch eine immunologische Barrierefunktion besitzt. Aber er beherbergt auch das größte immunologische Steuersystem des Körpers.

Daher ist es zwingend, sich in der Prophylaxe (Vorbeugung) oder der Therapie von Krebserkrankungen mit der Wiege des Immunsystems auseinanderzusetzen.

Den Ursprung der Bakterienbesiedlung des Darms findet sich in der Geburtsphase des Menschen. Das Kind wächst unter sterilen Bedingungen im Mutterleib heran. Wenn es auf die Welt kommt, verlässt es über die Vagina die sterile Gebärmutter. Im Geburtskanal wird es mit den ersten Bakterien konfrontiert. Die Vaginalflora der Mutter breitet sich über Stunden im gesamten Organismus des Kindes aus (Baumgärtel[34], Boventer[35]).

Sie ist somit auch die erste Darmflora des Kindes und daher auch optimal darauf ausgelegt, Muttermilch so zu verwerten damit diese vom Kind optimal aufgenommen werden kann.

Das weitere Schicksal dieser Keime wird von der Art ihrer Ernährung bestimmt. Nur beim Stillen entwickelt sich die physiologische Darmflora des Kindes optimal. Kinder, die mit künstlicher Säuglingsmilch ernährt werden, weisen eine gravierende Veränderung der Bakterienzusammensetzung auf.

Schon Bernard[36] beteuerte 1865 „Die Mikrobe ist nichts, das Milieu ist alles". Wenn man also den Darmbakterien durch unphysiologische Ernährung das Milieu so denaturiert, werden sich krankmachende Keime eher vermehren, als die ortsspezifischen gesunden Floren.

Nur die Muttermilch beinhaltet Antikörper (IgA). Diese Antikörper sind die Schutzantikörper der Schleimhäute. Wenn sie dem Säugling vorenthalten werden, wird schon allein dadurch die Besiedlung mit krankmachenden Keimen begünstigt.

Univ. Doz. Dr. John G. Ionescu[37] der Spezialklinik Neukirchen – eine Allergiefachklinik – wies schon 1996 darauf hin, dass 83% aller Neurodermitiker als Kinder nicht gestillt wurden.

Bei Neurodermitis handelt es sich um eine Nahrungsmittelallergie vom verzögerten Typ, die sich mit Hautentzündungen bemerkbar macht. Die Fehlbesiedlung des Darms führt zu einer chronischen Entzündung der Darmschleimhaut, die das Immunsystem permanent reizt. Ein derart gereiztes Immunsystem begünstigt auf der einen Seite die Entstehung vieler Allergien und vermindert auf der anderen Seite die Tumorabwehr.

Die Funktionen des Darms haben eine ungeheure Komplexität, was zu seiner zentralen Stellung im Körper führt. In ihm finden sich bis zu 500 verschiedene Bakterienarten. Diese rund einhundert Billionen Bakterien machen bei einem erwachsenen Menschen mehrere hundert Gramm des Körpergewichtes aus, man könnte auch sagen, der Mensch besitzt dreimal mehr Bakterien im Darm als Zellen im Gesamtorganismus.

Diese für die Verdauung überaus wichtigen Bakterien stellen verschiedene Substanzen der Vitamin B-Gruppe her sowie das Vitamin K, welches für die Blutgerinnung von hoher Bedeutung ist. Neben den B-Vitaminen wie Folsäure, Biotin, Pantothensäure spielen aber auch Liposacharide eine wichtige Rolle. Bereits einhundert Millionstel Gramm dieser Liposacharide vermögen Störungen im Zentralnervensystem zu beseitigen. Die gesunden Darmkeime produzieren antibiotische Schutzstoffe, die gegen den Angriff feindlicher Mikroorganismen schützen. Ferner produzieren die Darmkeime Colicine, rechtsdrehende Milchsäure, Butter-, Propion-, Essig-, Ameisen-, Dicarbonsäuren. Krankmachende Keime sind in der Regel „Säureflüchter" und können sich so bei einer stabilen Darmflora nicht ansiedeln.

Die von den Bakterien produzierten Substanzen besitzen eine krebsverhütende Schutzwirkung.

So fördert die Darmflora auch die Bildung von Gallensäuren, durch welche die Aufnahme von Nährstoffen und krebsverhütender Vitalstoffe entscheidend gefördert wird. Die Bakterien im Darm verhindern die Bildung von Cholesterin-Buttersäure, die ansonsten krebshemmende Substanzen blockieren würde (Freund[38]) und sind in der Lage, oxidierte Vitamine zu regenerieren. Sie produzieren rechtsdrehende Milchsäure, welche die linksdrehende Milchsäure der Krebszellen neutralisiert (Seeger[39]).

Krebszellen produzieren in ihrem Gärungsstoffwechsel linksdrehende Milchsäure. Diese schleusen sie über Kanäle in das umliegende Gewebe. Die Krebszelle muss diese Milchsäure als Stoffwechselendprodukt loswerden, da sie ansonsten daran zugrunde gehen würde. Hierdurch übersäuert sie massiv das umliegende Gewebe. In diesem übersäuerten Gewebe können jedoch verschiedene Arten der weißen Blutkörperchen nicht richtig arbeiten, da sie durch dieses veränderte Milieu blockiert werden, und damit schafft sich der Tumor einen Säureschutzmantel vor dem Immunsystem (Bach[40]).

Ferner stellte Santo[41] fest, dass Darmbakterien Polysacharid-Simplexe produzieren, welche Krebszellen angreifen und zum Zerfall bringen können.

Der Darm hat eine entgiftende Funktion und ist damit in der Lage, die Leber zu entlasten und ist gleichzeitig das größte Immunorgan. Mit über 400 Quadratmeter Fläche ist der Darm das größte Organ des Körpers. Rund 80% des zellulären Immunsystems befinden sich als Payersche Plaques unter der Dünndarmschleimhaut. Hier werden täglich rund 15 Gramm hochspezifische Eiweiße, die Antikörper, produziert. Eine dünne Zellwand trennt diese leistungsfähigen Lymphorgane von der Darmflora, was dazu führt, dass sie in einer engen Wechselwirkung zueinanderstehen. Der Darm stellt durch dieses komplexe Zusammenspiel eine Abwehrbarriere für Eindringlinge aller Art dar.

Im zweiten Weltkrieg führte man an gesunden Soldaten medizinische Versuche durch. Man verabreichte hochdosierte Vorläufer der späteren Antibiotika, was zum Tod der Soldaten führte. Die Untersuchung der gestorbenen Soldaten ergab, dass sich im Darm durch die Antibiotika tödliche Schäden am Immun- und Lymphsystem ergaben.

Bei vielen Menschen ist die bakterielle Zusammensetzung des Darms gestört. Dies bedeutet, dass massenhaft krankmachende Bakterien sowie Pilze in deren Darm zu finden sind. Schuld sind falsche Ernährungsweisen und Medikamente wie Antibiotika, Kortikoide, Chemotherapeutika oder Verhütungsmittel.

Eine physiologische Darmflora ist ein entscheidendes Merkmal eines gesunden Organismus. Pilze und krankmachende Bakterien können sich nur in einem vorgeschädigten Darm ansiedeln.

Sie erzeugen in ihrem Stoffwechsel chemische Verbindungen, die den gesamten Organismus und im Besonderen die Leber belasten.

Langfristig kann dies sogar zu einer Erhöhung der Leberwerte führen, was man im klassischen Blutbild des Arztes messen kann. Issels sprach in diesem Zusammenhang von einer „enterogenen Autointoxikation“, was auf Deutsch so viel bedeutet wie Vergiftung über den Darm.

Wenn sich krankmachende Keime im Darm ansiedeln, spricht man von einer „Dysbakterie“ (Ungleichgewicht der Bakterienstämme). Die toxischen Stoffwechselendprodukte der Dysbakterie sowie der Darmmykosen (Darmpilzerkrankungen) greifen die Darmwand an und sorgen für entzündliche Prozesse auf der Darmschleimhaut. Dies kann das Immunsystem schwerwiegend reizen und die verschiedenen

Populationen der Lymphozyten (Unterarten von weißen Blutkörperchen) negativ verändern. Diese Lymphozyten steuern und regulieren aber ein Großteil des Immunsystem.

Durch die Störung der Darmflora wird auch die Nahrung im Darm nicht mehr richtig abgebaut. Komplexere Nahrungsbestandteile können dann auch durch die entzündlich veränderte Schleimhaut vermehrt mit dem Immunsystem reagieren. Es bilden sich Immunkomplexe die sich an vielen Stellen des Körpers ablagern können. Ein derartiger Zustand wird dann als Leaky-Gut-Syndrom bezeichnet (engl. durchlässiger Darm). Die Ablagerungen werden dann durch das Immunsystem auf entzündlichem Wege abgebaut.

So können entzündliche Prozesse außerhalb des Darms entstehen, an denen sich das Immunsystem regelrecht zu Tode läuft.

Ein geschwächtes und fehlgeleitetes Immunsystem kann seinen physiologischen Aufgaben nicht mehr richtig nachkommen. So ist wieder ein Mosaikstein entstanden, aus dessen Gesamtbild sich ein krebsbegünstigendes Milieu entwickelt.

Da der Darm in der Entwicklung chronischer Krankheiten eine zentrale Bedeutung hat, ist eine regelmäßige Kontrolle des Darms eine wichtige prophylaktische Maßnahme.

Darm- oder Magenspielgelungen können aber hier nur mangelhafte Dienste leisten. Bei der Magenspiegelung kommt der Arzt mit dem Gastroskop nur wenige Zentimeter in den Dünndarm. Dabei kann er sich nur ein optisches Bild vom Zustand der Schleimhaut machen oder eine Gewebsprobe von auffälligen Stellen entnehmen. In der Darmspiegelung wird der Dickdarm nur auf grobe Veränderungen untersucht. Man achtet hier auf Polypen; wenn sie nicht rechtzeitig entfernt werden, könnten diese zu Darmkrebs führen, auf makroskopisch sichtbare Entzündungsprozesse oder Aussackungen der Darmschleimhaut (Divertikel). Bei der Darmspiegelung kommt der behandelnde Arzt wieder nur wenige Zentimeter in den Dünndarm.

Der Dünndarm hat aber eine Länge von rund vier Meter. Diese fallen bei den herkömmlichen Untersuchungsmethoden unter den Tisch. Seit einigen Jahren gibt es hierfür Methoden wie die Kapselendoskopie, in der eine Videokapsel geschluckt wird, die in der Folge Aufnahmen des Dünndarms anfertigt und diese Bilder an einen Empfänger außerhalb des Körpers sendet, wo diese dann ausgewertet werden können. Grobe Veränderungen oder Entzündungen können so dargestellt werden.

Mikroskopische Entzündungen oder eine Fehlbesiedlung mit krankmachenden Keimen können mit diesen Methoden nicht nachgewiesen werden. Hierfür braucht es Stuhluntersuchungen.

Leider werden von den Gastroenterologen diese Möglichkeiten selten richtig ausgeschöpft. Viele sind hier mit ihrem Wissen auch nicht am Ball der Zeit. Es gibt in diesem Bereich ständige Weiterentwicklungen und damit auch neue Untersuchungsparameter.

Traditionell wird bei einer Stuhluntersuchung nur nach Blut im Stuhl gesucht. Dies wird dann als eine Art der Krebsfrüherkennung verkauft. Wenn jedoch ein Tumorprozess so groß ist, dass er zu ständigen

Blutungen führt, kann man kaum von einer Früherkennung reden. Eine andere Untersuchungsmethode forscht nach Krankheitserregern im Darm. Hierbei wird aber nur nach den übelsten Keimen gesucht, die zu massiven Erkrankungen führen. Die wenigsten haben aber beispielsweise Salmonellen oder Shigellen als Ursache ihrer Darmprobleme. Vom Labor kommt in einem solchen Fall nur ein einziger Satz als Befund zurück: „Keine pathogenen Keime nachweisbar." Ein für chronisch Kranke oder prophylaktisch denkende Menschen unbrauchbares Ergebnis.

Seit Anfang der 1990er Jahre gibt es Stuhllabore, wo Biologen und moderne Ärzte arbeiten. Dort wird Stuhl auf Entzündungsmarker, Verdauungsrückstände, die genaue Bakterienzusammensetzung, bis hin zu allergieauslösenden Antikörpern untersucht. Ein solcher Stuhlbefund hat mehrere DIN A4 Seiten im Ergebnis. Die physiologische Flora wird hier genauso analysiert wie krankmachende Keime. Jeder Darmabschnitt hat eigene Entzündungsparameter mit unterschiedlichen Aussagequalitäten. Man kann daran sehen, ob feinste Darmentzündungen vorliegen, Nahrungsmittelallergien und vieles mehr. Eine solche Analyse gibt oft wichtige Anhaltspunkte in der weiterführenden Therapie oder der Optimierung der Darmsituation. Früher haben Labore immer nur im Auftrag von Therapeuten eine Probe untersucht. Heute in der Zeit der medizinischen Aufklärung, wo sich jedermann im Internet über jede Krankheit informieren kann, gibt es auch die Möglichkeit, prophylaktisch selbst eine Analyse in Auftrag zu geben. Labore[42] die so arbeiten, liefern dann auch Ergebnisse, die so formuliert sind, dass sie jeder Mensch versteht. Aufbauend auf solche Darmanalysen stellt der erfahrene Therapeut die passenden Darmaufbaumittel zusammen. Die Zufuhr wichtiger gesunder Darmbakterien ist hier genauso wichtig wie die Behandlung der Darmschleimhaut. Ferner sollte vor der Sanierung des Ökosystems Darm eine Untersuchung auf Nahrungsmittelallergien durchgeführt werden. Es macht wenig Sinn, den Darm durch ständige allergische Prozesse zu reizen und ihn gleichzeitig aufbauen zu wollen. Alle dafür notwendigen Untersuchungen findet man heute in Laboren, die ihre Leistungen über das Internet anbieten. Darmaufbaumittel sind in ständiger Evolution. Waren es früher nur einfache Bakterienpräparate, finden sich heute im Internet komplexe Präparate am Ball der Zeit[43].

Die äußeren Einflüsse

Die bisher genannten krebsbegünstigenden Faktoren werden als innere Einflussfaktoren zusammengefasst. Sie stellen das Fundament dar, auf dem sich alle chronischen Erkrankungen entwickeln.

Die Summe aus Konstitution, Mangelernährung in der Schwangerschaft, Zahn-, Mandel- und Darmerkrankungen sind die sogenannten Erstschäden im Organismus.

Gemeinsam ist allen Erstschäden, dass sie oft unerkannt und unbeachtet bleiben. Ihre Existenz wird abgestritten, ihre Folgen damit auch nicht beachtet. Wenn man sie anerkennen würde, müssten die gesetzlichen

Krankenkassen die Beseitigung der Zahn- und Mandelherde sowie die neuen Laborparameter der Stuhluntersuchungen inclusive einer dementsprechenden Therapie sowie ausführliche Nahrungsmittelallergietests bezahlen. Davon ist aber die herkömmliche Kassenmedizin noch weit entfernt, auch wenn man damit viele Leiden und deren Folgekosten vermeiden könnte. So gilt auch hier der alte Satz des Christian Morgenstern aus dem Jahre 1910: „Weil, so schließt er messerscharf, nicht sein kann, was nicht sein darf."

Ungestört können so die Erstschäden im Laufe des Lebens ihre Wirksamkeit entfalten und ihr zerstörerisches Werk an lebenswichtigen Organen und Organsystemen vollziehen.

Deren Auswirkungen in Kombination mit den noch zu benennenden äußeren Faktoren führen dann zu Zweitschäden im Organismus, die ein krebsbegünstigendes Gesamtmilieu zur Folge haben.

Mangel im Überfluss

Die Ernährung ist ein einziges großes Wunder. Für den Naiven ist sie die selbstverständlichste Sache der Welt. Für den Naturforscher verbirgt sie tausende letzter Lebensrätsel.

Carl Ludwig Schleich 1859–1922

Wie wichtig die Ernährung in der Entstehungsphase des Menschen ist, wurde bereits beschrieben. Je optimaler die Schwangerschaft verläuft, desto stabiler das werdende Leben.

Natürlich müssen im weiteren Leben jeden Tag aufs Neue alle wichtigen Bau- und Betriebsstoffe zugeführt werden, ansonsten wird ein entstehender Mangel das Auftreten von Krankheiten zwangsläufig zur Folge haben.

Die Ideallösung der Ernährung liegt in der Rohkost. Sie ist im höchsten Maße gesund und sollte aus natürlichem, biologischem Anbau stammen und nicht bestrahlt sein.

Die Tatsache, dass man einem Samenkorn durch extrem kurze Mikrowellenbestrahlung die Lebensfähigkeit nehmen kann, ohne es in seiner chemischen Struktur zu verändern, zeigt, dass es ein Faktum für das Leben geben muss, das dem chemischen übergeordnet ist.

Durch zahlreiche Untersuchungen konnte dies bewiesen werden. Untersucht man eine lebende Zelle, lässt sich in ihr eine große Aktivität von Lichtteilchen (Biophotonen) feststellen, die in toter Materie nur in geringen Mengen nachweisbar ist.

Diese Photonenaktivität findet sich in allen lebenden Organismen, aber auch besonders stark in fluoreszierenden Stoffen. Solche Substanzen nehmen bei Helligkeit Lichtteilchen auf, um sie in der Dunkelheit wieder abzugeben. Dieser Ablauf findet in den Elektronen der Atome statt.

Hier werden die Lichtteilchen und damit zusätzliche Energie aufgenommen, die dann nach Ablauf einer gewissen Zeitspanne wieder abgegeben wird. Diesen Vorgang bezeichnet man als Photonenresonanz. Besonders stark findet dies in der DNA, den Mitochondrien und im Chlorophyll der Pflanzen statt. Es existiert kein Leben ohne diese Photonenaktivität (Popp[24]). Diese lässt sich jedoch durch Mikrowellenstrahlung, Röntgenstrahlung oder andere elektromagnetische Felder stark beeinflussen, was die Lebensvorgänge im Samenkorn zerstört und den Stoffwechsel in komplexeren lebenden Organismen negativ beeinflusst.

Stirbt ein Lebewesen, geht die Photonenresonanz verloren.

Die Vorstellung der Existenz solcher Biophotonen ist nicht einfach. Sie werden aber bereits in der Physik komplex erforscht.

Die Elementarteilchenforschung, wie diese mit größtem Aufwand derzeit in Genf mit gigantischen Teilchenbeschleunigern betrieben wird, bestätigt diese Fundamentalteilchen in ihrem Rang, aber auch mit ihrer tiefen Rätselhaftigkeit.

Elektronen haben eine innere Raumzeit, die aus der äußeren Raumzeit ausgestülpt ist und letztere nur in einem Punkt berührt, nämlich dem Kontaktpunkt der Photonenkommunikation von Innen nach Außen und umgekehrt. Es gelang bereits die innere Raumzeit eines Elektrons, durch innere Hyperraumlichtspiele zu charakterisieren. Die in der Innen-Raum-Zeit des Elektrons gebundenen Photonenschwingungen können in ihren Spezifikationen als Lichtmuster unglaubliche Informationsmengen repräsentieren und speichern. Auch im inneren Elektronen-Hyperraum ist die harmonische Zustandsüberlagerung des äußeren Hyperraumes gespiegelt und gewährt so einen für uns unfasslichen Strukturreichtum für die Speicherung und Verarbeitung von Informationsmustern.

Jedes Elektron pulsiert am Verknüpfungspunkt zur äußeren Raumzeit wie ein sich aufblähender und absackender Ballon als Zeichen dafür, dass stetig jede gespeicherte Information abgefragt und aktualisiert werden kann, ein Hinweis für ein Gedächtnis der Elektronen. Mit diesen Versuchen führte man so Geist- und Bewusstseinselemente in die Physik ein und provozierte damit die Physiker. Weitere Versuche zu Erklärung und Beweis dieser Informationsebenen stehen noch aus. Die Forschung ist hier erst am Anfang des God's-Particle-Field[44].

Was man aber aus der bisherigen Forschung ableiten kann ist, dass zur Steuerung aller Lebensvorgänge eine ausreichende Aufnahme dieser Biophotonen wichtig ist. Man findet sie in großen Mengen in „lebenden" Nahrungsmitteln und somit zwangsläufig in der Rohkost.

Die Lebensmittelbestrahlung ist ein Verfahren zur Konservierung von Lebensmitteln mit Hilfe von ionisierenden Strahlen. Diese Strahlung tötet Keime aller Art ab. Das internationale „Radura-Symbol" deutet an, dass Lebensmittel durch Bestrahlung haltbar gemacht wurden. Das Symbol besteht aus einer grünen Pflanze, die mit einem unterbrochenen Ring umgeben ist.

Ein Apfel enthält Kerne und wenn man diese in die Erde gibt, können daraus neue Bäumen heranwachsen. Es sei denn, der Apfel wurde bestrahlt, um eine längere Haltbarkeit zu erzielen.

Man hat also damit nicht nur die Keime auf dem Apfel abgetötet, sondern auch den Apfel selbst. Natürlich hat man ihm damit auch seiner Biophotonenaktivität beraubt.

Um Nahrungsmittel nicht negativ zu beeinflussen, sollte man sie bei der Zubereitung auch nicht unnötig erhitzen.

Auch tierische Nahrungsmittel lebten einmal. Ist ein Tier geschlachtet, werden einzelne Zellen nicht mehr mit Nährstoffen versorgt und sterben in kürzester Zeit ab. Mit dem Zelltod beginnt der Zersetzungsprozess in den Zellen, wodurch keine Biophotonen mehr aufgenommen werden. Nach kurzer Zeit lassen sich in diesen toten Nahrungsmitteln nur noch weniger als ein Prozent der ursprünglichen Biophotonen nachweisen.

Der Mensch ist ein Mischköstler. Primär sollte sich der Jäger und Sammler von dem ernähren, was man pflücken, sammeln oder ausgraben kann. Früchte, Obst und Gemüse waren bei unseren Vorfahren die Hauptnahrungsmittel. Natürlich stand auch hin und wieder ein Stück Fleisch oder Fisch auf dem Speiseplan.

Fleisch mag zwar interessante Inhaltsstoffe wie Eiweiße, Mineralstoffe und Spurenelemente besitzen, doch ist es eben tot und daher mit Sicherheit nicht „ein Stück Lebenskraft“, wie die tägliche Werbung in Rundfunk und TV verkündet. Lebenskraft finden wir ausschließlich in Obst und Gemüse.

Der Mensch ist aber anatomisch gesehen kein reiner Pflanzenfresser. Für einen reinen Fleischfresser ist unser Darm zu lang, auf der anderen Seite besitzen wir mit den Eckzähnen Reißzähne, die der Pflanzenfresser in der Evolution niemals ausgebildet hat.

Den höchsten Bedarf an Eiweißen hat der Mensch in der Wachstumsphase. Diese Wachstumsphase ist kurz nach der Geburt am höchsten, da das Neugeborene doch innerhalb weniger Wochen sein Körpergewicht verdoppelt. Da die Natur weiß, was für den Menschen sinnvoll ist. So gab sie ihm in der Muttermilch das hierfür notwendige Eiweiß. Der Eiweißanteil der Muttermilch liegt bei ca. 1,5 Prozent.

Wenn der Säugling mit dieser Eiweißmenge ausreichend versorgt ist, muss der Erwachsene erst recht mit dieser Menge auskommen. Kein Säugetier ernährt sich im Erwachsenenalter von einem Nahrungsmittel, dass mehr Eiweiß enthält als die eigene Muttermilch.

Nur der Mensch, der im Gegensatz zu den Tieren frei entscheiden kann von welchen Nahrungsmitteln er sich ernährt, macht diesen Fehler.

Viele Menschen essen täglich einen Eiweißanteil von über zwanzig Prozent. Überschüssige Eiweißmengen werden im Körpergewebe abgelagert oder als unbrauchbarer Müll über den Darm ausgeschieden. Diese Überschwemmung des Körpers ist mitunter eine Ursache vieler ernsthafter Erkrankungen wie Gicht, Rheuma, Herz-, Kreislaufleiden, Nierenkrankheiten und Krebs (Sandoval[45]), um nur einige zu nennen.

Der Eiweißbedarf eines ausgewachsenen Menschen lässt sich aber auch mit pflanzlichen Nahrungsmitteln decken. Sie versorgen den Organismus mit allen lebensnotwendigen Aminosäuren (Rinne[46]).

Viele Menschen haben Bedenken, ob sie ihre Eiweißversorgung mit pflanzlicher Nahrung wirklich decken können. Vielfach hört man, dass eine rein vegetarische Ernährung ungesund sei, da ihr ja das wichtige

Eiweiß fehlen würde. Diese alten Gerüchte halten sich bis in die heutige Zeit.

Vor rund 100 Jahren lag die täglich empfohlene Eiweißmenge gerade einmal doppelt so hoch wie heute und dies obwohl die Menschen damals wesentlich härter körperlich arbeiten mussten. Die Empfehlungen fallen von Jahrzehnt zu Jahrzehnt, trotzdem ist die konsumierte Menge heute höher als je zuvor.

Wenn sich die Menschheit über sekundäre Pflanzenstoffe, Vitamine, Spurenelemente und damit dem Säure-Basen-Haushalt und oxidativen Stress so viele Gedanken machen würde wie über den Eiweißmangel, könnten viele chronische Krankheiten verhindert werden.

Obst und Gemüse enthalten sekundäre Pflanzenstoffe. Dies sind ca. 150.000 chemische Substanzen. Es handelt sich dabei um die Farb- und Geschmacksstoffe, die in Obst und Gemüse vorkommen und die für die Gesunderhaltung eine absolut bedeutende Rolle spielen.

Derzeit halten sich ca. 1,8 Prozent unserer Bevölkerung an diese Ernährungsempfehlung. Der Rest macht unwissentlich einen fatalen Fehler, da derzeit rund 200 chronische Krankheiten mit einem Obst- und Gemüsemangel in Verbindung gebracht werden.

Aus all den genannten Gründen sollte die Ernährung auf jeden Fall reich an biologisch hochwertigem Obst und Gemüse sein.

Die Inhaltsstoffe von Obst und Gemüse schützen jede Zelle vor oxidativem Stress, verringern damit auch das Risiko für Mutationen. Unter oxidativem Stress versteht man einen übermäßigen Angriff von aggressiven Sauerstoffabkömmlingen auf den Organismus, diese werden auch gerne als freie Radikale bezeichnet.

Sauerstoff kommt in der Natur nur in gebundener Form oder paarweise vor (O^2). Durch UV-Strahlung kann dieser paarweise vorkommende Sauerstoff in isolierte Sauerstoffatome gespalten werden. Da ein isoliertes Sauerstoffatom zwei ungepaarte Elektronen besitzt, ist es sehr reaktionsfreudig und hängt sich somit gern an andere Atome oder Moleküle an (Oxidation). Blankes Eisen rostet daher an frischer Luft oder es entsteht das instabile Ozon (O^3), welches recht schnell wieder in O^2 und ein isoliertes Sauerstoffatom zerfällt.

Wenn in den Sommermonaten Ozonalarm ausgerufen wird, ist damit in Folge ein vermehrtes Vorkommen von isolierten Sauerstoffatomen in der Atemluft gemeint. In einer solchen Situation sollte man sich nicht übermäßig sportlich betätigen, da isolierte Sauerstoffatome, die beim Zerfall von Ozon freigesetzt werden, das Bronchialsystem und Lungengewebe angreifen können. Empfindliche Personen reagieren darauf gerne mit Hustenreiz oder Atemnot. Da man in den letzten Jahren die Grenzwerte für Ozonalarm immer höher gesetzt hat, kommt Ozonalarm immer seltener vor. Auch eine Möglichkeit, um dieses Problem augenscheinlich zu beseitigen.

Freie Radikale sind Atome und Moleküle, die ein ungepaartes Elektron besitzen. Sie sind äußerst energiereich, kurzlebig, instabil und durch ihre Reaktionsfreudigkeit hoch aggressiv.

Freie Radikale findet man nicht nur in der Atemluft, sie werden auch beim Rauchen von Zigaretten erzeugt, kommen in Auto- oder Industrieabgasen vor.

In der Glut einer Zigarette werden Temperaturen bis zu 1.000 Grad erzeugt, hierbei werden pro Zug an einer Zigarette nicht nur rund 4000 chemische Substanzen freigesetzt, von denen 67 nachweislich krebserregend sind, sondern auch 10.000.000.000 freie Radikale in Form von isolierten Sauerstoffatomen.

Sie bewirken eine Zerstörung der Zellmembranstruktur und greifen im Inneren Zellorganellen wie die Mitochondrien an. Ein Zug an einer Zigarette beinhaltet so viele freie Radikale, wie 100.000 normale Atemzüge. Dies beeinflusst unter anderem den Transport von lebensnotwendigen Stoffen auf ihrem Weg in die Zellen sowie deren Verarbeitung und den Abtransport von Abfallstoffen.

Ferner werden freie Radikale über die Blutbahn transportiert und schädigen den Organismus auch an anderen Stellen.

So kommt es zu Schäden in allen Zellstrukturen des Organismus. Raucher bekommen Schäden an den Gefäßwänden, der Cholesterinspiegel steigt, weil Cholesterine oxidieren und sich ablagern, die Haut altert vorzeitig, Schleimhäute verändern sich, selbst das Darmmikrobiom wird durch Tabakalkaloide in Mitleidenschaft gezogen. Dadurch wird auch die Immunlage des Körpers negativ beeinflusst. Raucher erkranken häufiger und früher an allen nur erdenklichen Tumorarten und Autoimmunerkrankungen, auch werden dadurch viele Allergien gefördert.

Interessanterweise hat man in den 50er Jahren des letzten Jahrhunderts Cholesterine auch als Co-Karzinogene bezeichnet (Issels[9]). Dr. med. Josef Issels bemerkte, dass viele Krebskranke einen erhöhten Gesamtcholesterinspiegel hatten. Heute weiß man, dass ein erhöhter Cholesterinspiegel durch einen erhöhten Anteil des oxidierten LDL-Cholesterins (oxiLDL) verursacht werden kann.

Die Höhe des oxidierten LDL hängt unmittelbar mit der Menge der im Körper befindlichen Substanzen zusammen, die freie Radikale neutralisieren können. Auf der einen Seite ist der Obst- und Gemüsemangel die Hauptursache in der Tumorentstehung, dazu kommen Vitalstoffräuber wie das Rauchen, auf der anderen Seite verbraucht ein kranker Organismus mehr Vitalstoffe als ein gesunder Mensch. In jeder Entzündung werden vermehrt durch das Immunsystem freie Radikale freigesetzt, bei Krebs kämpft das Immunsystem um das Überleben des Patienten. Daher haben alle Krebskranken einen erhöhten oxidativen Stress. Ähnlich sieht es bei vielen anderen chronischen Krankheiten aus, die den ganzen Organismus in Mitleidenschaft ziehen.

Leider, herrscht immer noch das alte Märchen vom hohen Fettanteil in der Ernährung als die Ursache des erhöhten Cholesterinspiegels. Der Fehler der hierfür zitierten Studien liegt darin, dass man hier immer nur geschaut hat wovon sich die jeweilig Kranken ernährt haben, was ihnen aber durch die Fehlernährung an Vitalstoffen fehlt wurde hierbei nicht berücksichtigt.

Oder es kommt als „Ausrede" die Vererbung ins Spiel. Ein Elternteil hätte ja früher auch einen erhöhten Cholesterinspiegel gehabt. Dass der Vater oder die Mutter sich nicht optimal ernährten oder zu diesem Zeitpunkt schon eine massive vitalstoffraubende Krankheit wie Krebs oder Rheuma hatten, wird dann gerne übersehen.

Wenn der Kassenarzt Blutwerte bestimmt, dann sind es die gleichen Blutwerte, die vor 20 oder 30 Jahren bereits bestimmt wurden. Man könnte denken es gäbe keine Weiterentwicklung innerhalb der Hämatologie. Derartige Mediziner kann man mit der Frage nach Werten wie oxiLDL schnell auf das Glatteis führen. So kennen viele Kassenärzte die neuen Werte in der Hämatologie nicht. Sie arbeiten Leitlinien ab, die vorschreiben bei welchem Symptombild man diesbezügliche Untersuchungen durchführt um dann zu einer Diagnose zu kommen. Ferner schreibt die Leitlinie dann vor, wie die jeweilige Krankheit zu behandeln ist und die Krankenkassen schreiben vor, von welchem Hersteller die ausgewählten Präparate zu verschreiben sind. Eigenständiges Denken ist in diesem System nicht unbedingt gewünscht. Nicht umsonst dauert es Jahrzehnte, bis sich neue Zusammenhänge die Bahn brechen.

Der Gesamtcholesterinspiegel setzt sich zusammen aus HDL-Cholesterin und LDL-Cholesterin. Das HDL soll das gute Cholesterin sein, es transportiert im menschlichen Körper unter anderem Cholesterin und Choesterinester von den Geweben zur Leber, wo diese

Substanzen ausgeschieden werden. Das schlechte Cholesterin wäre das LDL.

Aber LDL hat auch viele gute Eigenschaften, es wird für die Zellstabilität, die Abdichtung von Gefäßwänden oder auch für die Hormonproduktion benötigt.

Wenn die Diagnose Hypercholesterinämie gestellt wird, bedeutet dies in aller Regel, dass der LDL-Anteil zu hoch ist und es wird zu einer fettarmen Ernährung geraten. Die Diät bedeutet „meide die fetthaltigen Nahrungsmittel".

Naturheilkundlich orientierte Mediziner legen bei weitem mehr Wert auf Fortbildung als ihre kassenärztlichen Kollegen. Das Internet ist voll von Studien zum oxidierten LDL. Wenn ein größerer Anteil des LDL-Cholesterins durch freie Radikale oxidiert, wird es zu ranzigem Fett (oxiLDL). Dies kann sich ablagern und Arteriosklerose verursachen. Also ist nicht das LDL das „böse" Cholesterin, sondern die Unterart, also der oxidierte Anteil. Der Körper braucht aber das LDL für die genannten Aufgaben, also, wenn ein Teil oxidiert, wird dieser Anteil vermehrt von der Leber nachproduziert. Dadurch steigt der Gesamt-LDL-Wert und damit auch das Gesamtcholesterin.

Der gebildete Therapeut kennt diese Zusammenhänge und würde daher im Labor das oxiLDL bestimmen lassen, was auch von den privaten Versicherungen bezahlt wird und dem Patienten, wenn dieses zu hoch ist, zu einer vitalstoffreichen Ernährung raten und Mangelzustände mit Infusionen oder oralen Präparaten ausgleichen. Reflektorisch sinkt der Gesamtcholesterin, wenn der Oxidation Einhalt geboten wird.

Freie Radikale entstehen nicht nur bei Rauchern oder einer vermehrten Immunleistung, sondern auch im Zellstoffwechsel. Die roten Blutkörperchen transportieren Sauerstoff zu den Zellen, wo er für die chemische Verbrennung in den Mitochondrien, also in den Energiekraftwerken der Zellen benötigt wird. Auch hier entstehen wie bei der Verbrennung des Tabaks freie Radikale, ca. zehn Prozent des Sauerstoffes (O^2), den wir über die Atmung aufnehmen, wird im Zellstoffwechsel radikalisiert.

Jede Zelle produziert aus diesem Grund in den Energiekraftwerken einige Substanzen (Glutathionsystem, Superoxidismutase, Katalasen, Frataxin u.a.), die freien Radikale wegfangen sollen, bevor größerer Schaden entsteht.

Aber die Zellen sind auch auf äußere Substanzen angewiesen, um die freien Radikale rechtzeitig und optimal wegfangen zu können.

99,5 Prozent der menschlichen Entwicklungszeit waren wir Jäger und Sammler. Gerade einmal zehn Generationen Industrialisierung und drei Generationen Computerwelt liegen hinter uns. Dies bedeutet, dass wir immer noch den Stoffwechsel des Jägers und Sammlers in uns tragen, der am Tag über zweihundert verschiedene Pflanzen auf seinem Speiseplan hatte.

Früher dachte man, Vitamine wären die wichtigsten Inhaltsstoffe der pflanzlichen Ernährung. Heute weiß man, dass Obst und Gemüse über 150.000 chemische Substanzen beinhalten, die wir für unseren täglichen Stoffwechsel zwingend benötigen. So fängt beispielsweise das Quercetin (gelber Farbstoff im

Apfel), freie Radikale bis zu fünfhundertmal besser weg als Vitamin C.

Rutin, Bromelain, Papain wirken gefäßabdichtend, antientzündlich und abschwellend. Lutein verbessert die Sehkraft usw. Fast alle sekundären Pflanzenstoffe haben die Möglichkeit, freie Radikale zu neutralisieren und besitzen eine Vielzahl weiterer positiver Eigenschaften für den Organismus. Sie sind also alles andere als sekundär. Sekundär bedeutet zweitrangig oder nebensächlich und das sind sie nicht. Hätte man früher ihre wahre Bedeutung erkannt, würden sie heute wohl primäre Pflanzenstoffe heißen.

SEKUNDÄRE PFLANZENSTOFFE

Auswahl	**z.B. enthalten in ...**	**Mögliche Effekte auf die Gesundheit**
Flavonoide	Äpfeln, Birnen, Trauben, Kirschen, Pflaumen, Beerenobst, Zwiebeln, Grünkohl, Auberginen, Soja, schwarzem und grünem Tee	senken das Risiko für bestimmte Erkrankungen z. B. Krebs, Herz-Kreislauf senken den Blutdruck hemmen Entzündungen
Phenolsäuren	Kaffee, Tee, Vollkornprodukten, Weißwein, Nüssen	senken das Risiko für bestimmte Krebserkrankungen
Carotinoide	Karotten, Tomaten, Paprika, Spinat, Grünkohl, Grapefruit, Aprikosen, Melonen, Kürbis	senken das Risiko für bestimmte Erkrankungen, z. B. Krebs, Herz-Kreislauf hemmen Entzündungen
Sulfide	Zwiebeln, Lauch, Knoblauch, Schnittlauch	senken das Risiko für bestimmte Krebserkrankungen antioxidativ senken den Blutdruck sowie den Cholesterinspiegel
Phytosterine	Nüssen, Sonnenblumenkernen, Sesam, Soja, Hülsenfrüchten	senken den Cholesterinspiegel

QUELLE: DPA; DEUTSCHE GESELLSCHAFT FÜR ERNÄHRUNG

Abb.5

Derzeit sind erst ca. fünf Prozent aller sekundären Pflanzenstoffe, die in der Ernährung vorkommen erforscht.

Hier liegt also noch viel unerforschtes Potential.

Dieses antioxidative Schutzsystem baut im Körper ununterbrochen freie Radikale ab, ferner wirken diese

Substanzen als Bau- und Betriebsstoffe im Stoffwechsel und der Regeneration. Die jeweiligen Substanzen arbeiten wie ein Orchester zusammen.

Durch die bisher erforschten Substanzen und deren Wechselwirkungen sieht man ihre kollektive Wirkung. Die isolierte Zufuhr reduziert sie in ihrer Wirkung.

In den 1970er oder 80er Jahren arbeitete man mit isolierten künstlichen Vitaminen. Man war der Meinung, dass die rund zwanzig Vitamine die eigentlich wichtigen Inhaltsstoffe von Obst und Gemüse sind. Heute weiß man, dass alle Inhaltsstoffe von Obst und Gemüse für den Körper unerlässlich sind.

So können beispielsweise Phenolsäuren (z.B. aus Weintrauben und Äpfeln) und Glucosinolate (Weißkraut, Radieschen u.a.) Procarzinogene im Körper neutralisieren und verhindern, dass daraus krebserregende Karzinogene gebildet werden. Karzinogene (krebsauslösende Substanzen) werden unter anderem durch Monoterpene (Limonen, Pfefferminze u.a.) neutralisiert, bevor diese Substanzen gesunde Zellen schädigen. Carotinoide, Polyphenole und Flavonoide (Karotten, Aprikosen, Melonen u.a.) fangen freie Radikale in den Zellen ab, bevor diese zu Zellschäden führen. Sekundäre Pflanzenstoffe wie Glucosinolate, Carotinoide und Flavonoide (Äpfel, Birnen u.a.) können als Reparaturenzyme in Zellen wirken und so DNA-Schäden reparieren.

In der Medizin gibt es derzeit kein Medikament, das solche Defekte reparieren kann. Die Natur hat uns jedoch Substanzen geschenkt, die hierzu in der Lage sind. Leider sind immer noch Vitaminpräparate im Handel, die aus künstlichen Vitaminen hergestellt werden. Ein sehr lukratives Geschäft für die Hersteller, aber leider kein Ersatz für Obst und Gemüse.

Im Gegenteil: Es gibt eine Fülle von Studien die belegen, dass der Einsatz solcher Präparate sogar gesundheitsschädlich sein kann. Daher ist von der Einnahme künstlich isolierter Vitamine abzuraten.

Künstliche Vitamine haben einen anderen molekularen Aufbau als natürliche Vitamine, wodurch deren Wirkung eher ins Negative umschlägt. Vitamin C besteht nicht aus Molekülen, deren Atome in einer Ebene liegen, es handelt sich eher um räumliche Gebilde, die zusätzlich asymmetrisch substituierte C-Atome aufweisen. Daraus resultieren bei gleicher Summenformel zwei räumliche Möglichkeiten, Urbild und Spiegelbild. Dem Urbild wird die L-, dem Spiegelbild die D-Konfiguration zugeordnet. Hinzu kommt noch die optische Aktivität, dargestellt durch (+) oder (-).

Das natürliche und damit auch das wirksame Vitamin C ist die L-(+) Ascorbinsäure. Chemisch hergestellte Ascorbinsäure besteht aus D-(-) Ascorbinsäure. Es ist daher nun verständlich, dass künstliche Vitamine anders im Organismus reagieren als natürliche Vitamine. Diese Tatsache betrifft letztendlich alle Vitamine. Mit diesem Thema hat Dr. med. Matthias Rath schon Anfang der 1990er Jahre ganze Turnhallen mit seinen Vorträgen gefüllt. Rath war Schüler des zweimaligen Nobelpreisträgers Linus Pauling. Pauling nahm an, dass der Mensch im Laufe der Evolution die Fähigkeit verloren habe, körpereigenes Vitamin C zu produzieren. Eine Fähigkeit, die die meisten Lebewesen besitzen. Da dem Körper durch die Ernährung nur relativ kleine Mengen des Vitamins zugeführt werden, empfahl er eine zusätzliche Vitamin-C-Gabe in hoher Dosierung. Die Dosierung sollte mindestens so hoch sein wie die Menge, die die meisten Tiere selbst produzieren, etwa eine Menge von 10–12 Gramm pro Tag. Linus Pauling stand zu seinen Aussagen und praktizierte was er empfahl. In seinen letzten Lebensjahren nahm er täglich 18 Gramm natürliches Vitamin C ein. 1970 wurde sein Buch „Vitamin C and the Common Cold“ veröffentlicht. Sein Interesse an der Therapie mit Vitaminen und Mineralstoffen führte schließlich 1973 zur Gründung des „Institute of Science and Medicine“ in Kalifornien.

Linus Pauling starb am 19. August 1994 im hohen Alter von 93 Jahren.

Aus seinen Forschungsergebnissen wissen wir, dass hochdosiert verabreichtes künstliches Vitamin C die Bildung von Nierensteinen fördert, wohingegen natürliches Vitamin C die Bildung von Nierensteinen unterdrückt. Künstliche Vitamine kann der Darm nicht gut verwerten, daher kommt es auch schneller zu einer Überforderung des Darms und damit zu Durchfall.

In der Zeitschrift „Lancet“, ein medizinisches Fachjournal mit weltweiter Verbreitung, wurde 2004 eine Studie veröffentlicht, in der 170.000 Personen zur Darmkrebsprophylaxe künstliche Vitamine verabreicht wurden.

Das Ergebnis war niederschmetternd, keine positiven Effekte. Lediglich ganzes Obst und Gemüse wirkt hier vorbeugend.

In einer weiteren Studie wurden 135.000 Teilnehmer 400 IE (Internationale Einheiten) Vitamine E zugeführt, dies führte zu 39 zusätzlichen Todesfällen pro 10.000 Anwendern. Auch Versuche mit isolierten sekundären Pflanzenstoffen waren nur bedingt erfolgreich.

So ergab eine Studie, die 2005 im deutschen Ärzteblatt veröffentlicht wurde, dass Lycopin (roter Farbstoff in der Tomate) allein nicht präventiv gegen Prostatakrebs wirkt, ganze Tomaten hingegen schon.

Es geht also immer um das Zusammenspiel aller Inhaltsstoffe von Obst und Gemüse. Vereinzelt findet man im Handel heute schon Präparate, die aus ganzem Obst und Gemüse hergestellt werden. Über diese Obst- und Gemüse-Konzentrat-Präparate[47] gibt es seit ca. 30 Jahren vielversprechende wissenschaftliche Studien. Die hochdosierte Zufuhr einer breiten Masse sekundärer Pflanzenstoffe wirkt sich eindeutig positiv auf die Gesundheit sowie den Verlauf vieler chronischer Krankheiten aus[47].

Die Aufgabe der Ernährung ist es, dem Organismus im Überfluss all jene Stoffe bereitzustellen, die für die Regeneration und Funktion seiner Zellen benötigt werden. Die übliche Kost der westlichen Industrieländer beinhaltet jedoch nur einen Teil dieser Stoffe und vielfach nur in unzureichenden Mengen. Die Durchschnittskost ist demnach eine „Mangelkost" und versorgt den Organismus nicht mit allen notwendigen Baustoffen, die der Mensch braucht, um gesund und regenerationsfähig zu bleiben.

Zum Thema Krebs und Ernährung wurden in den letzten Jahren viele interessante Fachbücher geschrieben. Fast alle dieser Bücher gehen in die gleiche Richtung. Sie empfehlen eine Ernährung mit sekundären Pflanzenstoffen, Eiweiß und möglichst wenig Kohlenhydraten.

Da Krebszellen ihre Energie primär aus der Vergärung von Kohlenhydraten gewinnen, macht es natürlich Sinn diese nicht im Übermaß zuzuführen.

Dr. Johannes Coy ist der Entdecker des TKTL1[48]. Das TKTL1-Enzym ermöglicht aggressiven Krebszellen sehr einfach aus Kohlenhydraten Energie zu gewinnen. Forschungen haben gezeigt, wenn man diesem Weg der Energiegewinnung die Zufuhr an Kohlenhydraten reduziert, hat dies einen unmittelbaren Einfluss auf die Aggressivität und Wachstum der Krebszellen. Coy spricht in diesem Zusammenhang von einer kohlenhydratarmen Ernährung, die 1 Gramm Kohlenhydrate pro Kilogramm Körpergewicht nicht überschreiten sollte. Coy hat hierüber viele Veröffentlichungen im Internet, welche die Zusammenhänge sehr anschaulich erklären[49]. Viele der neueren Ernährungsbücher[50] für Krebskranke gehe auf diese Erkenntnisse zurück.

Natürlich kann alleine durch den Entzug von Kohlenhydraten die Tumorzelle nicht zerstört werden. Dazu müsste man den Blutzuckerwert vollkommen herunterschrauben und dies wäre letztendlich der Untergang des ganzen Organismus, denn auch die gesunden Zellen, besonders das Gehirn sind auf Zucker angewiesen. Aber es gibt Studien die belegen, dass eine Reduktion des Blutzuckers dazu führt, dass Chemotherapie und Strahlentherapie eine bessere Wirkung zeigen.

Durch eine Reduktion des Zuckers in der Ernährung senkt sich messbar der TKTL1-Wert, was mit einer besseren Prognose in der Therapie einhergeht. Was in der Therapie hilft, sollte auf jeden Fall auch in der Prävention berücksichtigt werden.

Chemikalien der Umwelt

Pro Jahr werden über 250.000 chemische Stoffe neu entwickelt, die man Jahr für Jahr zu den bereits bekannten toxischen Chemikalien hinzurechnen muss. 1907, im Jahr seiner Gründung, listete das renommierte US-Fachblatt „Chemical Abstracts" rund 12.000 Chemikalien auf. 100 Jahre später sind es 15 Millionen. Diese kommen in Gebäuden, Kleidung, Nahrung, Kosmetik, in Form von Medikamenten und selbst in der Atemluft vor.

Circa 50.000 dieser Substanzen befinden sich im alltäglichen Gebrauch. Diese Entwicklung, die hauptsächlich in den letzten 70 Jahren einsetzte, ist entscheidend für das Maß der Umweltbelastungen. So kann man heute von einer Belastung der Atemluft in Form von Autoabgasen, Industrieabgasen sowie Abgasen von Heiz- und Brennanlagen ausgehen. Auch eine Belastung des Bodens und des Wassers mit Pestiziden, Insektiziden, Düngemitteln und chemischen Rückständen von Medikamenten liegt vor. Täglich liest oder hört man von neuen Umweltskandalen, die diese Belastungen noch weiter erhöhen.

In diesem Zusammenhang sind auch die Impfstoffe zu erwähnen. Natürlich gibt es sinnvolle Impfstoffe.

Aber nicht alles, was medizinisch heute machbar ist, hat auch immer einen medizinischen Nutzen. Man muss bei allen Maßnahmen, seien sie nun prophylaktischer oder therapeutischer Natur, immer eine Nutzen- und Risiko-Abwägung durchführen. So auch bei Impfungen. Ein Kind was heute auf die Welt kommt, bekommt eine Vielzahl an Impfungen, die vor 50 Jahren noch nicht verabreicht wurden. Doch sind die Kinder deswegen heute gesünder? Als Paradebeispiel wird hier immer die Ausrottung der Pocken angeführt.

Die erste Impfung gegen eine Infektionskrankheit war die Kuhpockenimpfung. Als ihr Entdecker gilt der englische Landarzt Edward Jenner (1749–1823). Dass Kuhpocken, die beim Menschen nur eine lokale Infektion verursachen, eine Immunität gegen die gefährlichen Menschenpocken verleihen können, war in der bäuerlichen Bevölkerung im 18.Jahrhundert durchaus bekannt. Auch Edward Jenner war in seiner Praxis damit vertraut. 1780 begann er, Informationen über Patienten zu sammeln, die an Kuhpocken erkrankt waren und anschließend nicht mehr an den „Blattern", wie man die Menschenpocken damals nannte, starben. Der entscheidende Versuch fand am 14. Mai 1796 statt, er impfte den achtjährigen James Phipps mit einer Kuhpockenpustel, die sich auf dem Arm der Viehmagd Sarah Nelmes gebildet hatte. Wie erwartet, entwickelte sich bei dem Jungen nur ein leichtes Fieber. Nach sechs Wochen wagte es Jenner, ihn mit Menschenpocken zu infizieren. Das riskante Experiment glückte, der Junge war vor den Pocken geschützt. Jenner sah sich bestätigt, veröffentlichte 1798 seine Entdeckung in einem

Artikel über die Wirkung der Kuhpockenimpfung, was ihn rasch berühmt machte und zu Recht in die Annalen der Medizingeschichte eingingen ließ. Die „Vakzination" – der Begriff wurde von dem lateinischen Wort vacca für „Kuh" abgeleitet – war erfunden.

Was unterscheidet nun diese Erfolgsgeschichte von den heutigen Impfungen? Es war ein Impfstoff, der die Menschen vor einer tödlichen Krankheit schütze. Ein heutiges Kind bekommt eine Impfung gegen Hepatitis B, Diphterie, Tetanus, Keuchhusten, Polio, Influenza Typ B, Rotavirus, Pneumokokken, Meningokokken, Masern, Mumps, Röteln, Windpocken, Papillomaviren, und von vielen dieser Impfstoffe noch mehrere Auffrischungsimpfungen. Natürlich gibt es dann noch die Zeckenimpfung, die aber nicht vor Zecken schützt, sondern vor FSME, und die weitaus gefährlichere Krankheit die Borreliose außer Acht lässt. In Deutschland gibt es bei weitem mehr Zecken die Borrelien übertragen als FSME-Viren und wenn eine Borreliose chronisch wird, kann sie im Extremfall das Gehirn befallen, was tödlich enden kann. Daher muss auch ein FSME-Geimpfter Orte meiden, wo sich die Überträger gerne aufhalten.

Tetanus hat mit der Reduzierung der Pferde seit hundert Jahren deutlich abgenommen, es gibt praktisch keine Infektionen mehr, und in den 70er Jahren hatten alle Kinder einmal die Masern, aber es gab nur eine Handvoll Fälle, die ernsthafte Folgen davontrugen. Mumps ist genauso wenig tödlich wie die Windpocken, und Keuchhusten kann bei Babys ein Problem sein, aber nicht mehr nach der Stabilisierung des Bronchialsystems im Kleinkindalter. Man kann also mit Recht einige der Impfungen in Frage stellen, denn sie haben hochtoxische Zusatzstoffe. Wenn die Frage gestellt wird, ob man eine Impfung „ausleiten“ könnte, dann ist damit nicht gemeint, dass man die Impfung rückgängig machen möchte. Das Immunsystem hat auf die Zellfragmente der Viren oder Bakterien im Impfstoff reagiert und die Baupläne der daraufhin entstandenen Antikörper gespeichert. Nein, es geht um die toxischen Hilfsstoffe, die zum Teil auch krebserregend sein können.

Diese Hilfsstoffe sind Wirkverstärker aus Aluminiumsalzen, die die allgemeine Produktion von Antikörpern anregen. Leider wird damit auch die Produktion von Antikörpern angeregt, die Autoimmunkrankheiten hervorrufen wie Hashimoto (Schilddrüsenerkrankung) oder Multiple Sklerose, oder die Allergien aller Art verstärken. Dann findet man in den Impfstoffen Stabilisatoren oder Konservierungsmittel wie Thiomersal, das Quecksilber beinhaltet. Emulgatoren wie Polysorbat 80 und viele weitere Substanzen sind Bestandteil von Impfstoffen. Polysorbat 80 ist ein Gemisch von Partialestern von Fettsäuren, hauptsächlich der Ölsäure, mit Sorbitol und seinen Anhydriden. Derartige chemische Substanzen werden Kleinkindern in relativ hohen Dosen gemessen am Körpergewicht gespritzt, um Krankheiten zu verhindern, an denen sich früher das Immunsystem geschult hätte. Eine Tatsache, die man bedenken sollte.

Aber man findet Giftstoffe auch in Form von Holzschutzmitteln, Klebstoffen, Lösungsmitteln, Formaldehyd, Asbest, Schwermetallen und anderen chemischen

Stoffen in Wohn- und Arbeitsräumen. Neue Pressspanmöbel gasen große Mengen an giftigen Formaldehyden aus, obwohl bereits vor über zwanzig Jahren diese Möbel und deren Klebstoffe deswegen in Verruf geraten waren, werden sie heute immer noch massenhaft verkauft. Lösungs- und Flammschutzmittel in Teppichböden oder Matratzen, die schon vor Jahrzehnten mit dem plötzlichen Kindstod in Verbindung gebracht wurden.

All dies addiert sich täglich mit einer enormen Menge von Lebensmittelzusätzen. Zu diesen zählen Geschmacksverstärker, Farbstoffe, Konservierungsmittel, Bindemittel und somit auch die berüchtigten E-Nummern, mit denen diese Zusatzstoffe bezeichnet werden.

E-Nummern sind in der Europäischen Gemeinschaft gültige Bezeichnungen für Nahrungsmittelzusätze. Derzeit sind von der EU über 300 Nahrungsmittelzusatzstoffe zugelassen.

Über die Jahrzehnte sammelt sich so ein Giftcocktail im Körper an, mit kaum absehbaren Folgen. Über 300 Chemikalien können im menschlichen Körper nachgewiesen werden, im Fettgewebe, Blut oder auch in der Muttermilch. Viele dieser Stoffe stehen im Verdacht, beispielsweise Krebserkrankungen auszulösen oder für Allergien, Fortpflanzungsprobleme und Verhaltensstörungen verantwortlich zu sein. Die Hauptquelle der Belastung ist für viele Chemikalien die Nahrung.

Der Gebrauch von Lebensmittelzusätzen hat in den letzten 40 Jahren rapide zugenommen. Nur wenige Gastwirte, Metzger oder Bäcker kommen heute noch ohne Geschmacksverstärker, Farb- oder Konservierungsstoffe aus. Die meisten kennen die Stoffe, die sie täglich verarbeiten nicht einmal beim Namen, noch weniger deren Wirkung auf den Organismus ihrer Kunden.

Die meisten Nahrungszusatzstoffe findet man in abgepackten, denaturierten Lebensmitteln. Kinder und Jugendliche essen mit Vorliebe bunte Süßigkeiten, aber gerade hier ist der Anteil der Konservierungsmittel und Farbstoffe besonders hoch. Glücklicherweise befindet sich heute auf allen abgepackten Nahrungsmitteln ein Verzeichnis der Zutaten. Sieht man einmal von einer Bezeichnung wie „künstliche und natürliche Aromastoffe" ab, kann man sich mit Hilfe der Zutatenliste über die schädigenden Einflüsse dieser Nahrungsmittel informieren.

Seit vielen Jahren existiert ein Gesetz, das Gaststätten dazu verpflichtet, Nahrungsmittelzusätze und Allergene auszuweisen.

Leider werden diese Angaben nur in den seltensten Fällen kontrolliert. In neunzig Prozent der Gaststätten sind diese Angaben schlichtweg fehlerhaft.

Auf verschiedenen Nahrungsmitteln und Getränken müssen die Bestandteile und Zusatzstoffe nicht nachgewiesen werden. Zu dieser Gruppe zählen unter anderem Getränke wie Wein und Bier sowie andere Spirituosen, aber auch Speisen und Getränke, die man unverpackt erwerben kann, wie Käse, Pasteten, Schinken, Wurst, Brot, Kuchen oder Pralinen. Je nach Qualität der Hersteller, sind in ihnen mehr oder weniger Zusatzstoffe enthalten.

Einzelne Lebensmittelzusatzstoffe werden vor ihrer Zulassung im Tierexperiment oder an Zellkulturen auf eine eventuell krankmachende Wirkung überprüft. Summationseffekte, also die verstärkenden Wirkungen, die durch die Kombinationen der Zusätze entstehen, werden jedoch bisher vernachlässigt. Ebenso die Wechselwirkung mit Medikamenten und Umweltgiften.

Da es anatomische Unterschiede zwischen Menschen und Tieren gibt, werden Forschungsergebnisse von Tierexperimenten oftmals in Frage gestellt. Über eine Vielzahl von Zusatzstoffen existiert keine gesicherte Aussage, in wieweit sie das Immunsystem oder den Zellstoffwechsel belasten.

Aus all den genannten Gründen sollte man Zusatzstoffe, die oftmals auch mit E-Nummern gekennzeichnet sind, soweit als möglich meiden. Leider gehen viele Lebensmittelhersteller dazu über, die E-Nummern gegen den vollständigen Namen der Substanzen auszutauschen. War es früher möglich, Chemikalien durch einen „schnellen Blick" anhand der Ziffern zu erkennen, so muss man heute die Zutatenliste aufmerksam lesen.

Noch dreister ist es, wenn man die chemische Bezeichnung austauscht gegen die ursprüngliche Substanz, aus der sie extrahiert wird. Aus dem Geschmacksverstärker E621 wird so über Natriumglutamat nun der verharmlosende Ausdruck „Hefeextrakt".

Einige Zusatzstoffe haben in den Standarduntersuchungen gesundheitsschädigende Wirkungen gezeigt. Trotzdem finden sie weiterhin in vielen Nahrungsmitteln Verwendung. Zu diesen Lebensmittelzusatzstoffen zählen die nun aufgeführten Substanzen:

Farbstoffe:
E102 (Tartrazin), E110 (Gelborange S. Azofarbstoff), E122 (Azorubin), E123 (Amaranth), E124 (Cochenillerot), E127 (Erythrosin), E129 (Allurarot), E150c (Ammoniak-Zuckerkulör), E151 (Brilliantschwarz Azofarbstoff), E154 (Braun Azofarbstoff), E171 (Titanoxid), E180 (Litholrubin Azofarbstoff)

Konservierungsstoffe:
E200 (Sorbinsäure), E210 (Benzoesäure), E211 (Natriumbenzoat), E212 (Kaliumbenzoat), E214 (pHB-Ester), E220 (Schwefeldioxid), E230 (Biphenyl), E231 (Orthophenylphenol), E232 (Natriumorthophenylphenolat), E234 (Nisin), E235 (Natamycin), E250 (Natriumnitrit), E251 (Nartiumnitrat), E252 (Kaliumnitrat)

Antioxidantien:
E310 (Propylgallat), E311 (Octylgallat), E312 (Dodecylgallat), E315 (Isoascorbinsäure), E319 (THBQ), E320 (Butylhydroxiaisol-BHA), E321 (Butylhydroxitoluol-BAT), E338 (Orthophosphorsäure), E339 (Natriumphosphate), E385 (Calium-dinatrium-EDTA)

Emulsions-, Verdickungs-, Stabilisierungsmittel:
E400 (Alginsäure), E406 (Agar-Agar), E407 (Carrageen), E420 (Sorbit), E421 (Mannit), E476 (Polyglycerin), E491 (Sorbitanmonostearat)

Geschmacksverstärker:
E620 (Glutaminsäure), E621 (Natriumglutamat), E622 (Kaliumglutamat), E623 (Calciumglutamat), E625 (Magnesiumglutamat), E630 (Inosinsäure), E631 (Dinatriuminosinat), E632 (Dikaliuminosinat)

Süßstoffe und Trennmittel:
E900 (Silikonöl), E912 (Montansäureester), E950 (Acesulfam), E951 (Aspartam), E952 (Cyclamat), E953 (Isomalt), E954 (Saccarin), E955 (Sucralose), E957 (Thaumatin), E962 (Aspartam-Acesulfam), E965 (Maltit), E966 (Lactit), E967 (Xylit)

Den hier genannten E-Nummern werden gesundheitliche Risiken zugesprochen. Aber leider werden sie erst verboten, wenn es schon lange viel zu spät ist. Sie verschwinden dann nach und nach vom Markt, ohne dass der Verbraucher es wahrnimmt.

Ein schönes Beispiel ist der Azofarbstoff Buttergelb. Er wurde bis 1941 verwendet um Butter und Margarine gelb zu färben. Viele junge Menschen erkrankten durch den krebserregenden Farbstoff an Magenkrebs. Im Jahre 1939 hatte die Forschung die krebserzeugenden Eigenschaften dieses Azofarbstoffes erkannt. Daraufhin veranlasste der Präsident des damaligen Gesundheitsamtes, in den folgenden Jahren das Verbot seiner Verwendung und veranlasste die Herstellerfirmen, diesen und ähnliche Farbstoffe zurückzuziehen. Was auch umgehend befolgt wurde, aber kaum jemand erfuhr es, denn auf Anordnung der damaligen Reichsregierung durfte darüber kein Sterbenswörtchen in die Öffentlichkeit dringen[51]. Leider finden wir heute, rund 80 Jahre später, immer noch Azofarbstoffe in Nahrungsmitteln.

Einige der oben genannten Substanzen können auch zu Kalkablagerungen in den Nieren führen, andere bergen die Gefahr einer Schilddrüsenerkrankung in sich. Bei erhöhter Aufnahme von E102 wurden selbst Verhaltensstörungen nachgewiesen. E230, 231 und 232 führten im Tierversuch zu Nierenschädigungen und Wachstumsstörungen. E320 und 321 zählen zu den krebserregenden Stoffen. E400, also die Alginsäure, beeinträchtigt die Resorption von Eisen. Carrageen (E407) schädigt die Darmschleimhaut und vermindert damit die Resorption von lebenswichtigen Nährstoffen. Im Dünndarm sitzen aber auch achtzig Prozent des gesamten Immunsystems, was dann ebenfalls in Mitleidenschaft gezogen wird.

Geschmacksverstärker können bei hohem Verzehr oder bei vorbelasteten Personen (z.B. Allergiker) zu Kopfschmerzen, Herzklopfen und Schwächeanfällen führen. Auch ist der Geschmacksverstärker E621 dafür bekannt, allergische Reaktionen um das fünfzigfache zu verstärken.

In verschiedenen Tierversuchsreihen kam es bei der Aufnahme von Geschmacksverstärkern zu Schädigungen der Leber sowie zu vermehrter Harnsäurebildung, was unter anderem die Entstehung von Gicht begünstigt.

Alle Konservierungsstoffe in Nahrungsmitteln, welche das Wachstum von krankmachenden Bakterien hemmen, werden auch eine entsprechende Wirkung auf die im Darm befindlichen Bakterienflora ausüben, wodurch weitere Schäden im Darm und damit auch im Immunsystem entstehen.

Die über die Ernährung aufgenommenen Chemikalien werden im Fettgewebe des Organismus, nach Eichholtz[52] „unter Umständen sogar in mehrfach tödlicher Dosis, gespeichert“.

Es ist ein Armutszeugnis für die im Handel erhältliche Nahrung, dass sie ohne Geschmacksverstärker und Farbstoffe nicht mehr auskommt. Vor dem Verzehr solcher „Lebens“mittel kann nicht oft genug gewarnt werden.

Süßstoffe

Der aller Vitamine und Spurenelemente beraubte weiße Industriezucker wird von vielen Menschen zwecks Kalorienreduzierung gegen Süßstoff ausgetauscht. Sie versuchen, mit den Zuckeraustauschstoffen und den damit verbundenen „Light“-Produkten ihre Fettpölsterchen zu reduzieren oder haben die Hoffnung, mit kalorienarmen Produkten gesünder zu leben. Leider machen sich nur die Wenigsten Gedanken darüber, gegen welche chemischen Verbindungen sie den, wenn auch wertlosen, Zucker austauschen.

Immer mehr Studien zeigen, dass die chemischen Süßstoffe auf die Krebsentstehung einen bedeutenden Einfluss haben.
Daher sind sie leider nicht empfehlenswert.

Sorbit (E420):

Nimmt man mehr als 20g dieses Zuckeraustauschstoffes zu sich, kann dies bei empfindlichen Menschen zu Durchfall führen. Im Langzeitversuch kam es bei Tieren, die E420 in größeren Mengen zu sich nahmen, zur Bildung von Nieren- und Blasensteinen und auch zu Nierenkrebs.

Saccharin (E954):

Die Weltgesundheitsorganisation empfiehlt von diesem, auch Benzoesäuresulfimid genannten Stoff, eine maximale Aufnahmemenge von nicht mehr als 5 mg/kg Körpergewicht am Tag. Dies entspricht bei einem Erwachsenen etwa zwanzig der handelsüblichen Süßstofftabletten. In den USA galt Saccharin lange Zeit als hinweispflichtiger Stoff. Wenn Lebensmittel Saccharin enthielten, musste auf den jeweiligen Verpackungen angegeben werden, dass Saccharin in Tierversuchen zur Entstehung von Krebs geführt hat. Da in Deutschland diese Testergebnisse nicht ernst genommen wurden, darf E954 ohne Einschränkungen im Handel vertrieben werden. Saccharin darf, bedingt durch die Herstellungsverfahren als Verunreinigung Toluolsulfonamid enthalten. Dieser Stoff dient der Industrie als Weichmacher und findet sich zudem in Pilzbekämpfungsmitteln der Landwirtschaft wieder.

Cyclamat (E952):
Cyclamat, auch Cyclohexylsulfaminsäure genannt, war jahrelang in den USA verboten. Es stand, genauso wie Saccharin, in dem Verdacht, die Entstehung von Krebs zu begünstigen. Daher wird generell abgeraten, mehr als 11mg/kg Körpergewicht zu sich zu nehmen. Stillenden Müttern muss von der Einnahme von E952 auf jeden Fall abgeraten werden, da dieser Süßstoff in die Muttermilch übergeht und so das Neugeborene schädigt.

Aspartam (E 951):
Aspartam besteht aus Eiweißbausteinen. An Phenylketonurie (angeborene Stoffwechselerkrankung) erkrankte Personen dürfen diesen Stoff keinesfalls verzehren. Als Verunreinigung darf E951 bis zu einem Prozent des gesundheitsschädlichen Diketopiperazin enthalten. Die Weltgesundheitsorganisation empfiehlt aus diesem Grund eine Aufnahmemenge von höchstens 40mg/kg Körpergewicht. Dies entspricht in etwa vier Litern eines kalorienfreien Getränks.

Wenn Aspartam im Organismus verstoffwechselt wird, entsteht Formaldehyd. Formaldehyd gehört zur selben Gruppe von Giften wie Cyanid und Arsen. Dies sind tödliche Gifte, die Nervenschäden verursachen. Wenn jemand Aspartam in größeren Mengen konsumiert, können folgende Symptome auf eine Aspartam-Vergiftung schließen lassen:

Krämpfe und Spasmen, gefühllose Beine, Schwindel und Benommenheit, Kopfschmerzen, Gelenkschmerzen, Depressionen, Angstzustände, lallende Sprache, verschwommene Sicht, Gedächtnisverlust. Laut Meyer[53] hat man 92 dokumentierte Symptome gefunden, die auf den Genuss von Aspartam zurückzuführen sind.

Acesulfam (E950):
Schwangeren und stillenden Müttern muss man von der Einnahme des E950 abraten, da sich dieser Süßstoff in der Plazenta (Mutterkuchen) und in der Muttermilch nachweisen lässt. Ob und welche Spätschäden von diesem künstlichen Stoff hervorgerufen werden können, ist unklar. Man sollte die tägliche Aufnahmemenge 15 mg/kg Körpergewicht nicht überschreiten. Diese Menge findet sich in ca. drei Litern eines kalorienarmen Getränkes.

Es gibt immer eine gesunde Alternative, auch für Süßstoffe.

Da wären beispielsweise Steviosid, Goviosid, Erythrit, oder Xylit zu nennen. Diese stammen alle aus pflanzlichen Quellen und sind daher unbedenklich. Wie mit allen Zuckeraustauschstoffen muss man die richtige Dosierung auch bei diesen Substanzen finden, wenn man sie in die tägliche Küche integrieren will. Erythrit und Xylit ist in der Süßkraft fast so stark wie normaler Haushaltszucker, Goviosid hat die doppelte Stärke, dafür ist Stevia rund 200mal stärker als der normale Zucker. Also, man sieht es gibt für alles gesunde Alternativen.

Die Nahrung, die der durchschnittliche Mensch heute zu sich nimmt, ist auf jeden Fall nicht dieselbe, von der sich unsere Großeltern noch ernährten.

Die Gesamtmenge der Schadstoffe aus der Luft sowie dem Boden und der Nahrung besitzt in ihrer Wirkung auf den menschlichen Organismus einen sogenannten Additionseffekt und lagert sich teilweise im Bindegewebe, im Fettgewebe sowie im Nervensystem des Organismus ab. Organe wie Leber und Niere, aber auch Gelenke, Haut und Schleimhäute sind hiervon betroffen. Ferner wirken die Inhaltsstoffe verschiedenster Medikamente und Kosmetika täglich auf den Körper ein. So beispielsweise Aluminium aus Deodorants oder Blei aus Haarfärbemitteln.

Glücklicherweise hat sich die Aluminiumbelastung durch Deodorants und das damit erhöhte Risiko für Brustkrebs in den letzten Jahren herumgesprochen und nach und nach bringen immer mehr Hersteller Deodorants ohne Aluminium auf den Markt. Doch auch diese haben noch genügend gesundheitsschädliche Substanzen, die über die Haut aufgenommen werden. In seiner gesunden Zusammensetzung riecht Schweiß nicht. Nur wenn Stoffwechselstörungen vorliegen oder die bakterielle Zusammensetzung der Hautflora nicht stimmt, führt es zu unangenehmen Gerüchen. In dem Fall sollte man sich aber auch erstmal über die Ursachen Gedanken machen und nicht einfach versuchen mit Duftstoffen den Geruch zu übertünchen oder die Produktion von Schweiß zu hemmen. Eine vermehrte Schweißproduktion hat man auch bei neurologischen Störungen oder wenn das Herz-Kreislaufsystem überlastet ist.

Frisöre genauso wie Lackierer neigen zu Nieren- und Blasenkrebs. Sie inhalieren Lösungsmittel und sonstige Chemikalien permanent, was über die Lunge aufgenommen wird.

Von da aus gelangen die Chemikalien über das Blut in die Nieren und verursachen hier Nierenkrebs, über den Harnleiter kommen sie in die Blase und lagern sich am Blasengrund ab und sind dort für Blasenkrebs verantwortlich.

Denselben Vorgang kennt man auch von Rauchern, wenn hier der Krebs der oberen Atemwege nicht zuerst zuschlägt, dann haben auch Raucher bevorzugt Nieren- und Blasenkrebs. „Selig“ sind die, denen die Oxidation aus dem Tabakrauch, die Cholesterine oxidieren lassen und die dadurch vorzeitig an Arteriosklerose der Herzkranzgefäße oder Hirnarterien an einem Infarkt versterben.

Das spontane Ableben bewahrt sie vor den vielen schmerzhaften Blasenspiegelungen, die der Blasenkrebspatient bis zu seinem Lebensende erdulden muss.

Leider summieren sich zu diesen exogenen Faktoren noch endogene Belastungen, die ebenfalls den Gesamtorganismus beeinflussen. Unter inneren Belastungen versteht man die negativen Einwirkungen chronischer oder akuter Infekte der Haut, der Schleimhäute von Mund und Rachen, der Vaginalschleimhaut, der Lungenschleimhaut und insbesondere der Darmschleimhaut.

Derartige Infekte werden durch Bakterien oder Pilzerkrankungen hervorgerufen. Diese Mikroorganismen produzieren in ihrem Stoffwechsel giftige Abbauprodukte, die als bakterielle Toxine oder Mykotoxine bezeichnet werden.

Diese Toxine regen spezielle Immunzellen an, Entzündungsmediatoren (z.B.: Histamin, Prostaglandin, Leukotrin) freizusetzen, die dann ihrerseits wieder Symptome wie Juckreiz, Rötung, Nies- oder Asthmaanfall, Kopfschmerz, Durchfall, um nur einige zu nennen, hervorrufen können.

Zu den endogenen Faktoren zählen aber auch verschiedene Implantate, die Tag und Nacht den Menschen begleiten, also Zahnfüllungen wie Amalgam, palladiumhaltige Goldfüllungen sowie Kronen oder Brücken aus Metalllegierungen. Da sie ständig Schwermetalle abgeben, können sie zu einer erheblichen Belastung für den Körper werden.

Man denke auch an Kunststoffprothesen oder Silikonimplantate der plastischen Chirurgie oder an Verhütungsmittel wie die Spirale, die in den Organismus der Frau große Mengen an Kupfer abgibt. Wenn man all diese Faktoren addiert, so erhält man einen guten Überblick über die sogenannten endogenen chemischen Umweltfaktoren.

Alle endogenen Faktoren, addiert mit den vorher aufgeführten exogenen, ergeben in ihrer Summe die Gesamtbelastung. Diese chemische Umweltbelastung ist abhängig von den Wohn- und Arbeitsräumen sowie der bisherigen medizinischen Versorgung und der Ernährungsweise des einzelnen Menschen.

Die genetischen Faktoren sowie die Entwicklung im Mutterleib, eine gesunde Kindheit und damit Entwicklungsphase ist maßgeblich dafür, wie robust ein Mensch aufgebaut ist und wie viele Belastungen er in seinem Leben akzeptiert. Irgendwann wird das Fass der

Belastungen bei jedem überlaufen, der eine hat aufgrund seiner minderwertigen Entwicklung ein kleineres Fass, der andere ist stabiler gebaut und verträgt daher mehr Belastungen im Laufe seines Lebens.

Nicht jeder Mensch ist der gleichen Belastungsmenge ausgesetzt. Der eine achtet auf seine Ernährung, Wohn- und Arbeitswelt, dem anderen ist es egal, er isst was ihm schmeckt ohne auf die Qualität seiner Ernährung zu achten oder auf deren Zusammensetzung. Er raucht, hat viel Stress und treibt so Raubbau an seinem Organismus.

Wenn die Gesamtbelastung das Maß überschritten hat, was der Körper toleriert, werden zwei wichtige Merkmale beobachtet. Zum ersten können die chemischen Fremdstoffe neurotoxische Wirkungen besitzen und folglich eine erhebliche Belastung für das Nervensystem darstellen, was sich wiederum in Antriebslosigkeit, chronischer Müdigkeit, Konzentrationsschwäche, Händezittern, Schlafstörungen, Depressionen und vielen weiteren Symptomen niederschlägt.

Zum anderen ist eine Belastung des Immunsystems, auch immunotoxische Wirkung genannt, feststellbar. In der Reaktion des Abwehrsystems stellen sich zwei Phänomene ein. Einerseits kommt es zu einer Störung innerhalb der Antikörperproduktion und andererseits zu einer Blockade des zellulären Abwehrsystems, was die Tumorresistenz vermindert.

Die in den Organismus gelangten Gifte müssen in nicht mehr reaktionsfähige Verbindungen umgewandelt und ausscheidungsfähig gemacht werden. Diese Aufgabe überfordert im Laufe der Zeit die Entgiftungs- und

Ausscheidungskapazität der Zellen von Leber, Darm, Nieren und führt zu Schäden an diesen Organen. Diese Schäden finden sich dann aber nicht nur an diesen Organen, man findet sie letztendlich in einer verminderten Entgiftungskapazität einer jeden Zelle.

Viele dieser Fremdstoffe sind zelltoxisch und tragen auf zweifacher Weise zur Tumorbildung bei. Durch ihre zelltoxische Wirkung begünstigen sie die Entstehung erster Krebszellen und schädigen den Gesamtorganismus derart, dass ein Tumormilieu mit Abwehrschwäche entsteht, ohne dass eine Vermehrung der ersten Krebszelle – also eine Geschwulstbildung – nicht vor sich gehen kann.

Eichholtz[52], Kollath[54], Ionescu[37] und viele Ärzte haben seit Jahrzehnten vergeblich auf die Gefahren der toxischen Gesamtsituation hingewiesen, die in zunehmendem Maße unser Lebensmilieu verschlechtert.

Strahlende Einflüsse

Wie die chemischen Faktoren, können auch die physikalischen Reize dazu beitragen, chronische Krankheiten einschließlich der Krebskrankheit zu begünstigen.

Neben physikalischen Faktoren wie UV-Licht und IR-Licht (Ultraviolett und Infrarot) der Sonnenstrahlung, können auch künstlich erzeugte Strahlungsquellen die Krebsentstehung deutlich fördern.

Für diese künstlichen Strahlungsquellen wurde bereits in den 70er Jahren des vergangenen Jahrhunderts der Begriff Elektrosmog eingeführt.

Sein Wortbestandteil „smog“ setzt sich aus „smoke“ (Rauch) und „fog“ (Nebel) zusammen. Analog zum „normalen“ Smog bedeutet Elektrosmog die zunehmende Verunreinigung der menschlichen Umgebung mit elektro-magnetischer Strahlung, wobei unterschiedliche Strahlungsarten gemeint sein können.

Es gibt:

- niederfrequente elektrische Wechselfelder (Netzanschluss, Leitungen, Installationen und Geräte, auch wenn kein Strom fließt!)
- niederfrequente magnetische Wechselfelder (eingeschaltete Geräte und Leitungen, Bahnstrom, Hochspannungsleitungen)
- hochfrequente elektromagnetische Felder (Funk, Radar, Mikrowelle, Mobilfunk).

Es gibt keinen Ort auf der Erde ohne Elektrosmog. Hochfrequente Strahlung geht durch Fenster, Wände und Türen.

Die Wirkungen auf biologische Systeme sind sehr vielfältig. Elektrosmog-Belastung kann zu Kopfschmerzen, chronischer Müdigkeit, zu Depressionen, Herz-Kreislaufstörungen, Stressreaktionen durch Auswirkung auf das Nervensystem (erhöhter Puls und Blutdruck) und zu Immunschwäche führen.

Ferner kann der Elektrosmog durch eine Veränderung des Hormonspiegels (z.B. Melatoninmangel[85]) das Tumorwachstum fördern oder durch direkte Zellschädigung (Chromosomenschäden, Veränderung der DNA-Reparatur-Kapazität, Zellproliveration) zur Entstehung von Tumorzellen beitragen.

Laut Meyer[55] und Anderen stellt die gepulste Hochfrequenz-Strahlung von Handys, Mobilfunksendern und schnurlosen Telefonen ein beachtliches Problem dar.

Man ist nicht nur in der Nähe von Hochspannungsleitungen, Verteilerstationen, Sendemasten und Bahnstrecken Strahlungsfeldern ausgesetzt, sondern auch zu Hause beim Telefonieren, durch elektrische Heizdecken oder dem WLAN. Die derzeit bestehenden Strahlungsgrenzwerte werden für sicher gehalten, auch wenn verschiedene Studien zu den Auswirkungen von Elektrosmog auf die Gesundheit zu unterschiedlichen Ergebnissen geführt haben. Ein Grund, das Thema näher zu beleuchten.

Elektrische Wechselfelder entstehen überall dort in Leitungen und Geräten, wo elektrische Wechselspannung anliegt, auch wenn die Geräte nicht eingeschaltet sind. Als Folge von elektrischem Stromfluss bei eingeschalteten Geräten entstehen zusätzlich magnetische Wechselfelder. Die elektrischen und magnetischen Felder durch die Produktion, Verteilung und Nutzung des Stroms liegen im Niederfrequenzbereich.

Im Gegensatz dazu stehen die hochfrequenten elektromagnetischen Wellen, die von Smartphones, Funk-, Radar- und Mikrowellensendern ausgehen.

Glücklicherweise haben sich die Freisprechvorrichtungen bei den Mobiltelefonen in den letzten Jahren drastisch verbessert. Heute ist man nicht mehr gezwungen das Telefon während des Sprechens an den Kopf zu halten. Der SAR-Wert ist ein Messwert über die Eindringtiefe der Strahlung in den Kopf. Im Internet findet man aktuelle Tabellen über jedes Smartphone.

Je niedriger der SAR-Wert desto besser ist das Gehirn vor der Strahlung geschützt. In jeder Bedienungsanleitung oder Systemeinstellungen des Handys kann man den SAR-Wert seines Mobiltelefons finden.

Elektrische Gleichfelder können im Alltag recht unangenehm sein, beispielsweise wenn man beim Berühren der Türklinke einen Stromstoß bekommen. Synthetische Fasern und Kunststoffe der Kleidung oder des Teppichbodens führen zu elektrostatischen Feldern, die sich durch kleine Stromstöße entladen.

Das größte magnetische Gleichfeld ist das natürliche Erdmagnetfeld. Die Erde wirkt dabei wie ein riesiger Stabmagnet. An dieses natürliche Magnetfeld ist jedes Lebewesen adaptiert. Dieses Feld kann aber durch den Gleichstrom von Straßenbahnen oder durch magnetisierbare Metalle verändert oder verzerrt werden. Federkernmatratzen oder Metallteile im Bettgestell oder Bettrost, Heizkörper oder Stahlträger in der Wand sind in der Lage, den Körper in eine für ihn ungewohnte „Magnetfeldsituation" zu bringen.

Wirklich problematisch ist dies bei Astronauten. Ohne das Erdmagnetfeld gibt es Störungen im zellulären Stoffwechsel. Deswegen haben Raumstationen wie die ISS eigene Magnetfeldgeneratoren an Bord.

Im Niederfrequenzbereich kommt die im Körperinnern induzierte Stromdichte zum Tragen. Thermische Effekte wie Aufheizung spielen hier eine untergeordnete Rolle.

In der 26.Verordnung zur Durchführung des Bundes-Immissionsschutzgesetzes (26. BImSchV) sind bei einer Frequenz von fünfzig Hertz (Frequenz des

Stromnetzes) als Grenzwerte für die elektrische Feldstärke 5,0kV/m und für die magnetische Flussdichte 100µT (Mikrotesla) angegeben.

Elektrische Feldstärken in der Umgebung von Haushaltsgeräten liegen in der Regel weit unterhalb dieser Grenzwertempfehlungen. Lediglich unmittelbar an der Oberfläche einiger Geräte mit Motoren können lokal hohe Feldstärkewerte auftreten. Geräte wie ein Haartrockner sind nur kurzzeitig in Betrieb, auch wird niemand auf die Idee kommen sich während des Waschens der Wäsche neben die Waschmaschine zu legen.

Anders sieht es aus mit dem Elektroherd und besonders mit Induktionsherden. Die Funktion von Induktionsherden beruht auf einem einfachen physikalischen Prinzip, schnell veränderliche Magnetfelder erzeugen (induzieren) in einem elektrisch leitfähigen Material, in diesem Fall in dem des Kochgeschirrs, elektrische Wirbelströme. Die Ströme erhitzen das Kochgeschirr und damit indirekt dessen Inhalt. In dem Herd fließen Wechselströme mit einer Frequenz von etwa 20 bis 100 Kilohertz durch eine oder mehrere Spulen und erzeugen die notwendigen Magnetfelder. Um diese im Kochgeschirr zu konzentrieren und so die Wärmeentwicklung zu verbessern, müssen Töpfe und Pfannen aus einem geeigneten Material hergestellt sein. Es müssen Magnetfelder mit außerordentlicher Kraft sein, die es ermöglichen Speisen zu erhitzen. Diese Magnetfelder sind räumlich nicht begrenzt und strahlen in den Unterleib. Meist steht heute immer noch die Frau am Herd, und das nicht nur einmal, sondern täglich und dies über Jahrzehnte. Daher werden diese elektromagnetischen Felder auch mit Unterleibskrebs in Verbindung gebracht. Ein normaler Elektroofen oder besser der Gasherd wären hier die sinnvollere Alternative, auch wenn der Induktionsherd so toll und modern klingt.

Auch bei der Elektromobilität treten elektrische und magnetische Felder auf. Beim Betrieb von Elektrofahrzeugen sind Batterie, Motor und Kabel umgeben von solchen Feldern. Die stärksten Felder befinden sich in vielen Fällen im Fußraum vor den Vordersitzen. Je nach Bauart des Fahrzeugs und zum Beispiel der Lage der Batterie kann es aber auch vorkommen, dass die höchsten Werte im Fond verzeichnet werden, also dort, wo oft auch Kinder sitzen. Auch beim Laden der Fahrzeuge entstehen elektrische und magnetische Felder.

Mit dem Begriff Elektrokraftfahrzeuge werden rein batterieelektrisch angetriebene Kraftfahrzeuge und Hybridelektrofahrzeuge bezeichnet. Die bei der Elektromobilität entstehenden Felder liegen bei Frequenzen zwischen null Hertz (statische Felder) bis zu mehreren zehn oder hundert Kilohertz (niederfrequente Felder und Felder im sogenannten Zwischenfrequenzbereich). Unter Strahlenschutzgesichtspunkten sind vor allem die magnetischen Felder in Elektroautos relevant.

Trotz zahlreicher Studien, die darauf hindeuten, dass auch schwache elektrische und magnetische Felder einen Einfluss auf die Gesundheit haben, werden die Beweise nicht für ausreichend gehalten, um die derzeitigen Grenzwerte zu senken. Erst muss ein wissenschaftlicher Nachweis für den kausalen Zusammenhang zwischen Elektrosmog und Erkrankungen erbracht werden. Das bedeutet also, dass wir erst genau verstanden haben müssen, wie Strahlung wirkt, bevor wir behaupten können, dass sie einen schädigenden Effekt auf die Gesundheit hat.

Dabei ist es naheliegend, dass auch äußere schwache Felder auf den Organismus wirken, da auch die inneren Lebensvorgänge in erster Linie elektromagnetischer Natur sind. Denke man nur an die extrem schwachen biologischen Spannungen des Nervensystems, Ströme und Signale, die milliardenfach alle Körperfunktionen rund um die Uhr steuern. Die feinen natürlichen Felder und die sensiblen biologischen Felder werden immer stärker von viel gröberen technischen Feldern aus zivilisatorisch bedingten Quellen überlagert.

Keiner kann genau sagen, wie Mensch und Natur auf diese technischen Felder, die von der Vielzahl der Kabel und Sender ausgehen, reagieren. Zudem stellen elektrische und magnetische Felder nur einen Faktor dar neben Wohngiften, Schadstoffen, Beeinträchtigungen der Luftqualität, Ernährungsfehlern und den vielen anderen Sünden gegen die Natur.

Die Grenzwerte für niederfrequente Magnetfelder zum Schutz von Maschinen vor technischen Schäden durch elektromagnetische Felder liegen für medizinische Räume (EEG, EKG) bei 200nT (Nanotesla), eine Schwelle, die 500mal niedriger ist als der Wert, den man Menschen auf der Arbeitsstelle zumuten darf. Laut dem Bundesamt für Strahlenschutz liegt der Grenzwert für Arbeitsplätze bei 100 Mikrotesla. Die „International Commission on Non-Ionizing Radiation Protection" ICNIRP empfahl bereits 2010, den Grenzwert auf 200 Mikrotesla heraufzusetzen.

Ein Haartrockner, den man nur für wenige Minuten am Tag verwendet, hat je nach Modell schnell 10 Mikrotesla, aber ein Radiowecker, der bei vielen Menschen jede Nacht in unmittelbarer Nähe zum Kopf platziert ist, hat durch den Transformator eine Auswirkung von 80 Mikrotesla. In beiden Fällen sinkt die Auswirkung auf den Organismus exponentiell mit der Entfernung zum Gerät.

Die öffentliche Diskussion über gesundheitliche Wirkungen elektromagnetischer Felder wurde unter anderem ausgelöst durch die epidemiologischen Studien von Wertheimer und Leeper[56] über den Zusammenhang zwischen der Nähe zu Hochspannungsleitungen und dem gehäuften Auftreten von kindlicher Leukämie bzw. von Krebs bei Erwachsenen. Zahlreiche weitere Studien mit unterschiedlichen Ergebnissen folgten.

Die in Deutschland von Schüz und Michaelis durchgeführte EMF II- Studie aus dem Jahr 2000 hatte das Ziel zu überprüfen, ob Leukämien im Kindesalter mit dem Auftreten von häuslichen niederfrequenten magnetischen Feldern assoziiert sind. Zentrale Frage war, ob Kinder, die einem häuslichen 50Hz-Magnetfeld von durchschnittlich über 0,2μT ausgesetzt waren, ein höheres Risiko haben, an Leukämie zu erkranken, und ob dieser Zusammenhang stärker ist, wenn eine nächtliche Exposition von über 0,2μT betrachtet wird.

Im Ergebnis zeigte sich, dass durchschnittliche Magnetfelder ≥0,2μT nur einen schwachen Zusammenhang mit dem Auftreten von Leukämien bei Kindern zeigten. Für die nächtliche Exposition ≥0,2μT ergab sich allerdings ein statistisch signifikanter Zusammenhang[57].

Im Juni 2001 überprüfte eine Arbeitsgruppe wissenschaftlicher Experten auf Einladung der „International Agency for Research on Cancer" (IARC), einer Teilorganisation der WHO, Studien über krebserzeugende Wirkungen von statischen und niederfrequenten elektrischen und magnetischen Feldern (IARC 2002). Anhand der Standardklassifizierung der IARC, die an Menschen und Tieren sowie in Laborversuchen festgestellte Befunde abwägt, wurden niederfrequente magnetische Wechselfelder – aufgrund von epidemiologischen Studien über kindliche Leukämien – als krebserregend für den Menschen eingestuft (Einstufungs-Gruppe 2B).

Diese Zusammenhänge werden auch durch eine Studie der Universität Mainz bestätigt. Die Studie beschäftigte sich mit Krebserkrankungen bei Kleinkindern, die im Fünf-Kilometer-Radius von Atommeilern aufwuchsen.

Die Untersuchung umfasste 1592 an Krebs erkrankte Kinder und 4735 nicht erkrankte Kinder als Kontrollgruppe. Die Studie ist eine Untersuchung des Deutschen Kinderkrebsregisters, das am Uniklinikum Mainz angesiedelt ist und seit 1980 nahezu alle Krebserkrankungen bei Kindern in Deutschland erfasst.

Laut dieser Studie nimmt die Häufigkeit bei Kindern unter fünf Jahren mit der Nähe zum AKW-Standort zu. Im Umkreis von fünf Kilometern um 16 Kernkraftwerke wurde für den Untersuchungszeitraum von 1980 bis 2003 ermittelt, dass 77 Kinder an Krebs, davon 37 an Leukämie (Blutkrebs) erkrankten. Statistisch wären laut den Wissenschaftlern 48 Krebs- beziehungsweise 17 Leukämiefälle zu erwarten gewesen.

Die Studie gibt den statistischen Zusammenhang der Entfernung des Wohnortes zum Standort des Atomkraftwerkes wieder. Welche Art von Strahlung für dieses gehäufte Krebsaufkommen verantwortlich ist, weiß man nicht. Die derzeit messbaren Strahlungsarten können hierfür nicht verantwortlich gemacht werden.

Wenn man jedoch die Energieumwandlung von Plutonium bis hin zur erzeugten Hochspannung im AKW nachrechnet, stellt man fest, dass auf noch nicht erklärbare Weise Leistung verloren geht. Eventuell hat man es mit einer neuen Art von Strahlung zu tun, die mit der derzeitigen Wissenschaft nicht greifbar ist.

In Deutschland sind die Atomkraftwerke nun abgeschaltet, bis jedoch der Rückbau finalisiert ist, wird es noch viele Jahrzehnte dauern.

Es gibt viele Ansatzpunkte, an denen die Strahlenbelastung den Stoffwechsel der Zellen beeinflusst.

Havas sieht einen Wirkmechanismus von elektromagnetischen Feldern darin, dass elektrische und magnetische Felder die Produktion von Melatonin beeinflussen und die Wirkung von Melatonin behindern.

Melatonin ist ein Hormon, das in der Zirbeldrüse (Epiphyse) – einem Teil des Zwischenhirns – aus Serotonin produziert wird und den Tag-Nacht-Rhythmus des menschlichen Körpers steuert. Der Melatoninspiegel scheint in engem Zusammenhang zum Östrogenspiegel zu stehen. Ist der Melatoninspiegel gering, steigt die Östrogenkonzentration, so dass östrogenabhängiger Krebs begünstigt wird.

Weitere Studien stützen diese These: so kommen Büyükavci 2006, Henshaw und Reiter 2005, Blask 1999 zu dem Schluss, dass Melatonin krebsunterdrückende Effekte, etwa bei Brustkrebs, Prostatakrebs, Eierstockkrebs, Hautkrebs, Leukämie und Leberkrebs hat[58].

Bisher ging es nur darum was passiert, wenn zu viel einer Strahlung auf den Körper einwirkt, aber auch ein Strahlungsmangel kann negative Folgen haben.

Die Sonne, Spender aller Energien. Fast jedes Lebewesen benötigt Sonnenlicht. Vitamin D kann nur mit Hilfe von UV-Strahlung in der Haut gebildet werden. Viele glauben, dies gelinge schon allein dann, wenn man sich nur regelmäßig in der Sonne aufhält. Doch diese Voraussetzung allein genügt nicht, um einen Vitamin-D-Mangel zu verhindern.

Vitamin D ist kein wirkliches Vitamin. Schließlich muss es nicht -wie andere Vitamine- mit der Nahrung aufgenommen werden, sondern wird vom Körper selbst gebildet.

Vitamin D ist daher viel eher eine Art „Sonnenhormon". Zur Herstellung benötigen wir lediglich Sonnenlicht (UVB-Strahlung), das auf unsere Haut scheint.

Mit Hilfe dieser Strahlung wird sodann aus einem Stoff (7-Dehydrocholesterol), aus dem auch Cholesterin produziert werden kann, dass sogenannte Provitamin D3 hergestellt.

Dieses wandert jetzt mit dem Blutstrom in die Leber und wird dort zum tatsächlichen Vitamin D3 umgebaut, das jetzt nur noch aktiviert werden muss, was in der Niere geschieht.

Der Vitamin-D-Bedarf ist nicht wirklich bekannt und wird nach wie vor heiß diskutiert. Offiziell werden 20 Mikrogramm pro Tag für Erwachsene empfohlen, was andere Experten wiederum als viel zu wenig betrachten.

Ein Anhaltspunkt könnte sein, dass an einem Sommertag in der Haut 250 Mikrogramm Vitamin D gebildet wird, und zwar schon nach ca. 30 Minuten, zumindest dann, wenn der Körper komplett bestrahlt wird.

Vitamin D ist für sehr viele Funktionen im Körper zuständig.

So ist Vitamin D beispielsweise ein hervorragender Immunsystem-Booster, ein großartiger Krebsschutzfaktor sowie ein wirksamer Bestandteil einer jeden Therapie gegen Diabetes, Herzkrankheiten, Bluthochdruck, Osteoporose und Alzheimer.

Natürlich kann Vitamin D auch die Stimmung heben und Depressionen vorbeugen.

Oft fragt man sich, ob der Aufenthalt in der Sonne zugunsten des Vitamin-D-Spiegels nicht etwa das Hautkrebsrisiko erhöht. Erstens reduziert gerade ein gesunder Vitamin-D-Spiegel das Hautkrebsrisiko, zweitens müsste man nicht stundenlang in der Sonne liegen, um einen gesunden Vitamin-D-Spiegel zu erreichen und drittens ist Sonnenstrahlung nicht der einzige Risikofaktor für Hautkrebs. Denn Hautkrebs entwickelt sich schließlich nur dann, wenn die Haut nicht mehr über ihren natürlichen Eigenschutz verfügt.

Der Eigenschutz der Haut kann jedoch nur aufrechterhalten werden, wenn der Organismus über die passenden Antioxidantien verfügt. Mit der richtigen Ernährung kann man sich mit genau diesen Antioxidantien versorgen. Carotinoide beispielsweise sind in allen roten, gelben, orangenen und dunkelgrünen Gemüsearten und Früchten enthalten und gelten als Substanzen, die für Sonnenschutz von innen sorgen.

Da ein Mangel an Vitamin D3 nicht nur Infektanfälligkeit macht, sondern auch das Risiko für siebzehn Krebsarten erhöht, macht es Sinn, diesen vor Wintereintritt zu kontrollieren. Glücklicherweise ist man heute nicht mehr auf einen Therapeuten angewiesen, passende Labore hierfür findet man im Internet[59].

In der Zeit von Oktober bis April steht die Sonne tief am Himmel, so dass der UV-Anteil nur gering ist und die Vitamin D Produktion daher zum Erliegen kommt. Nur in der Zeit von April bis Oktober kann der Organismus aus Sonnenlicht Vitamin D3 bilden. Laut Gesundheitsamt Bremen[60] sollte der Wert im Blut zwischen 40 und 80ng/ml liegen. Einige Labore sprechen von einem Normwert von 30–100. Laut Prof. Dr. med. Jörg Spitz[61] beginnt der präventive Optimalbereich ab einem Wert von 70. So unterschiedlich sind hier die Meinungen. Auch was das Thema der Überdosierung anbelangt. Vitamin D zählt zu den fettlöslichen Vitaminen und wird daher im Organismus gespeichert. Jedoch fällt der Wert auch rasch wieder ab, wenn man einige Wochen nicht in der Sonne war, oder die Substitution von Vitamin D3 eingestellt ist.

Es gibt Blutwerte, bei denen man tunlichst im Normbereich liegen sollte. Wenn diese Werte erhöht sind, deuten sie auf Probleme im Organismus hin. Die Leberwerte sind Eiweiße, die freigesetzt werden, wenn Leberzellen absterben. Daher deuten erhöhte Leberwerte auf ein vermehrtes Absterben von Leberzellen hin. Ähnlich sieht es aus mit den Werten der Schilddrüse oder der Nieren. B-Vitamine sind wasserlöslich, diese kann man daher nicht überdosieren. Was zu viel im Körper ist, wird über die Nieren ausgeschieden. Bei den Mineralstoffen und Spurenelementen kann es Probleme geben, wenn diese erhöht sind. Bei Vitamin D3 müsste der Wert extrem hoch sein, bis es zu ernsthaften Problemen kommt. Die nicht zu überschreitenden Höchstwerte werden aber auch hier wieder sehr unterschiedlich diskutiert. Das eine Labor spricht von einem Gefahrenbereich ab 150, andere Labore von 250ng/ml.

Um den Vitamin D3 Wert zu optimieren, muss man D3 hochdosiert einnehmen. Zu niedrige Mengen zeigen keinerlei Effekt, zu hoch über einen längeren Zeitraum eingenommen, kann es Kalzium aus den Knochen mobilisieren, was Osteoporose und Nierensteine begünstigt. Um dies zu verhindern, muss man das Vitamin D3 mit einer ausreichenden Menge an K2 ergänzen. Vitamin K2 verhindert die Mobilisierung von Kalzium. Daher haben gute Vitamin-D3-Präparate[62] zusätzlich K2 im richtigen Verhältnis integriert.

Geladene Neuronen

„Der größte Irrtum der Ärzte besteht darin, den Körper heilen zu wollen, ohne an den Geist zu denken. Doch Körper und Geist sind eins und wollen nicht getrennt behandelt werden."

Plato 427–347 v.d.Zeitr.

Viele Umweltfaktoren können, ohne spezifisch pathogen zu sein, indirekt dazu beitragen, schwere Erkrankungen entstehen oder zum Ausbruch kommen zu lassen. Dazu gehören auch alle Einflüsse wie seelische Belastungen, die auf Dauer die körperliche Widerstandskraft allmählich zermürben und schließlich als körperliche Erkrankungen in Erscheinung treten. Jede seelische Dauerbelastung durch den falschen Beruf, der tägliche Ärger mit den Vorgesetzten, mit Arbeitskollegen oder gar Ehepartnern, kann wesentlich dazu beitragen.

Seelisch empfindsame Menschen scheinen für chronische Erkrankungen einschließlich Krebs offensichtlich anfälliger zu sein als seelisch robuster veranlagte Personen. Eine Tatsache, auf die schon Galen (200 n.Chr.) aufmerksam gemacht hatte.

Heute weiß man, dass durch Gemütsbewegungen Anpassungsreaktionen ausgelöst werden können, die vom Stammhirn gesteuert werden und auch die Ausschüttung von Stresshormonen zur Folge haben. Da diese Stress-Situationen nicht auf normale Weise abgebaut werden können „fight or flight", wird immer wieder erneut Adrenalin (Stresshormon) ausgeschüttet, dadurch Zucker in den Zellen vermehrt verbrannt, das Gefäßsystem erweitert, wodurch die Durchblutung im Körper verändert wird und letztendlich muss alles wieder rückgängig gemacht werden, da keine normale Abreaktion erfolgen kann.

Dass es dadurch irgendwann zum langsamen und später zum totalen Versiegen der Adrenalinproduktion kommen kann oder sogar kommen muss, liegt auf der Hand. Wenn zu wenig Adrenalin produziert wird, fallen drei wichtige Stoffwechselfunktionen dieses Hormons aus: der Zuckerabbau in den Zellen, Durchblutung des Organismus, Steuerung der Körperabwehr.

Bei Adrenalinmangel kommt es zu ständigen Zuckereinlagerungen in die Zellen, wodurch die Mitochondrien schwer in Mitleidenschaft gezogen werden. Um zu überleben versucht die Zelle, auf eine vor Jahrmillionen übliche Art der Verstoffwechselung von Kohlenhydraten zurückzugreifen, den überschüssigen Zucker mit Vergärung zu beseitigen (Fryda[63]).

Schon Otto Warburg wies 1926 darauf hin, dass Tumorzellen im Gärungsstoffwechsel arbeiten.

Adrenalinmangel schwächt das Immunsystem, da Adrenalin ein wichtiger Initiator akuter Abwehrmaßnahmen im Organismus darstellt. Wenn ein Tier aus Angst flüchtet, hat es einen hohen Adrenalinspiegel. Dieser hat zur Folge, dass alle notwendigen Funktionen für die Flucht optimal ausgenutzt werden können. Schmerzreduktion, Orientierung, Muskulatur, Abwehr gegenüber dem Feind sind auf Hochtouren. Regeneration spielt in diesem Zusammenhang keine Rolle.

Wer permanent in einem solchen Modus läuft, begünstigt chronische Krankheiten aller Art.

Newton, Friedmann und Rasmussen[9] haben sich erfolgreich bemüht, die Bedeutung seelischer Faktoren im Tierversuch objektiv darzustellen. Sie haben beispielsweise festgestellt, dass die Überlebensdauer von Versuchstieren mit Impftumoren (durch chemische Faktoren im Experiment erzeugte Tumore) auch von der Pflege und Betreuung dieser Tiere abhängig ist.

Tiere, die liebevoll gepflegt und gestreichelt wurden, erreichten eine bedeutend längere Überlebenszeit als Tiere, die isoliert gehalten und niemals angefasst wurden.

Wie das Tier, so wird auch der Mensch nur in einem sorgenfreien liebevollen Milieu gedeihen können.

Dauernde Unstimmigkeiten im familiären oder beruflichen Bereich oder in sonstigen zwischenmenschlichen Sphären, Enttäuschungserlebnisse, materielle Unsicherheit, Überforderung durch die pausenlose Hast der täglichen Arbeit, zu wenig Schlaf und Erholung können entscheidend dazu beitragen, den Organismus krankheitsbereit werden zu lassen und dies umso eher, je schwerer dieser Organismus bereits durch andere Einflüsse geschädigt oder gefährdet ist.

Hamer hat nachgewiesen, dass eine Tumorentstehung häufig erst dann erfolgte, nachdem die Patienten durch Trennung von nahestehenden Personen oder durch eine entscheidende Veränderung im Berufsleben in schwere Depressionen, Angstzustände oder Hoffnungslosigkeit gestürzt waren.

Er nennt diese Situation Dirk-Hamer-Syndrom (DHS). Das DHS ist ein schwerer, hochakut-dramatischer und isolativer Konfliktschock, der das Individuum

„auf dem falschen Fuß erwischt". In diesem Moment wird im Organismus ein „Sonderprogramm" eingeschaltet, praktisch synchron in der Psyche, im Gehirn und am Organ. Die unvermutete Art des Konfliktes ist dabei von größerer Bedeutung als die „psychologische Inhaltsbewertung" des Konfliktes.

Es handele sich dabei immer um ein Konflikterlebnis, nicht etwa ein Schicksalsschlag oder ein Ereignis, an dem der Betroffene ohnehin nichts hätte ändern können.

Exakt vom DHS an hat der Patient Dauerstress. Dies führt zu kalten Händen und Füßen, er denkt Tag und Nacht über seinen Konflikt nach und versucht ihn zu lösen. Er kann nicht mehr schlafen, und wenn, dann nur in der ersten Hälfte der Nacht, halbstundenweise, er hat keinen Appetit mehr, er nimmt an Gewicht ab.

Der Konfliktinhalt bestimmt die Lokalisation des Herdes im Gehirn und die Lokalisation der Krebserkrankung im Organismus. Ein wichtiger Teil einer jeden Therapie wäre nun die Lösung eines solchen Konfliktes.

Hat der Patient die Gedanken über die Geschehnisse auf irgendeinem Weg zum Abschluss gebracht, so hat er sie „losgelassen" und beginnt damit den Weg, mit seinem biologischen Gleichgewicht wieder in Einklang zu kommen. Diese Lösung manifestiert sich dann auf allen drei Ebenen. Eine Grundvoraussetzung für die Heilung von Tumorkranken.

„Keine Panik bei Krebs" so der Titel eines Videos von Dr. med. Juliane Sacher[64]. Angst und Stress lassen bestimmte biologische Regulationen nicht zu. Alle

Reaktionen des Körpers dienen in diesem Moment nur der Flucht. Daher findet bei den Angstpatienten keine ausreichende Zellregulation oder Zellregeneration mehr statt. Daher ist es wichtig, dass Krebspatienten ihre Angst bearbeiten mit Hilfe der allgemeinen Psychotherapie. Aber die übliche Form von Psychotherapie hält Sacher an dieser Stelle nicht für richtig. Denn ein Mensch, der Angst hat, hat einen klaren Verstand; und mit Argumenten die über den Verstand ablaufen, kann er seine Angst nicht regeln. Daher bringen ihm alle vernünftigen Gespräche mit dem Therapeuten nichts. Er kann sich hier nur helfen über Therapiemethoden wie Meditation, über Vorgänge wo der Organismus wieder in eine innere Ruhe versetzt wird und damit wieder in die Selbstregulation gesteuert wird. Das gelingt nur, wenn er seinen Verstand ruhen lässt. Wenn der Patient versteht, wie wichtig es ist aus dieser Panik herauszukommen, wird er eher dazu bereit sein, derartige Wege zu gehen.

Dazu muss es aber nicht Meditation oder Yoga sein, es können viel banalere Dinge sein die hier hilfreich sind.

Ein Patient wartete über acht Wochen auf sein Ergebnis des PET-Ct sowie der weiteren Diagnostik. Es war über Wochen nicht klar, an welchem Krebs er leiden würde. Er konnte nächtelang nicht schlafen, wachte schweißgebadet nach kurzer Zeit auf und den ganzen Tag hatte er keine anderen Gedanken im Kopf.

Also machte er sich einen Plan. Im schlechtesten Fall würde er in wenigen Wochen operiert, am Ende auch mit Chemotherapie behandelt. In diesem Zustand, in dem er sich dann befinden würde, könnte er weder sein Chaos aufräumen, oder gar die Wohnung für die noch verbleibende Restzeit renovieren.

Er sortierte seine sieben Sachen, mistete aus, reduzierte sich auf das Wesentliche, renovierte seine Wohnung. Wohl in dem Wissen, egal wie die Situation enden würde, es ist gut und jetzt an der Zeit aufzuräumen. Ein überfälliges Testament wurde erstellt und alles Wichtige geregelt.

Nach drei Monaten stellte sich heraus, dass die Erstdiagnose falsch war. Aber rückwirkend betrachtet, hat es ihm gutgetan. Er hatte in der ungewissen Zeit ein Ziel, er hatte durch die handwerklichen Arbeiten eine Ablenkung von den ständigen Gedanken. Auch so kann eine sinnvolle Therapie aussehen.

Wie sieht die Erste Hilfe bei Krebspatienten nach Sacher aus?

Wenn der Patient rechtzeitig nach der Diagnose zu ihr kommt, ist die erste Empfehlung, der Patient solle niemandem erzählen, dass er an Krebs leide. Weil alle Menschen und vor allem die engsten, nahestehenden Menschen, die sich Sorgen machen und selbst Angst haben vor einer solchen Erkrankung oder dem Verlust des Erkrankten haben, übertragen ihre Angst auf den Tumorpatienten. Der Tumorpatient muss dann nicht nur seine eigene Angst überwinden, sondern auch die Angst ihrer Mitmenschen, die sie aufgeladen bekommen.

Ein Beispiel hier wäre die noch junge, aber erwachsene Tochter einer Krebspatientin. Als sie erfuhr, dass ihre Mutter an Krebs erkrankt war, lief bei ihr ein

Panikprogramm ab. Den ganzen Tag heulte sie und machte die ganze Familie schier verrückt. Die Mutter war nur damit beschäftigt, sich um ihre Tochter zu kümmern und diese zu beruhigen. Das führte natürlich zu einer massiven Mehrbelastung der Mutter.

Hier wäre es vielleicht wirklich sinnvoller gewesen, die Information bis zur endgültigen Diagnose und Prognose, eventuell auch bis zum Ende der Therapie der Tochter vorzuenthalten. Es handelte sich um einen Blasenkrebs, der mit einer einfachen Operation rechtzeitig beseitigt werden konnte.

Darauf folgte eine erfolgreiche allgemeine biologische Nachbehandlung.

Der Patient muss sich selber erst einmal auseinandersetzen, was Krebs für ihn bedeutet, welche Möglichkeiten er hat und nicht einfach in diese pauschale Angst verfallen, die letztendlich daher rührt, dass eine Tumorerkrankung sich nicht so schnell und folgenlos behandeln lässt und oftmals auch zum Tode führt.

Letztendlich ist diese Angst natürlich der Ausdruck oder der Beweis dafür, wie ineffektiv die derzeitige Therapie ist.

Wäre die Krebstherapie effektiver, würde sich das herumsprechen und die Menschen würden auch nicht mehr soviel Angst vor der Krankheit haben. Selbst die Ärzte übertragen ihre eigene Angst vor der Krankheit und ihr Wissen über den oft tödlichen Ausgang durch ihr Verhalten an den Patienten.

Wichtig ist, dass der Patient all diese psychischen Zusammenhänge versteht. Nur dann kann er die

Reaktionen der Therapeuten und seines Umfeldes verstehen, und nur dann weiß er was für seine weitere Regeneration auch auf psychischer Ebene wichtig ist.

Natürlich, braucht man auch Menschen, mit denen man reden kann. Man muss sich austauschen können, oftmals ist Unterstützung in Form von Recherchen nach dem passenden Therapeuten, Krankenhaus, Therapieform sehr zeitraubend und eine große Belastung. Wer hier Hilfe hat, die im Sinne des Patienten Information sammelt und selektiert oder bei Gesprächen im Krankenhaus begleitet, kann sich glücklich schätzen. Aber oberstes Gebot ist der Wille des Patienten.

Nur wenn der Patient weiß, welche Erkrankung er hat, wie diese verläuft, welche Therapieoptionen er hat, kann er seine eigenen Ängste bearbeiten und kann dann für sich auch die richtigen Entscheidungen treffen. Der Patient muss selber entscheiden, welche Therapieform er wählt und welchem Arzt oder Therapeut er sich anvertraut.

Der Patient muss genügend Selbstbewusstsein entwickeln, jeder Patient egal welche Ausbildung oder Vorwissen er hat, kann für sich entscheiden, was für ihn der richtige Weg ist. Er braucht die passende Information, er muss ein gutes Gefühl haben gegenüber dem Therapeuten und dann kann er auch die richtige Entscheidung treffen. Dem Patienten muss bewusst sein, dass er nicht erst seit der Diagnose an Krebs leidet. Oftmals ist der Tumor schon lange Zeit im Organismus. Mit Panik die Menschen dann in ein Therapieschema zwingen zu wollen, ist leider immer wieder die angewandte Praxis.

Es ist immer genügend Zeit, sich umfassend zu informieren und einen geeigneten Behandler zu finden. So schlecht wie das deutsche Krankenkassensystem auch ist, noch hat man die freie Arztwahl und kann selbst bundesweit entscheiden, in welches Krankenhaus man gehen möchte.

6. Kapitel

Pischinger Raum – wenn die Grundregulation kippt

Aufgrund ihrer toxischen, mutativen Wirksamkeit kann die Vielzahl schädlicher Einflüsse die Funktionstüchtigkeit aller Zellen unmittelbar in Mitleidenschaft ziehen. Darunter leiden die Ausscheidungsorgane, insbesondere der Darm, über den die lebenswichtigen Nährstoffe resorbiert werden. Da aber der Darm auch die Basis des Immunsystems darstellt, kommt es auch hier zu einem Ungleichgewicht.

Durch den Mangel an wichtigen Lebensbausteinen aus der Ernährung werden die nötigen Reparaturmechanismen nachhaltig geschädigt.

Das Nervensystem wird nicht zuletzt durch den täglichen Stress in eine Dysbalance versetzt und damit auch das anhängende Hormonsystem. Darunter leidet aber wieder die Regenerationsfähigkeit einer jeden Zelle und damit auch der übergeordneten Organe.

Ein Teufelskreis beginnt. Wenn man die wurzelbehandelten toten Zähne, chronische Mandelentzündung, das Leaky-Gut-Syndrom (früher oft einfach als Reizdarm bezeichnet) als Erstschäden bezeichnet, dann sind die daraus resultierenden darauf aufbauenden Folgen – die Zweitschäden.

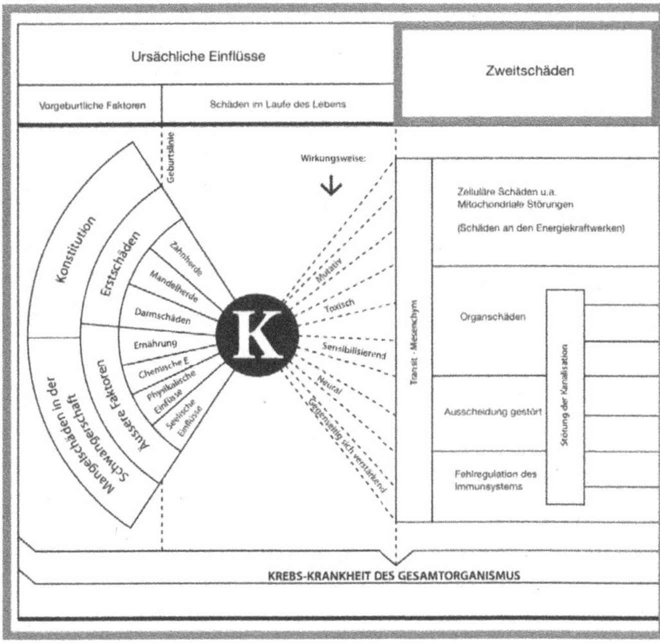

Abb.6

Folgeschäden in den Zellen

Der menschliche Organismus besteht aus etwa 37 Billionen Zellen, die in den einzelnen Organen zwar eine Anpassung an die jeweiligen Aufgaben erfahren, im Grunde aber einen einheitlichen Bauplan aufweisen.

Jede einzelne der zahlreichen ursächlichen Einflüsse schädigt auf spezifische Weise zunächst die einzelnen Zellen. Die Gesamtheit dieser geschädigten Zellen repräsentiert die Folgeschäden in den jeweiligen

Organen. Dadurch werden immer mehr funktionelle Abläufe im Stoffwechsel gestört.

Immer mehr toxische Stoffwechselendprodukte werden sich im Körper anhäufen, da sie nicht mehr richtig verarbeitet werden können. Dies führt zu Abweichungen wichtiger Milieuparameter und bildet damit die Basis vieler chronischer Krankheiten.

Bevor nun die Folgeschäden der Organe näher beleuchtet werden, soll erläutert werden, was die kleinsten Funktionseinheiten im Organismus erleiden.

Jede Zelle besteht aus Zellleib und Zellkern. Der Zellleib beinhaltet viele funktionelle Einheiten, Gerüststrukturen, Zellflüssigkeit, Zellorganellen (Zellorgane) wie Ribosomen, Mitochondrien, Golgi-Apparat, endoplasmatisches Retikulum und viele weitere Bestandteile.

Diese Zellorganellen durchsetzen die gesamte Zellflüssigkeit. Die Ribosomen dienen der zellulären Eiweißsynthese und der Golgi-Apparat ist für die Modifikation, Sortierung und Verpackung von Proteinen und Lipiden in Vesikeln verantwortlich.

So hat jedes Organ der Zelle eine eigene Aufgabe. In ihrer Funktion ähneln die Organellen der Zelle den Organen des Menschen.

Wie oben – so unten, wie unten – so oben.
Wie innen – so außen, wie außen – so innen.
Wie im Großen – so im Kleinen. Für alles,
was es auf der Welt gibt, gibt es auf jeder
Ebene des Daseins eine Entsprechung.
Du kannst daher das Große im Kleinen
und das Kleine im Großen erkennen.

Wie Du innerlich bist, so erlebst Du Deine Außenwelt. Umgekehrt ist die Außenwelt Dein Spiegel. Wenn Du Dich veränderst, verändert sich alles um Dich herum.

3. hermetisches Gesetz
Hermes Trismegistos ca.3000 v.d.Zeitr.

Als Mitochondrien bezeichnet man die der aeroben (sauerstoffabhängige) Energiegewinnung dienenden Atmungsorganellen der Zelle.

Lebende Zellen sind in der Lage, über Diffusion oder aktiv über eine Einstülpung ihrer Zellmembran (Endozytose) Nährstoffe aufzunehmen, chemisch zu zerlegen und aus den Abbauprodukten zelleigene Bau- und Betriebsstoffe zu synthetisieren.

Die Bausteine der Nahrung, so beispielsweise der Traubenzucker, werden in der Zelle erst in anaeroben (ohne Sauerstoffbeteiligung vor sich gehenden) Umsetzungen in Milchsäure umgewandelt. Diese Phase wird üblicherweise als Gärung bezeichnet.

In der zweiten Phase wird diese Milchsäure unter Mitwirkung von Sauerstoff in CO_2 und H_2O verbrannt.

Die zweite Phase, und damit der gesamte Stoffwechsel mit Sauerstoffbeteiligung, findet in den Mitochondrien statt, die deshalb auch als „Kraftwerke der Zellen“ bezeichnet werden.

Sie besitzen ein eigenes Genom (mtDNA), da sie evolutionsbiologisch ursprünglich eigenständige Bakterien waren. Durch genetische Reduktion haben sie im Laufe von Millionen Jahren Gensequenzen an die Wirtszelle abgegeben.

In einer menschlichen Zelle befinden sich zwischen 1000 und 100000 Mitochondrien. Die Mitochondrien bewegen sich dabei nicht einzeln in der Zelle, sondern bilden in der Regel ein tubuläres Netzwerk, welches sich durch die gesamte Zelle erstreckt.

Besonders viele Mitochondrien befinden sich in Zellen mit hohem Energieverbrauch. Man findet hohe Mengen unter anderem in Muskelzellen, Nervenzellen, Sinneszellen und Eizellen. In Herzmuskelzellen erreicht der Volumenanteil von Mitochondrien sechsunddreißig Prozent. Eine Eizelle hat bis zu 100000 Mitochondrien, was nicht verwunderlich ist, denn hier soll durch differenzierte Zellteilung in 10 Monaten ein Baby entstehen.

Wichtige Stoffwechselwege in den Mitochondrien dienen der Energiegewinnung und Informationsmodulierung und sind somit essentiell für die Vitalität der Zelle.

In ihrem Inneren wird ATP (Adenosintriphosphat) produziert. ATP ist ein „informationstragender Treibstoff“ der die Zelle antreibt und steuert. Jeder Mensch produziert täglich mindestens die Menge seines Körpergewichtes in ATP. ATP hat eine Zerfallszeit von 5 Sekunden. Würde man die ATP-Produktion im gesamten Organismus unterbrechen, wäre der Mensch nach 5 Sekunden tot.

Eine Schädigung oder Zerstörung der mitochondriellen Strukturen wird selbstverständlich alle darin lokalisierten biochemischen Abläufe in Mitleidenschaft ziehen. Die aeroben Atmungsvorgänge werden gehemmt, eine Anhäufung von Zwischenprodukten der Atmungskette wird eine „Vergiftung" des Zellplasmas bewirken. Die Produktion des Energie- und Informationsmoleküls ATP wird gehemmt und fällt im Extremfall völlig aus.

Werden diese Biokraftwerke nachhaltig geschädigt, entwickeln sich im Laufe des Lebens Zellschäden, die auch für das Phänomen des Alterns verantwortlich gemacht werden.

Ferner begünstigen die Schäden an den Energiekraftwerken die Entstehung verschiedener Krankheiten wie Augenerkrankungen, Allergien, Burnout-Syndrom, Immunschwäche, Autoimmunerkrankungen, Herzmuskelerkrankungen, Diabetes, Alzheimer- und Parkinson-Krankheit und letztendlich auch Krebs.

Otto Heinrich Warburg stellte 1924 die Hypothese auf, dass Tumore durch eine chronische Schädigung der Zellatmung entstehen. Alle bisher genannten Ereignisse können die Mitochondrien schädigen.

Bei der Bildung von ATP fallen Sauerstoffradikale an, die die Mitochondrien im Inneren schädigen können. Um das zu verhindern, produzieren die Mitochondrien Schutzstoffe wie Glutathion. Hierfür brauchen sie Baustoffe wie Glutaminsäure, Cystein und Glycin. Aminosäuren, deren Spiegel abhängig ist von der Ernährung. Aber der weitaus größere Teil der Radikalenfänger kommt in Form der sekundären Pflanzenstoffe aus Obst und Gemüse.

Schwermetalle, die beispielsweise von Zahnfüllungen, Haarfärbemitteln, oder Deodorants stammen, können die Mitochondrien nachhaltig schädigen, in dem sie im Inneren der Mitochondrien die Atmungsketten angreifen.

Ferner können die Energiekraftwerke durch Chemikalien und Medikamente wie Antibiotika, Schmerz- oder Fiebermittel, aber auch durch eine erhöhte körperliche Belastung (Hochleistungssport), chronische Infekte und Entzündungen geschädigt werden.

Physikalische Auswirkungen wie elektromagnetische Felder wirken ebenfalls negativ auf die Mitochondrien ein.

Die Zellen werden aber nicht nur an den Mitochondrien, sondern noch an vielen weiteren Strukturen geschädigt. Das Zellskelett, die Zellorganellen und die Zellflüssigkeit werden in ihrer Zusammensetzung und Struktur angegriffen.

Die funktionellen und strukturellen Defekte, die der komplexen Funktionsstörung der Zelle zugrunde liegen, seien abschließend nochmals umrissen:

- Enzymdefekte in den Zellorganen, insbesondere aber der Mitochondrien und dem Zellkern.
- Einschränkung bis hin zum Verlust des sauerstoffabhängigen Stoffwechsels.
- Veränderung der Zellmembran und ihrer elektrischen Ladungspotentiale auf der Zelloberfläche, wodurch Ionenkanäle beeinflusst werden, was die Nährstoffaufnahme und die Abgabe von Stoffwechselendprodukten erschwert.
- Veränderung der Zellproteine.

- Abnahme und Verlust der organspezifischen Leistungspotenz der Zelle.
- Veränderung der Ansprechbarkeit gegenüber extrazellulären Reizen (Hormonen, Nervensignalen).

Resultate in den Organen

Die zentralen Steuermechanismen, bestehend aus Nerven- und Drüsenzellen, werden als Vegetativum bezeichnet. Die nervalen Organe des Vegetativums werden als vegetatives Nervensystem, die drüsigen Steuerorgane als Hormondrüsen zusammengefasst.

Vegetative Impulse können nicht nur auf nervalem Wege an die anzusteuernden Organe herangetragen werden, auch die Hormone können über den Blutweg biochemische Abläufe zur Auslösung bringen.

Das Gehirn enthält außer einer Reihe von lebenswichtigen vegetativen Nervenzentren die hormonelle Steuerungszentrale des Organismus. Hier werden nervalen Impuls in hormonelle Signale umgewandelt. Mit diesen stimulierenden Steuerhormonen werden andere Hormondrüsen im Körper angesteuert. Deren Hormone haben eine direkte Auswirkung auf Zellen und Organe.

So wird beispielsweise die Schilddrüse durch das Vegetativum gesteuert. Ihre Hormone aktivieren die Mitochondrien und damit auch die aeroben Stoffwechselabläufe in jeder Zelle. Eine Hemmung der Schilddrüsenaktivität wird daher eine Hemmung der aeroben Zellatmung zur Folge haben, wodurch der Entwicklung eines Krebsleidens Vorschub geleistet wird.

Auch die Nebennierenrinde wird durch das Gehirn gesteuert und veranlasst die Freisetzung von körpereigenem Cortison. Diese Substanz wirkt sich auf den Stoffwechsel der Mitochondrien aus. Eine Verminderung dieses Hormons wird eine Entgleisung des zellulären Stoffwechsels zur Folge haben.

Ein lebender Organismus muss immer imstande sein, sich seiner Umgebung und damit auch eventuellen Gefahren anpassen zu können. Gesundheit bedeutet Steuerung der naturgesetzlichen Abläufe nach den Ordnungsprinzipien des Organismus. Nimmt die Fähigkeit zu eigengesetzlicher Steuerung ab, so bedeutet dies Krankheit. Ihr völliger Verlust bedeutet den Tod. Die Steuerorgane (das Vegetativum) sind somit Träger und Erhalter des Lebens, ohne deren Hilfe dem Organismus die Bewältigung seiner Umwelt und damit seines Schicksals nicht möglich ist.

Jede Schädigung des Vegetativums bedeutet eine Minderung der Lebenskraft, die sich als Anfälligkeit für chronische Krankheiten jedweder Art zu erkennen gibt.

Auch der Darm wird nicht nur durch ursächliche Einflüsse direkt, sondern auch durch deren Folgeschäden beeinträchtigt. Wie jede andere Zelle, so werden auch die Zellen des Verdauungstraktes durch fehlerhafte Ernährung, Gifte und durch die Fehlsteuerung durch das Vegetativum geschädigt. Auch seelischer Stress kann den Darm durch eine vegetative Überreizung in Mitleidenschaft ziehen.

Als der deutsche Nervenarzt Leopold Auerbach Mitte des 19. Jahrhunderts ein Stück Darm unter dem Mikroskop betrachtete, sah er etwas, was ihn nachdenklich stimmte. In der Darmwand eingebettet sah er zwei Schichten eines Netzwerkes von Nervenzellen, er entdeckte so die nervale Schaltzentrale des Verdauungstraktes.

Hier werden nicht nur grobe Zusammenhänge wie Nährstoffe, Salzgehalt und Wasseranteil analysiert und Ausscheidungsmechanismen koordiniert, sondern dieses Nervengeflecht sorgt für ein Gleichgewicht von hemmenden und erregenden Nervenbotenstoffen, stimulierenden Hormonen und schützenden Sekreten.

Im Laufe eines 75jährigen Lebens wandern mehr als 30 Tonnen Nahrungsmittel und 50000 Liter Flüssigkeit durch den Verdauungstrakt. Die Schaltzentralen des Darms steuern den Durchsatz hochintelligent. Millionen von chemischen Substanzen müssen analysiert, Millionen von Giften und Gefahren gemeistert werden.

Das Nervensystem der Darmwand organisiert den Kampf gegen die schlimmsten Invasoren. Die Mikroorganismen, die in uns symbiontisch wirken und den gesamten Verdauungstrakt in millionenfacher Ausführung besiedeln, dürfen ebenso wenig in das Innere gelangen wie jene pathogenen Keime, die wir jeden Tag in Unmengen über die Nahrung aufnehmen. Eine große Zahl der Abwehrzellen ist direkt mit dem Nervensystem verbunden. Sie lernen, zwischen Gut und Böse zu unterscheiden. Die Information wird gespeichert und kann bei Bedarf abgerufen werden. Insgesamt schätzt man, dass im Darm mehr als 100 Millionen Nervenzellen existieren. Damit beinhaltet der Darm mehr Nervenzellen als das gesamte Rückenmark.

Das Nervensystem des Darms wird daher gerne als zweites Gehirn oder Bauchhirn bezeichnet.

Neurowissenschaftler haben festgestellt, dass Zelltypen, Rezeptoren und Wirkstoffe mit den Nervenzellen des Gehirns identisch sind.

Neueste Forschungen zeigen, dass psychische Prozesse weitaus inniger mit dem Darm gekoppelt sind als man bisher dachte. Das Bauchhirn spielt eine große Rolle bei Freud und Leid, es denkt und erinnert sich. Über Nervenstränge sind diese beiden Steuerzentralen des Körpers miteinander verbunden. Wobei beachtlich ist, dass es mehr Nervenfasern gibt, die vom Darm ins Gehirn Signale senden als umgekehrt.

Sie sprechen die gleiche hormonelle und nervale Sprache. Was im Gehirn geschieht, bleibt dem Bauch nicht verborgen. Der Volksmund wusste es schon immer, Gefühle kommen aus dem Bauch.

Wenn nun viele psychische Faktoren auf dem Menschen lasten, kann dies zu neuronalen Fehlfunktionen im Bauch führen. Das Verdauungssystem funktioniert nun nicht richtig, aber eine Ursache lässt sich in den Verdauungsorganen nicht lokalisieren.

Das Bauchhirn spielt nun verrückt. Oder im Dialog zwischen Gehirn und Bauchnervengeflecht haben sich durch den Dauerstress Missverständnisse eingeschlichen. Symptome wie starkes Unwohlsein, unregelmäßiger Stuhlgang, Blähungen und Bauchschmerzen stellen sich ein. Der Bauch entwickelt seine eigenen „Neurosen".

Diese funktionellen Störungen werden ihrerseits das Milieu im Inneren des Darms verändern. Chronischer Durchfall bedingt durch seelische Belastung sorgt nun permanent dafür, dass nicht richtig verdaute Nahrungsbestandteile in tiefergelegene Darmabschnitte wandern. Die Darmbakterien benötigen aber einen relativ konstanten Lebensraum. Wird dieser längerfristig verändert, verändert sich auch die Zusammensetzung der Standortfloren, da sich die Bakterienbesiedlung immer dem jeweiligen Milieu anpasst.

Nun machen sich Darmbakterien an Stellen breit, wo sie eigentlich nicht hingehören. Andere Arten werden verdrängt und die Ansiedlung krankmachender Keime wird begünstigt. Also ist eine Fehlbesiedlung des Darms nicht nur Antibiotika und anderen chemischen Giftstoffen zuzuschreiben, sondern auch einer nervalen Fehlsteuerung des Darms. Eine Dysbakterie (Fehlbesiedlung des Darms) begünstigt durch die giftigen Stoffwechselendprodukte der krankmachenden Keime eine Entzündung der Darmschleimhaut.

Auch Verdauungssekrete müssen im Darm neutralisiert werden. Bei chronischem Durchfallleiden gelangen diese schneller in tiefergelegene Abschnitte des Verdauungssystems. Auch dies kann Entzündungen der Darmschleimhaut fördern.

Durch diese entzündlichen Stellen können nun nicht richtig abgebaute Nährstoffe und Giftstoffe in die Blutbahn gelangen, die in dieser Form dort nicht hingehören. Diese Substanzen müssen nun permanent durch das Immunsystem abgebaut werden, was die Abwehrleistung des Immunsystems im Gesamtorganismus beeinträchtigt. Das sich nun einstellende Krankheitsbild wird in der Medizin als Leaky-Gut-Syndrom bezeichnet.

Je nach Schweregrad kann sich dies von leichten Symptomen bis hin zu massiven chronischen Darmentzündungen (Colitis ulcerosa, Morbus Crohn) bemerkbar machen.

Im Laufe der Zeit wird ein solches Geschehen auch an der Leber nicht spurlos vorübergehen. Die Leber ist die größte Drüse im Körper. Sie muss aus den resorbierten Nahrungsstoffen körpereigene Stoffe aufbauen. Die Leber ist auch das Entgiftungsorgan sowie eine Schranke zwischen dem Darm und dem Gesamtorganismus. Alle vom Darm zufließenden Giftstoffe, Fremdstoffe der Nahrung oder Medikamente, werden in einer gesunden Leber größtenteils in ungiftige, ausscheidbare Stoffe verwandelt. Diese Stoffe sowie die im Körper anfallenden Abfallstoffe werden als Bestandteil der Galle zur Ausscheidung gebracht. Auch der Säure-Basenhaushalt wird über die Leber kontrolliert und gesteuert.

Sie erzeugt ferner wichtige Eiweiße für die Blutgerinnung und das Abwehrsystem. Leberzellen zählen zu den Zellen mit den meisten Mitochondrien. Die Mitochondrien machen ein Viertel ihrer Zellmasse aus. Die Leberzellen sind daher äußerst anfällig für alle Einflüsse, welche die Mitochondrien in Mitleidenschaft ziehen. Schädigung durch Giftstoffe, Vitalstoffmangel und Stress haben den Verlust von Mitochondrien zur Folge.

Jede Art von Mangelernährung wird daher Anzahl und Leistung der Mitochondrien vermindern. Mangel an Vitaminen, sekundären Pflanzenstoffen, Mineralstoffen, Spurenelementen oder an essentiellen Aminosäuren führt zu Einschränkungen ihrer Funktion. Die entgiftende Kapazität der Leberzelle ist der aeroben Aktivität ihrer Mitochondrien proportional. Das heißt, wenn die Zelle viel entgiften muss, brauchen die Mitochondrien auch mehr Vitalstoffe.

Der Vitalstoffbedarf ist somit keine konstante Größe. Er ist vielmehr abhängig von dem Ausmaß der Entgiftungsarbeit, welche von der Leber und anderen Organen erbracht werden muss. Um dem täglichen Ansturm von chemischen Fremdfaktoren gewachsen zu sein, benötigt der Mensch sicherlich ein Mehrfaches der Vitalstoffmengen, die heute üblicherweise als täglicher „Mindestbedarf" angegeben werden.

Die an chronischem Vitalstoffmangel erkrankte Leberzelle wird außerstande sein, dem dauernden Einfluss von Giftstoffen wirksam zu begegnen. Sie wird nun vielmehr selbst von diesen Toxinen geschädigt.

Nun wird der Organismus versuchen, diese Toxine über andere Wege auszuscheiden. Damit werden Darm und Nieren vermehrt belastet. Überschüssige Giftstoffe, die den Gesamtorganismus massiv schädigen, versucht der Körper im Zellzwischengewebe (Bindegewebe) einzulagern und somit unschädlich zu machen. Irgendwann sind aber auch dessen Kapazitäten erschöpft, was allmählich zu einer inneren Vergiftung des Organismus führt.

Die Nieren haben die Aufgabe, Ausscheidungsprodukte aus dem Blut abzufiltern und damit eine gleichmäßige Konzentration aller normalen Blutbestandteile zu erhalten. Wenn die Nierenausscheidung überfordert ist, steigt die Konzentration der harnpflichtigen Stoffe in Blut und Gewebe an.

Der Organismus ist nun bestrebt, die angestauten Gifte über andere Wege zur Ausscheidung zu bringen, Durchfall, verstärkte und übelriechende Schweißbildung oder Geruchsveränderungen am Urin sind die Folge.

Sind all diese Ausscheidungswege überfordert, wird der Körper sich endgültig im Zustand einer internen Vergiftung wiederfinden. Dies führt zu degenerativen Zellschäden im Gesamtorganismus, einer echten Degenerations- und Zerstörungsphase.

In dieser Phase legen viele Erkrankte Zysten an. Zysten gelten in der Naturheilkunde seit viele Jahrzehnten als „Dreckdepots", die der Körper anlegt, wenn die Hauptausscheidungsorgane Leber, Nieren und Darm überlastet sind.

In der Schulmedizin beobachtet man die Zysten und deren Wachstum. Zu große Zysten können platzen und so, je nach Lage, zu einem Risiko werden. Bevor dies geschieht, wird man sie rechtzeitig entfernen. Man kann jedoch häufig beobachten, dass nach der Entfernung innerhalb kürzester Zeit neue Zysten im kranken Organismus auftauchen. Wenn man dem Körper sein Depot nimmt, legt er an anderer Stelle ein neues an. Ferner beobachtet man aber auch, dass Zysten sich zurückbilden können. Dies geschieht jedoch nicht zufällig, sondern die Depots werden nach einer Verbesserung der Ausscheidungssituation nicht mehr benötigt und abgebaut.

Die schlechte Ausscheidungssituation und das bereits dadurch geschädigte Gewebe wird durch eine Rückvergiftung zu weiteren Zellschäden führen. Deren physiologischer Stoffwechsel und interne Kommunikation wird in der Folge vollständig in sich zusammenbrechen und die Degenerationsphase wird Schritt für Schritt in eine Entartungsphase übergehen, wie man sie bei der Tumorbildung beobachten kann.

Laut Reckeweg[65] wird jede chronische Schädigung der Ausscheidungsorgane für den Organismus gefährliche Risiken mit sich bringen und die Tumorbildung fördern.

Auch das Abwehrsystem bekommt die veränderte Milieulage zu spüren. Wie jede andere Zelle, so werden auch die Immunzellen durch Mangelzustände und Giftstoffe strukturell und leistungsmäßig geschädigt. Das Abwehrsystem besteht aus einem Orchester unterschiedlichster Zellen, die wie die Musiker optimal miteinander harmonisieren müssen. Stimmt hier die Harmonie nicht, leidet die Ansteuerung der Unterarten der Leukozyten.

Viele Eiweißstoffe der Abwehr (Antikörper, u.a.) können dann nicht mehr in ausreichender Menge und Qualität erzeugt werden. Die Veränderungen in den Unterarten der Leukozyten führen zu einer Verminderung der NO-Gas Produktion (Stickstoffmonoxidgas).

NO-Gas ist ein Teil der unspezifischen Abwehr. NO-Gas wird von den Zellen benötigt, um gegen intrazelluläre Erreger wie Viren oder Borrelien vorzugehen, aber auch in der Tumorabwehr spielt es eine besondere Rolle. Die NO-Gas-Produktion kann aber nur dann in vollem Umfang laufen, wenn dieses für die Krebsabwehr notwendige Gas auch wieder entgiftet wird, also antioxidiert werden kann. Hierzu ist aber wieder eine ausreichende Menge an Vitalstoffen notwendig. Fehlen diese, vermindert der Körper die NO-Gas Produktion, um selbst am NO-Gas keinen Schaden zu nehmen. Damit vermindert sich aber auch die Krebsabwehr.

Unter Phagozytoseaktivität versteht man die Fähigkeit der weißen Blutkörperchen, fremdartige Zellen anzugreifen oder Bakterien zu vernichten. Durch die Phagozytose werden auch Zelltrümmer entsorgt. Auch diese Eigenschaft der Abwehrzellen verschlechtert sich, wenn die Umgebungsparameter sich verändern.

Die funktionellen und strukturellen Defekte, die der komplexen Funktionsstörung der Organe zugrunde liegen, seien abschließend nochmals zusammengefasst:

- Funktionelle Störungen des Vegetativums, daraus resultierend ein Ungleichgewicht in der Ansteuerung vieler Organsysteme.
- Schlechte Aufnahme von Vitalstoffen bei gleichzeitiger enterogener Autointoxikation (interne Vergiftung des Organismus).
- Überforderung der Ausscheidungsorgane (Zystenbildung).
- Spezifische Fehlleistungen im Immunsystem.

7. Kapitel

Tumormilieu – Versagen der Abwehr

Das Wort „Milieu“ bedeutet sinngemäß etwa „Umweltbedingungen“. Für jedes Lebewesen gibt es gute oder schlechte Umweltbedingungen, in denen es gut oder weniger gut gedeihen wird.
Mikroben können erst dann zu Krankheitserregern werden, wenn sie im Wirtsorganismus ein Milieu vorfinden, das für ihre Ausbreitung nützlich ist. Hierauf wies Max von Pettenkofer bereits 1892 hin. Im Zusammenhang mit einem historischen Streit mit Robert Koch über die Ursache der Cholera schluckte Pettenkofer am 7. Oktober 1892 sogar eine Kultur von Cholera-Bakterien, ohne danach zu erkranken. Offensichtlich war in seinem Körper ein für das Angehen von Choleraerregern geeignetes Milieu nicht vorhanden gewesen. Wie Bakterien, so werden auch höhere pflanzliche Organismen nur dann optimal gedeihen, sofern im Boden artspezifische Milieubedingungen gegeben sind. Es gibt Pflanzen, die nur auf einem sauren oder alkalischen, auf kalkarmen oder kalkreichen Boden gedeihen.

Dass zwischen dem Zustand der körpereigenen Flüssigkeiten und dem Gesundheitszustand des Körpers ein direkter Zusammenhang besteht, war schon in der antiken „Säftelehre“ (Humoralpathologie) bekannt.

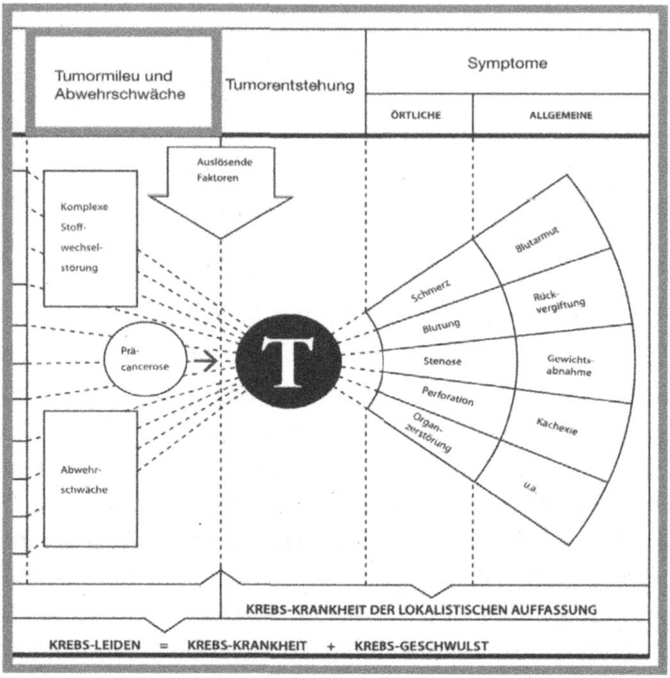

Abb.7

Die Humoralpathologie war eine in der Antike ausgebildete und bis ins 19. Jahrhundert allgemein anerkannte Krankheitslehre von den Körpersäften, deren richtige Mischung Voraussetzung für Gesundheit ist, deren fehlerhafte Zusammensetzung oder Schädigung hingegen als Ursache von chronischen Krankheiten gesehen wurde.

Die Anfänge einer exakten Erforschung der biologischen Milieufaktoren im Menschen gehen auf den französischen Physiologen Claude Bernard zurück.

Er entdeckte die Rolle der Pankreasenzyme bei der Verdauung, die Rolle der Leber bei der Aufrechterhaltung des Zuckerspiegels im Blut, womit man der Ursache der Zuckerkrankheit auf die Spur kam. Er zeigte auch auf, wie Kohlenstoffmonoxid die Atmung blockiert.

Er forderte als erster die Aufrechterhaltung des „Milieu interne“ als Fundament der Gesundheit. Bereits 1860 hatte er mit Recht festgestellt, dass „das Milieu alles, die Mikrobe nichts bedeute“.

Während der Mitbegründer der medizinischen Mikrobiologie Louis Pasteur Mikroben als Ursache von Infektionen verantwortlich machte, sahen die Forscher Pierre Jaques Antoine Béchamp und der erwähnte Claude Bernard das Milieu, in dem Erreger optimal gedeihen können, als entscheidende Krankheitsursache an. Den heftigen Konkurrenzkampf um die richtige Hypothese gewann Louis Pasteur aufgrund besserer finanzieller Möglichkeiten!

Erst auf seinem Sterbebett soll Pasteur zugegeben haben, dass Béchamp und Bernard mit ihrer Milieu-These an der Wahrheit näher dran waren. Vor seinem letzten Atemzug klopfte wohl das Gewissen an, denn fast 100 Jahre nach seinem Tod, 1964, wurden Unterlagen von Pasteur veröffentlicht, die eine bewusste Manipulation seiner Forschungen belegen.

Claude Bernard ging von einem äußeren und einem inneren Milieu aus. Als äußeres Milieu bezeichnete er die Umwelt, in der ein Organismus existiert. Das innere Milieu ist durch Haut und Schleimhäute vom äußeren abgegrenzt. Es gliedert sich seinerseits wieder in das

Milieu in den Zellen und dem Milieu im Zellzwischenraum (extrazelluläres Milieu).

Das Milieu im Zellzwischenraum ist somit das Medium, das zwischen äußerer Umwelt und Zellmilieu vermittelnd und schützend zwischengeschaltet ist. Es bringt Nähr- und Botenstoffe an die Zelle und entsorgt deren Endprodukte.

Ein gesunder Organismus ist in der Lage, die Beschaffenheit seiner Säfte stets im biologischen Sinne aufrecht zu erhalten.

Ist diese Fähigkeit verloren gegangen, wird sich die Zusammensetzung der Säfte immer mehr von der optimalen Homöostase entfernen.

Dass bei chronischen Erkrankungen Aussehen, Geruch und sonstige Eigenschaften der Körpersäfte sich in auffallender Weise verändert zeigen, ist schon den alten Ärzten in der Antike bekannt gewesen und von Hippokrates als Entmischung der Säfte (Dyskrasie) bezeichnet worden. Man könnte diesen Zustand als Anarchie des Stoffwechsels oder Folge komplexer Stoffwechselstörungen bezeichnen.

Aus der Tatsache, dass bei allen chronischen Krankheiten gleichartige, wenn auch in ihren Schwerpunkten unterschiedlich ausgeprägte Milieuveränderungen nachweisbar sind, darf umgekehrt geschlossen werden, dass diese Milieustörungen eine Bereitschaft für chronische Erkrankungen jedweder Art mit sich bringen.

Eine der ersten Methoden zur Bestimmung dieser grundlegenden Milieuveränderung war die Messung des pH-Wertes. Dr. Wilhelm von Brehmer bestimmte ab 1932 den pH-Wert im Blut seiner Probanden.

Er setzte dazu ein vom Berliner Ingenieur Bocheler entwickeltes Sanguimeter ein, welches pH-Wert Messungen in der Vene ermöglichte. Von Brehmer bewies, dass der pH-Wert des Blutes abhängig vom Lebensalter des Menschen sei und dieser Wert sich zur Diagnostik von Krankheiten, insbesondere Krebserkrankungen, eigne. Bei Krebspatienten wäre seiner Meinung nach stets ein basischer (also zu hoher) pH-Wert in der Vene zu messen. Da Blut und Gewebe gegenläufig zueinander wären fände man bei einer Gewebeübersäuerung immer eine Blutalkalose[66].

Da das interne Milieu sich nicht nur aus Säuren oder Basen zusammensetzt, entwickelte Dr. med. Karl Windstosser diese Methode weiter und entwickelte so sein „Dreifachmessgerät“[67]. Damit war es möglich den intravasalen Blut pH-Wert zu bestimmen, aber auch der oxidative Stress und der Ohmsche Widerstand wurde hiermit bestimmt. Oxidation und Reduktion stehen in unmittelbarem Zusammenhang mit dem Vitalstoffhaushalt und der elektrische Widerstand von den in den Körperflüssigkeiten gelösten Mineralstoffen und Spurenelementen. Bei allen massiven chronischen Erkrankungen wie Krebs und Rheuma fand Windstosser erhebliche Abweichungen von den Werten Gesunder. Windstosser versuchte seine Erfindung in die medizinische Welt zu integrieren (Patentanmeldung 1961), fand aber leider wenig Anklang.

Eine Weiterentwicklung des Dreifachmessgerätes war die bioelektronische Funktionsdiagnostik (BETA).

Der Begründer der BETA war der französische Hydrologe Louis-Claude Vincent. Er hatte ursprünglich die Methode in den sechziger Jahren des 20. Jahrhunderts entwickelt, um ein aussagekräftiges und praktikables Verfahren zur Wasserqualitätsanalyse zu haben. Er führte in Frankreich Tausende von Wasseruntersuchungen durch und untersuchte die Trinkwasserqualität vieler französischer Städte mit dieser Methode.

In enger Zusammenarbeit mit französischen und deutschen Ärzten wurde die Messmethode erfolgreich auf die Bestimmung der biologischen Qualität von Körperflüssigkeiten angewendet.

Diese Messmethode zur Bestimmung des biologischen Terrains oder des biologischen Milieus wird stellenweise heute noch von einigen Naturheilärzten und Heilpraktikern als humoral- pathologisch orientierte Diagnosemethode bei der Prävention und zur Zustandsermittlung nach der Manifestation von chronischen Krankheiten praktiziert. Leider ist die Messung recht aufwendig in ihrer Handhabung, daher hat nur ein kleiner Teil der Therapeuten diese Diagnosemethode angewandt, was vor etwa 20 Jahren zur Einstellung der Produktion der BETA-Geräte führte. Vereinzelt sind aber heute immer noch diese Geräte in Gebrauch.

Hierbei wird der pH-Wert (Säure-Basen-Verhältnis), elektrischer Widerstand (Hinweis für den Mineralstoff- und Spurenelementhaushalt) und oxidativer Stress von Speichel, Blut und Urin bestimmt. Fast alle chronischen Erkrankungen zeigen je nach Ausprägung gleichartige Werte.

Als Tumormilieu bezeichnen wir demnach ein biochemisches und messbares Milieu, in dem das Zellmilieu soweit geschädigt wird, dass Zellen gezwungen werden zum Eigenerhalt in den Gärungsstoffwechsel überzugehen.

Diese nun vermehrt entstehenden Krebszellen finden in diesem Milieu alles, was sie brauchen, um sich erhalten und schnell vermehren sowie ausbreiten zu können, da auch das Immunsystem von diesem Milieu in Mitleidenschaft gezogen wird.

Ein Organismus mit Tumormilieu hat eine „krebsfreundliche" Säftemischung. Das Vorhandensein eines Tumormilieus kann über Blut-, Urin-, und Speichelanalyse festgestellt werden. Viele Parameter beispielsweise die Enzym-, Elektrolyt-Bilanz, der Ionengehalt, die Leitfähigkeit, Stoffwechselendprodukte sind in spezifischer Weise verändert.

Kein Tumor entwickelt sich ohne Tumormilieu, aber nicht in jedem Tumormilieu ist ein Tumor. Eine weitere Voraussetzung für die Entwicklung eines Tumors ist eine hochgradige Abwehrschwäche des Organismus, der Zusammenbruch seiner Resistenz. Jeder vielzellige Organismus verfügt über ein Immunsystem, das zwischen „Selbst" und „Nicht-Selbst" zu unterscheiden vermag. Damit kann er gröbere Abweichungen von der Norm –also auch Krebszellen– erkennen und eliminieren. Ein intaktes Immunsystem ist somit imstande, den Organismus vor der Entstehung eines Tumors zu schützen. Wird aber das Immunsystem durch Energiemangel, Giftstoffe und nicht zuletzt durch das Milieu soweit geschädigt, dass es diese Aufgabe nicht mehr erfüllen kann, ist der Weg zur Tumorbildung frei.

Die Abwehrzellen im Organismus gleichen Fischen im Aquarium. Einige Arten wandern durch den Organismus und fressen (phagozytieren) alles auf, was sie als artfremd erkennen. Wie die Fische im Aquarium sind sie aber von der flüssigen Grundsubstanz abhängig, in der sie leben. Haben sich hier die Milieuparameter verschlechtert, macht sich dies in einer Schwächung ihrer Arbeitsleistung bemerkbar.

Je mehr die restliche zur Verfügung stehende Abwehrpotenz von chronischen Entzündungen, Darmresorptionsstörungen, toten Zähnen in Anspruch genommen und somit zersplittert wird, desto weniger Abwehrkraft steht der Tumorverhütung zur Verfügung. In dieser Situation kann jedes weitere Absinken der restlichen Abwehrpotenz, wie es beispielsweise psychosozialer Stress mit sich bringt, zum „auslösenden Ereignis" werden, durch welches die ungehemmte Ausbreitung von Tumorzellen und damit die Tumorentstehung in Gang gesetzt wird.

Wie schwer ein akuter Stress und die damit verbundene Immundepression auch immer sein mögen, für einen gesunden Organismus werden sie kaum eine unmittelbare Gefahr bedeuten, während sie einem chronisch kranken Organismus unter Umständen zum Verhängnis werden können.

Je stärker die Abwehrpotenz eines chronisch kranken Organismus bereits vermindert ist, desto mehr wird auch dessen Stresstoleranz vermindert sein. Jeder akute Stress öffnet vorübergehend die Abwehrschranken, die der Organismus gegen chronische Entzündungsherde oder zur Giftstoffneutralisierung errichtet hat. Eine Vielzahl gefährlichster Gifte, die von den Abwehrschranken zurückgehalten wurden, werden sich –

während der gesamten Dauer der Stressphase – ungehindert im Organismus verbreiten und in allen Geweben und damit auch in den Zellen ihre toxische Wirksamkeit entfalten.

Am Beispiel des Herpesvirus kann man dies besonders gut erkennen. Wer einmal von Herpes geplagt wurde, weiß, dass er diese Infektion lebenslänglich in sich trägt. In den Ruhephasen ziehen sich die Viren in die Grenzstrangganglionen, also Teile des Nervensystems zurück und befinden sich dort in einer Art „Schlafphase". Psychischer Stress zieht eine ganze Flotte unterschiedlicher Veränderungen im Hormon- und Nervensystem nach sich. Dadurch fährt das Immunsystem kurzfristig herunter, die Abwehrleistung vermindert sich. Diese Situation nutzen die Viren aus und vermehren sich. Der anhängende Nervenast wird betroffen und an dessen Endbahnen kann das Virus sich dann in Form von Bläschen und Juckreiz bemerkbar machen. Ein Herpesausbruch folgt sehr häufig ein oder zwei Tage nach einer psychischen Stressreaktion durch die Verminderung der Abwehrleistung.

8. Kapitel
Autonomie der Zelle – der Tumor

Im Juli 2003 „stürzte der genetische Himmel ein". Was war geschehen? Auf dem internationalen Kongress in Melbourne hatten Genforscher aus aller Welt „das Ende vom Anfang aller Genforschung" ausgerufen. Zuvor waren die endgültigen Ergebnisse eines der ehrgeizigsten Forschungsprojekte in der modernen Medizin veröffentlicht worden.

Seit Ende der 80er Jahre hatten internationale Forscher im Verbund sämtliche Gene in dem mehr als 3 Milliarden Bausteine umfassenden Riesenmolekül der menschlichen DNA katalogisiert. Man erwartete, dass in der menschlichen DNA mehr als 120.000 Gene vorhanden sein müssten. Die Annahme basierte auf der Tatsache, dass es in den menschlichen Zellen mehr als 100.000 Proteine gibt, für deren Bau die Zelle eine Vorlage im Zellkern benötigt. Hinzurechnen müsste man noch etwa 20.000 regulierende Gene, die das Ablesen der passenden Information auf der DNA steuern.

Im menschlichen Zellkern wurden jedoch nur 25.000 Gene gefunden. Mäuse, Fadenwürmer oder andere Lebewesen wiesen in etwa genauso viele Gene auf wie der Mensch. Daraus muss man schließen, dass wir unsere Komplexität gegenüber Würmern oder auch

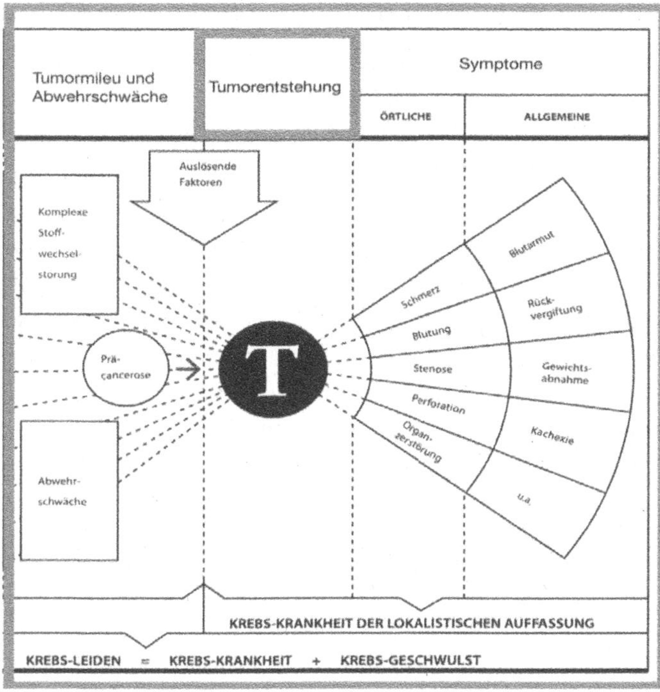

Abb.8

Pflanzen nicht durch ein mehr von Genen erworben haben. (Kremer[68])

Alle grundlegenden Theorien der genetisch fixierten modernen Medizin zur Zellenergie, Zellinformation, vererbten Zellschäden und Zellmutationen bedürfen daher einer umfassenden Revision.

In letzter Konsequenz basiert das ganze medizinische Wissen auf Theorien. Annahmen, die man versucht in Studien zu beweisen oder zu widerlegen. Sie behalten ihre Gültigkeit, bis ihr Inhalt nach neuerer Theorie und darauffolgenden Beweisen widerlegt ist. Derzeit verdoppelt sich das Wissen der Medizin alle fünf Jahre. Allgemein versucht eine neue Theorie immer die alten Annahmen abzulösen. Da wo es aber keine neuen Studien gibt, behält auch altes Wissen seine Gültigkeit. Oftmals tritt altes Wissen nach neueren Studien sogar wieder in den Vordergrund. Daher sollten aufgeschlossene Mediziner sich nicht immer nach den neuesten Studien umsehen, sondern auch das im Blickwinkel behalten was seit Jahrhunderten Gültigkeit hat oder hatte, falls es die aktuelle Gültigkeit verloren hat. Viele alte Theorien werden nach neuer Studienlage wieder ausgegraben und dann vermeintlich als neu verkauft.

Aktuell nimmt man an, dass der menschliche Zellkern in Wirklichkeit als evolutionsbiologisches Erbe ein doppeltes Genom besitzt. Dieses doppelte Genom integriert die Gene zweier zellkernloser Einzeller, die vor Urzeiten miteinander eine Symbiose eingegangen sind. Im Gegensatz zur bisherigen Auffassung der Genforscher sind diese Gene aber nicht restlos miteinander verschmolzen. Je nach aktueller Lage der Zelle können Sequenzen aus dem einen oder anderen Teil aktiviert werden.

Diese Annahme dieser „Zwitternatur" in den Zellen hat sich in der Praxis als außerordentlich fruchtbar erwiesen.

Anfang der 70er Jahre wurden aus der Tiefe des Ozeans zellkernlose Einzeller geborgen. Diese Einzeller hatten eine sauerstoffunabhängige (anaerobe) Energiegewinnung. Man hatte eine neue Spezies entdeckt, die bis dahin nicht bekannt war. Aufgrund dieser

Entdeckung musste die Evolutionsbiologie neu geordnet werden.

Man unterscheidet heute diese Archaea genannten zellkernlosen Einzeller, die zellkernlosen Bakteria, und die Lebewesen mit echtem Zellkern die Eukarya. Aus diesen entwickelten sich alle einzelligen und mehrzelligen Lebewesen bis hin zu Pflanzen, Tieren und dem Menschen.

Absolut entscheidend ist die revolutionäre Erkenntnis, dass alle Eukarya von einer Fusion der beiden anderen Arten entstammten. Die voluminösen Archaea dienten vor 2,1 Mrd. Jahren den Bakteria als Wirtszellen, so entstand eine neue Lebensgemeinschaft, die Eukarya.

Im Laufe der weiteren Evolution entwickelten sich Zellorgane in den Eukarya. Hierbei wurde auch ein sich später entwickelnder Zellkern formiert. In diesem Zellkern vereinen sich die beiden Genome der Archaea (A-Genom) und Bakteria (B-Genom). Die Bakteria, die nun Bestandteil der Eukarya wurden, hatten den klaren Vorteil des sauerstoffverwertenden Stoffwechsels. Verbrennung ist energiereicher als Vergärung.

Die Archaea, die vor der Fusion nur spärlich Energie erzeugen konnten, waren durch die Vereinigung nun auch imstande, von diesem Sauerstoffstoffwechsel zu profitieren.

Im Laufe der Jahrmillionen hat sich zwischen der Stammzelle, die milieuabhängig auch ohne molekularen Sauerstoff funktionieren kann und ihren Zellsymbionten den heutigen Mitochondrien eine komplexe Arbeitsteilung entwickelt.

So wird der klassische Zellteilungsprozess im Organismus durch das Stoffwechselprogramm der archaischen Stammzelle gesteuert. Die differenzierten Zellleistungen werden jedoch vom B-Genom der Mitochondrien dominiert (Kremer[68]).

Mitochondrien waren also in grauer Vorzeit eigenständige Bakteria und sind heute Zellorganellen, in denen die Energiegewinnung mit Hilfe von Sauerstoff und chemischer Verbrennung stattfindet. Deshalb werden sie häufig auch als Kraftwerke der Zelle bezeichnet.

Für die Endosymbiontentheorie spricht die Tatsache, dass die Mitochondrien von einer Doppelmembran umschlossen sind und eine eigene DNA (mtDNA) enthalten.

Im Laufe der gemeinsamen Evolution wurden Gene der Mitochondrien in den Zellkern verlagert, so dass mtDNA heute nicht mehr alle Gene enthält, die für ein Überleben des Mitochondriums außerhalb der Zelle notwendig wären. Beispielsweise sind die Proteine, aus denen ein Mitochondrium besteht, überwiegend in der Zellkern-DNA kodiert und werden an anderer Stelle in den Zellen synthetisiert.

Bisher gingen Wissenschaftler davon aus, dass der Transfer von mitochondrialen Genen ins Kern-Genom heute nicht mehr stattfindet. „Man hat gedacht, dass all das vor langer Zeit passiert ist, größtenteils bevor wir uns als Spezies entwickelt haben. Aber wir haben entdeckt, dass das nicht stimmt", sagt Professor Dr. Patrick Chinnery von der University of Cambridge im Fachjournal Nature[69]. Es findet heute immer noch eine Integration der mtDNA in den Zellkern statt. Dies wurde an einer Studie mit gesunden Probanden nachgewiesen. Unter welchen Bedingungen dies aber stattfindet, ob die mtDNA vielleicht in dem Moment eine Art Reparatur-DNA darstellt, ist unbewiesen.

Chinnery forscht mit seiner Arbeitsgruppe schon länger zur mtDNA. Diese hat die Besonderheit, dass sie – wie auch die Mitochondrien selbst – stets von der Mutter an die Nachkommen weitergegeben wird und nicht vom Vater.

Die weibliche Eizelle enthält rund 100.000 Mitochondrien, diese horrende Anzahl verwundert nicht, wenn man bedenkt, dass hier durch differenzierte Zellteilung innerhalb weniger Monate ein komplexer eigenständiger Organismus heranwächst. Im männlichen Spermium sitzen die Mitochondrien zirkulär im Mittelstück und dienen primär dem Antrieb. Sobald der Kopf des Spermiums in die Eizelle eindringt, wird der Schwanz inclusive des Mittelstücks abgetrennt. Damit gelangen die Mitochondrien des Mannes nicht mit in die Eizelle.

Wenn der Mensch also nicht nur die DNA des Zellkerns besitzt, sondern auch die mtDNA und diese in horrender Menge in den Eizellen vorkommt, dann ist der Teil der DNA, nämlich 50% Kern-DNA, der bei der Befruchtung weitergegeben wird, nur ein sehr geringer Teil der DNA des entstehenden Kindes. Der größte Teil der DNA, in Form von Kern- und mtDNA stammt immer von der Mutter. So gibt es auch eine große Anzahl mitochondrialer Krankheiten die von der Mutter auf das Kind übertragen werden können.

Ein Forschungsbereich, in dem die mtDNA eine Rolle spielt, ist die Paläogenetik.

Die mtDNA mutiert schneller als die Kern-DNA, weshalb auch Paläogenetiker wie der 2022 mit dem Medizin-Nobelpreis ausgezeichnete Professor Dr. med. Svante Pääbo mtDNA nutzen, um die Stammesgeschichte des Menschen nachzuvollziehen.

So werden ständig neue Beweise für die Endosymbiontentheorie gefunden.

Aber die Hypothese hierzu ist nicht neu. Bereits 1907 postulierte Prof. Dr. William Dunbar diese Zusammenhänge.

Er schloss auf eine „mehrspurige Daseinsform" und „artspezifische Polymorphie". Mitochondrien seien in der Frühzeit irdischen Lebens in die Organismen eingedrungen und wären somit „eingebürgerte" Bakterien. Dieser Hypothese hingen später auch Mori (1910), Graffi (1940), Seyfarth (1950), Auler (1951) und Dr. Kremer (2000) an.

In den 20er Jahren hatte der Biochemiker und spätere Nobelpreisträger Warburg erstmals das Phänomen beschrieben, dass Krebszellen trotz Anwesenheit von Sauerstoff anscheinend ihre Energiegewinnung (ATP-Produktion) überwiegend durch Glykolyse (Vergärung) in Zellplasma durchführen. Wie Seeger später nachwies, ist dies das Resultat der chronischen Schädigung der Energiekraftwerke der Zellen. Kremer verwendete hier Anfang der 2000er Jahre den Ausdruck „Notstromaggregat".

Wenn sich das Milieu der Stammzelle nach und nach durch äußere Einflüsse verändert, wird der Lebensraum für die Mitochondrien immer schlechter.

Im Laufe der Zeit wird sich ihre Anzahl in der Zelle vermindern. Die verbleibenden Mitochondrien werden ihre ATP-Produktion vermindern. Nun müsste die eukaryontische Zelle sterben.

An dieser Stelle wird aber nun das A-Genom aktiv. Die Zelle erinnert sich, dass sie im archaischen Stoffwechsel auch andere Wege hat, um an Energie zu gelangen. Vom Stoffwechsel aus betrachtet, entwickeln sich die Eukarya nun systematisch zur Archaea zurück.

Diese Zellen, die nun einen veränderten Stoffwechsel aufweisen, produzieren minderwertiges ATP im Zellplasma. Da das ATP mit Vergärung also anaerob produziert wird, fallen viele giftige Abfallprodukte in der Zelle an. Diese Abfallprodukte versucht die Zelle zu entsorgen und gibt sie in das umliegende Zellzwischengewebe ab. Eines dieser Stoffwechselendprodukte ist die linksdrehende Milchsäure, die im Gärungsstoffwechsel anfällt. Man kann in Tumorgewebe immer ein erhöhtes Aufkommen von Milchsäure feststellen (Bach[40]). Andere giftige Zwischensubstanzen, die im Gärungsstoffwechsel anfallen, versucht die Zelle durch eine erhöhte Teilungsrate unschädlich zu machen oder die Zelle wird direkt durch diese Substanzen zur Teilung angeregt. Sie beginnt zu wuchern.

Die Krebsentstehung ist demnach eine Rückschaltung auf ein archaisches Gen- und Energieprogramm, eine Regression, während man bisher immer von einer malignen Zufallsmutation ausging (Kremer[25]).

Es gibt Studien, die diese Theorie untermauern. Beispielsweise ein Tierversuch mit Mäusen. Man transplantierte eine befruchtete Eizelle in eine Maus. Zuvor tauschte man jedoch den Zellkern gegen den Zellkern einer Maustumorzelle aus. Alle Zellorgane dieser Zelle und die Zellflüssigkeit waren „gesund", lediglich der Zellkern stammte von einer kranken Zelle.

Wenn man annimmt, dass es sich bei Krebs ausschließlich um eine Mutation des Zellkerns handelt, dann hätte nun ein Tumor im Bauch der Maus wachsen müssen. Doch zur Verwunderung der Wissenschaftler wuchs im Mutterleib aus der veränderten Eizelle eine gesunde Maus heran (Kremer[68]).

Forschern der Universität Jena und Potsdam gelang ein ebenso spektakuläres Ereignis, worüber Ristow bereits 2008 berichtete[70]. Mit Hilfe des Enzyms Frataxin verhalfen sie Krebszellen dazu, vermehrt Sauerstoff durch die Mitochondrien zu verarbeiten. Hierdurch wurde der Gärungsstoffwechsel der Krebszellen unterdrückt und die Krebszellen hatten ihre Fähigkeit, bösartige Tumore in den Versuchstieren zu bilden, verloren.

Frataxin ist ein mitochondriales eisenbindendes Protein, das an der Eisenhomöostase beteiligt ist. Eisen ist für viele lebenswichtige zelluläre Prozesse einschließlich der Energieproduktion von entscheidender Bedeutung.

Ein Mangel des Frataxin-Proteins führt zu einer vermehrten Ansammlung von intrazellulärem Eisen. Dieser Eisenüberschuss fördert die Produktion toxischer reaktiver Sauerstoffspezies und führt zu Mitochondrienschäden. Diese Schäden führen letztendlich zu einer fortschreitenden Degeneration der Zellen und zwingt sie zum Überleben in den Vergärungsstoffwechsel.

In chronisch entzündetem Gewebe kommt es zu einem Mix aus Gewebezellen, Immunzellen und einer Menge chemischer Faktoren, die in der Entzündung freigesetzt werden (Wachstumsfaktoren, Proteasen, radikale Sauerstoffverbindungen).

Somit ist chronisch entzündetes Gewebe gleichermaßen hoch proliferativ und hochgradig gewebeschädigend mit fatalen Folgen für vorgeschädigte, sich teilende Zellen.

Die chronische Entzündung führt zu einer endgültigen Schädigung der Zellen. Häufig entwickeln sich Tumore dort, wo seit langer Zeit chronische Entzündungen ablaufen. Aus einer Magenschleimhautentzündung wird im Laufe der Zeit ein Magengeschwür, und in diesem chronischen Prozess kommt es dann zu Magenkrebs.

Erst ist die Darmwand jahrelang durch chronische Entzündungen gereizt, dann entwickelt sich der Polyp (gutartiger Tumor), dessen Zellen sich zum Darmkrebs weiterentwickeln.

Der Raucher bekommt seine chronische Bronchitis, und in dieser Entzündung kommt es zu weiteren Zellschäden, dem Bronchialkrebs.

An dieser Stelle wären nun auch alle Erreger zu nennen, die chronische Entzündungen hervorrufen. Dazu zählen Viren wie das HPV (humane Papillomavirus), welches für Gebärmutterhalskrebs verantwortlich gemacht wird, oder Hepatitis B und C Viren, die eine chronische Entzündung in der Leber verursachen können, ferner das Epstein-Barr-Virus, was permanent das Immunsystem reizt und so Lymphome begünstigt.

Aber auch chronische bakterielle Entzündungen können die Entstehung von Krebs begünstigen, hier wäre das bekannte Bakterium Helicobacter pylori und seine Beziehung zu Speiseröhren- und Magenkrebs und Dünndarmgeschwüre.

Ist der Organismus einmal von einem der genannten Viren befallen, lassen sich diese leider nicht wieder beseitigen. Anders bei chronischen bakteriellen Infektionen. Man sollte daher regelmäßige Kontrollen auf eine Infektion mit Helicobacter durchführen. Früher war es nur möglich den Keim im Rahmen einer Magenspiegelung zu erkennen. Heute gibt es Stuhluntersuchungen oder Atemtests. Selbst mit einer Antikörperbestimmung im Blut lässt sich ein Helicobacter nachweisen. Auch wenn Antibiotika die Mitochondrien schädigen können oder die Darmbakterien reduzieren, an dieser Stelle wäre eine Therapie mit Antibiotika angebracht.

Es mag Fälle geben, bei denen ein Helicobacter mit naturheilkundlichen Maßnahmen therapierbar war, diese sind aber leider die Ausnahme.

Bei den chronisch viralen Infektionen, hilft nur eine Optimierung des Immunsystems. Da wichtige Regulatoren des Immunsystems in der Darmwand sitzen, ist bei chronisch viralen Infekten immer der gesunde Darm die beste Voraussetzung für ein gesundes Immunsystem.

Die durch innere und äußere Faktoren über Jahre vorgeschädigte Zelle wird nun in der Entzündung Wachstumsfaktoren, freien Radikalen und anderen entzündungsspezifischen Substanzen ausgesetzt. Diese lassen das Milieu in der Zelle endgültig kippen. Um zu überleben, schaltet die Zelle auf das A-Genom des Zellkerns um. Nun produziert sie minderwertiges uninformiertes archaisches ATP im Zellplasma mit Hilfe des Vergärungsstoffwechsels. Die hierbei anfallende Milchsäure schleust sie zum Überleben in den Zellzwischenraum. Dort werden mit Hilfe der linksdrehenden Milchsäure erste Barrieren gegen das Immunsystem errichtet.

Im Gärungsstoffwechsel fallen viele freie Radikale an. Auch diese muss die Zelle abgeben. Freie Radikale führen dazu, dass die Blutgerinnung um die entarteten Zellen einsetzt. So täuscht die Tumorzelle eine Wundoberfläche vor und bekommt dadurch einen weiteren Schutz vor dem Immunsystem, so Univ.-Prof. Mag. Dr. Christopher Gerner[71].

Viele solcher Vorgänge werden sich nun im Umfeld der Tumorzelle abspielen. Andere Stoffwechselendprodukte des Gärungsstoffwechsels regen die Zelle zur Teilung an.

Das A-Genom ist das Genom eines einzelligen Organismus. Der biologische Mechanismus, der ursprünglich der rasanten Massenvermehrung von Einzellern diente, wurde in den Eukarya gezähmt und abgewandelt. So ermöglichte die Evolution die Entwicklung von unterschiedlichen Geweben und Organen im Organismus.

Zwar wurden durch die evolutive Entwicklung zur Arbeitsteilung auf der einen Seite Fähigkeiten der Zelle eingeschränkt und damit auch die fortwährende

Zellteilung und damit die Unsterblichkeit, jedoch winkte auf anderer Seite ein lohnender Ausgleich, im Verbund lebt es sich sicherer und die Differenzierung ermöglichte eine Spezialisierung auf unterschiedliche Fähigkeiten.

Statt sich mit der Teilung zu erneuern, begannen die einzelnen Zellen nun zu altern. In den Zellen tickt seither eine genetische Zeitbombe. Wenn die Zelle nun umschaltet auf das A-Genom, entspricht dies dem Programm der anaeroben Archaea.

Archaea haben nur ein einziges Ziel, die Erhaltung ihrer Art.

Expansion um jeden Preis. Sie sind lernfähige, einzellige Lebewesen. Sie können sich unaufhaltsam vermehren, lernen aus Niederlagen und werden so nach und nach therapieresistente Zellen, die sich ausbreiten und das Schicksal des Krebspatienten bestimmen. Diese entarteten Zellen werden als Krebszellen bezeichnet.

Krebszellen besitzen -im Gegensatz zu normalen Körperzellen- die Fähigkeit zur unendlichen Zellteilung. Dies verdanken sie dem Enzym Telomerase. Gesunde menschliche Zellen weisen mit jeder Teilung immer kürzere „Chromosomenkappen" auf - die sogenannten Telomere. Beim Menschen ist daher nach rund 2000 Zellteilungen der Vorrat an Telomeren aufgebraucht, die Zellen altern und sterben schließlich ab. Telomerase verlängert wieder die Telomere und wird bei einigen gesunden Zellarten sehr kontrolliert zur Zellteilung eingesetzt. Bei Krebszellen ist diese Kontrolle nicht vorhanden, hier bewegt sich die Telomerase frei innerhalb der gesamten Zelle. Daher sind sie uneingeschränkt teilungsfähig und durch die Verlängerung der Telomere gleichsam unsterblich (Collins, Kusdra, Wong[72]).

Ob sich nun aus den so vermehrenden Zellen ein Tumor entwickelt, liegt in der Hand des Immunsystems. Ist das Abwehrpotential weit genug geschwächt, wird sich ein Tumor entwickeln.

Die Anfänge einer Tumorbildung sind in der Mehrzahl der Fälle nicht von alarmierenden Beschwerden begleitet. Dieser tragischen Symptomlosigkeit einer beginnenden Tumorerkrankung ist es zuzuschreiben, dass zwei Drittel aller Tumorerkrankungen erst so spät entdeckt werden, dass sie mit einer Operation nicht mehr rechtzeitig behandelt werden können.

Am Beispiel des Melanoms sei dies verdeutlicht. Ein Melanom entwickelt sich aus den Melanozyten heraus. Diese sollen durch UV-Licht geschädigt worden sein und würden dann anfangen zu mutieren.

Die Realität sieht eher so aus, dass diese Zellen durch die Mitochondriopathie vorgeschädigt sind. Daher driften sie bei weiteren Schäden schneller in den archaischen Stoffwechsel ab, wenn sich weitere Schäden durch das UV-Licht summieren, die nicht rechtzeitig durch Reparaturvorgänge, für die die Zelle Vitalstoffe braucht, verhindert werden.

Also, vereinfacht gesagt, es ist nicht nur einfach die Sonne, die Hautkrebs verursacht. Es gibt Menschen die ihr ganzes Leben beruflich in der Sonne standen und niemals ein Melanom entwickelt haben. Es ist die Kombination der Kausalfaktoren.

Ferner ist es mittlerweile auch bekannt, dass Hautkrebs durch polyzyklische aromatische Kohlenwasserstoffe (PAK) verursacht werden. Sie sind vermehrt in Erdölprodukten, also Kunststoffen, aber auch in vielen Sonnenschutzmitteln, die auf Erdölbasis hergestellt werden. Nun entstehen auf der Haut oberhalb der sogenannten Basalmembran Zellen die „entarten" und durch die Störung in der Energiegewinnung in den Vergärungsstoffwechsel abdriften.

Ein kleiner dunkler Fleck auf der Haut, der umgangssprachlich gerne als Leberfleck bezeichnet wird, verändert sich nun in der Farbe, wird erhabener und größer. In diesem Stadium kippen die Zellen im Stoffwechsel. Es ist ein fließender Übergang von gut- zu bösartig. Auch Polypen des Darms sind wuchernde Zellen, aber der innere Schaden ist noch nicht so weit fortgeschritten, dass man sie als bösartig bezeichnen würde.

Noch fehlen in diesem Stadium, wo die Zellen zwischen Sauerstoff und Vergärung kippen, entscheidende Merkmale der Bösartigkeit. Wenn aber diese Schäden voranschreiten und die Zellen immer mehr auf Vergärung umschalten, werden immer mehr Gene der Archea aktiv. Nun produzieren sie eiweißspaltende Enzyme und zerstören benachbartes Gewebe und damit auch die Basalmembran, um so weiter in dem Körper einzudringen. Wenn nun diese Zellen Anschluss an die Blutbahn bekommen, können sie über das venöse System sich systematisch im Körper verteilen. Ab diesem Zeitpunkt ist die Erkrankung systemisch geworden und der Patient aus Sicht der Schulmedizin verloren. Jetzt bilden sich Metastasen durch die abgedrifteten Zellen, woran die meisten Krebspatienten versterben.

Zurück zum Hautkrebs. Wenn der Hautarzt – oder in den meisten Fällen der Patient – die Veränderung seines Leberflecks rechtzeitig erkennt, noch bevor die entarteten Zellen die Basalmembran zerstört haben, kann man den beginnenden Tumor rechtzeitig aus dem gesunden Gewebe entfernen.

Mit einer kleinen Operation wird der Tumor ohne vorherige Biopsie aus der Haut gehoben und im Labor überprüft, ob die Basalmembran noch intakt ist. Rechtzeitig entdeckt und entfernt verhindert man die Ausbreitung der Zellen. Die Metastasierung wurde verhindert und der Patient „geheilt".

Doch ist der jetzt wirklich gesund? Ein gesunder Organismus würde auch ein kleines Melanom niemals hervorbringen. Die vermehrte Wucherung solcher entstandenen Zellen zeigt schon den zellulären Schaden in der Energiegewinnung. Auch wenn sich dieser Schaden primär nun an diesem Zelltyp und Ort gezeigt hat, so wird er auch in anderen Zellen vorhanden sein, da die eigentlichen Kausalfaktoren den ganzen Körper betreffen, da sie übergeordneter Natur sind.

Ein rechtzeitig entfernter wuchernder Prozess ist also ein Alarmsignal, spätestens jetzt sollte sich der Patient ernsthaft darüber Gedanken machen, wieso sein Organismus solche Zellen hervorbringt und an den Ursachen und den daraus resultierenden Zweitschäden arbeiten um ein Aufflackern an anderer Stelle zu verhindern. Leider wird der Patient nach der Entfernung in vermeintlicher Sicherheit gewiegt und fällt dann aus dem Himmel, wenn er kurze Zeit später eine Tumordiagnose an anderer Stelle erhält.

So unterschiedlich der Verlauf der verschiedenen Krebsformen auch sein mag, der unmerklich schleichende Beginn ist ihnen allen gemeinsam. Erst wenn die Krebsgeschwulst eine gewisse Ausdehnung erreicht hat, treten deutliche, örtliche und allgemeine Krankheitssymptome auf. Die Symptomatik ist abhängig vom Sitz des jeweiligen Tumors beziehungsweise vom befallenen Organ.

Erst jetzt bemerkt der Kranke, dass etwas in seinem Körper vorgeht. Den bis dahin schleichenden Abbau seines Körpers durch die vielen krankmachenden Faktoren, die seit Jahren auf ihn einwirken, hat er bis dahin nur bedingt wahrgenommen.

Man fühlt sich nicht so gut, die Leistungsfähigkeit lässt nach, Verdauungsstörungen werden häufiger, Allergien stellen sich ein, der eine oder andere Hautausschlag, alles Symptome, an die er sich im Laufe der Jahre gewöhnt hat.

Jetzt häufen sich durch den Tumor diese Symptome. Die Stoffwechselendprodukte des Tumors und die durch ihn ausgelösten immunologischen Prozesse sind hierfür verantwortlich.

Dazu addieren sich tumorspezifische Symptome. Veränderungen der Stuhlgewohnheiten, Form und Aussehen des Stuhlgangs, Blut- und Schleimbeimengungen beim Darmkrebs oder die chronische Bronchitis verstärkt sich und es finden sich Blutbeimengungen im Auswurf bei Bronchialkrebs.

Die sich ausbreitenden Tumorzellen verhalten sich jetzt wie Einzeller. Sie bilden im Körper Kolonien (Metastasen), aber keine intakten Gewebe aus. Sie wachsen wild und ohne Ordnungsstruktur. Sie sind in der Lage, sich vor dem Immunsystem zu verstecken. Sie sind echte Parasiten im Körper, die sich durch ihren archaischen Stoffwechsel ständig erneuern und dadurch unsterblich sind.

Jedoch sind sie angreifbar, die Schulmedizin versucht sie seit rund einhundert Jahren durch Strahlung, später durch Chemotherapie zu vernichten. Neuere Medikamente versuchen in den Stoffwechsel der Tumorzellen einzugreifen, ihre Ausbreitungsfähigkeiten einzudämmen. Aber sie sind lernfähig. Durch ständige Anpassung umgehen einige der Krebszellen nach und nach alle Strategien. Am Ende hat man mit dieser Form der Therapie multiresistente Krebszellen geschaffen, die jetzt den Wirt zu Grunde richten.

Es gibt aber auch andere Ansätze der Therapie. Diese anderen Ansätze lassen sich zum Teil mit den herkömmlichen Therapiemaßnahmen sinnvoll kombinieren. Daher wird eine gute Krebstherapie auf der einen Seite die Ursachen minimieren, versuchen den Zellstoffwechsel in den Krebszellen wieder zu normalisieren und den Körper von Krebszellen zu befreien. Eine Operation, ergänzend eine Strahlentherapie oder örtliche Chemotherapie können hier sinnvolle Erstwaffen sein.

Die Schulmedizin sieht jedoch in den „glorreichen Drei“, später, in einigen Jahrzehnten, vielleicht auch noch in der Immuntherapie, die derzeit noch in den Kinderschuhen steckt, die einzige Möglichkeit der Krebsbekämpfung. Dabei sollte doch immer die Ursache einer Erkrankung auch das Konzept ihrer Heilung beinhalten. Hieran arbeitete unter anderem Dr. Dr. Paul Seeger.

Wer war Dr.med. Dr.sc.nat. P.G. Seeger?

Seeger verfasste in seinem Leben über dreihundert Publikationen über die Erforschung und Behandlung von Krebs. Der 1979 und 1980 für den Nobelpreis der Medizin vorgeschlagene Forscher unterhielt in der damaligen Zeit eine umfangreiche Korrespondenz mit einer großen Anzahl von Wissenschaftlern.

Einen Teil seiner hinterlassenen Unterlagen, Bücher und Briefe durfte ich im September 2016 in Berlin Falkensee von seiner Tochter übernehmen. Es war mehr als lehrreich, diese mehreren Kubikmeter umfassenden Informationen durchzuarbeiten, was auch heute nach über acht Jahren immer noch nicht vollkommen abgeschlossen ist.

Geboren wurde Gotthelf Paul Gerhard Seeger am 6. Juni 1903 in Calbe an der Saale.

1925 bestand er die Aufnahmeprüfung an der Oberrealschule in Cöthen. Mit dem darauffolgenden Abitur war nun der Weg zur Universität frei. In Halle-Wittenberg studierte er in den Fächern Mathematik, Chemie, Physik, deutsche und englische Philosophie, Geschichte und Deutsch. Im dritten Semester legte er auch das Latinum ab, um dann 1929 mit dem Medizinstudium zu beginnen. Im Jahre 1932 folgte seine erste Dissertation mit dem Prädikat „summa cum laude".

Über Umwege wurde ihm 1935 eine Forschungsmöglichkeit an der Biologischen Reichsanstalt in Naumburg ermöglicht.

Dort lernte er den Krebsforscher Dr. Wilhelm von Brehmer kennen. Schicksalhaft war für Seeger auch die schwere Krebskrankheit seiner Mutter.

„Es war am Totenbett meiner Mutter, die am 1. Dezember 1936 unter unsäglichem Leiden an einem zerfallenen Gebärmutterkrebs im Alter von 53 Jahren verstarb. Damals legte ich das Gelöbnis ab, das Krebsproblem aufzuklären." (Zitat aus den persönlichen Aufzeichnungen von P. G. Seeger).

Dieses Versprechen, die Forschung in der Krebskrankheit maßgeblich voranzutreiben, hatte sein Leben ab diesem Zeitpunkt bestimmt. Durch die Unterstützung von Prof. Dr. Paul Schmid von der Universität Halle erhielt Dr. Seeger 1936 ein Stipendium zur „Durchführung besonderer Arbeiten auf dem Gebiet der Krebsforschung" am Robert Koch Institut in Berlin.

In den folgenden Jahren veröffentlichte er zahlreiche Arbeiten, die wesentlich dazu beitrugen, die heutigen Grundlagen zur Lösung des Krebsproblems zu schaffen.

Seine Forschungsarbeit belegte die Zerstörung der Cytochromoxidase als Ursache für die Umwandlung von gesunden Zellen hin zu Krebszellen.

Die Cytochromoxidase ist ein wichtiger Baustein in den Atmungsketten der Mitochondrien und wird benötigt um den Sauerstoff zu verarbeiten. Seeger war der Meinung, dass der Schaden in der Sauerstoffverwertung die Zellen in die Bösartigkeit treibt. Über seine Entdeckungen hielt er Vorträge auf vielen Kongressen und pflegte den Austausch mit Gelehrten in aller Welt.

Der Nobelpreisträger Dr. v. Euler würdigte die Arbeiten von Seeger, die offizielle Medizin war jedoch nicht dazu bereit, ihre Meinung an die neuen Erkenntnisse anzupassen. Sie sieht noch heute die Ursache der Krebsentstehung in den Veränderungen des Zellkerns.

Seeger sah andere Möglichkeiten der Krebsbehandlung, nicht zuletzt durch die Beeinflussung des Stoffwechsels der Krebszellen.

Durch seine Überzeugung, das grundlegende Problem des Krebses erkannt zu haben, hatte er 1938 neben seiner Tätigkeit am Robert Koch Institut das zuvor abgebrochene Medizinstudium an der Universität Berlin fortgesetzt. Nach bestandenem Staatsexamen erhielt er 1942 die Bestallung zum Arzt.

Seine Teilnahme an der dritten Österreichischen Krebstagung 1951 in Innsbruck brachte ihm die Aufmerksamkeit der Krebsgesellschaft in Wien.

So kam wohl auch der erste Kontakt mit Österreich zustande, wo heute noch Präparate im Sinne seiner Forschungen produziert werden[73].

1955 wurden Seeger zwei Forschungsaufträge vom Staatssekretariat für Hochschulwesen angeboten. Er erhielt ein Labor an der Humboldt-Universität in Berlin, wurde Oberarzt und leitete nun seine eigene Abteilung für Krebsforschung. Bis 1964 konnte er in seiner Abteilung kausale Krebsforschung betreiben und schrieb in der Zeit über einhundert Aufsätze und Fachbeiträge über seine Arbeitsergebnisse.

Zentral hierbei waren Sauerstoffmessungen an normalen und Krebszellen mit dem von ihm und seinem Mitstreiter Schacht entwickelten Apparat zur elektrochemischen Zellatmungsmessung[74].

Seeger erbrachte schon 1937 den Nachweis, dass die Ursache der Krebsentstehung auf eine Störung in der Sauerstoffverbrennung der Zelle zurückzuführen ist.

Mit den Sauerstoffmessungen wurde der Nachweis erbracht, dass die Krebszelle über ihre veränderte Stoffwechsellage angreifbar ist.

Neben vielen Referaten und Fachartikeln schrieb er 1974 sein Fachbuch „Krebs – Problem ohne Ausweg?“, dem 1982 der „Leitfaden für Krebsleidende und die es nicht werden wollen“ folgen sollte[75].

Dr. med. Hans Nieper als Präsident der Deutschen Gesellschaft für Onkologie schrieb 1985 folgende Worte über Dr. Dr. Seeger: “Wenn jemand befugt ist, sich fundamental zu den wissenschaftlichen Grundlagen der Krebsvorbeugung und Krebsverhütung zu äußern, so ist das nicht zuletzt Paul Gerhard Seeger, der, weil er seinerzeit mehr als vierzig Jahre vorauseilte, erst heute zu einem Weltruhm ersten Ranges aufsteigt[8]“.

Grundlegendes zur Zellatmung

Um die Arbeiten von Dr. Dr. Seeger optimal zu verstehen, ist es wichtig sich die Vorgänge in der Zelle etwas genauer zu betrachten.

Vereinfacht gesagt, werden bei der Zellatmung Nährstoffe chemisch verbrannt. Die Energie, die dabei frei wird, benötigen die Zellen um ihre Funktionen aufrechtzuerhalten. Als Ausgangsstoffe werden hierfür Kohlenhydrate, Eiweiße und Fette benötigt.

Die Bildung von Wasser aus Wasserstoff und Sauerstoff ist bei der Zellatmung die Reaktion, welche die Energie liefert. Bei der Oxidation von unserer Nahrung werden Elektronen frei. Diese Elektronen werden von Elektronentransportern zwischengespeichert und übertragen. Die Zellatmung kann in vier Teilprozesse untergliedert werden: Glykolyse, oxidative Decarboxylierung und der Citratzyklus sowie die eigentliche Atmungskette. Es ist nicht unbedingt notwendig, jeden noch so kleinen Schritt bis ins Detail zu verstehen, es soll an dieser Stelle nur eine Übersicht gegeben werden, wie unsere Zellen und die darin befindlichen Energiekraftwerke ihre Energie in Form von ATP bilden. Denn genau an diesen einzelnen Bausteinen der Energiegewinnungsketten liegt der eigentliche Schaden bei der Entstehung der Krebszelle. Diesen gilt es in der Therapie zu finden und zu reparieren, um die Zellen aus ihrer Bösartigkeit zu holen.

Der erste Schritt – die Glykolyse im Zellplasma

Bei der Glykolyse wird die Glucose, die aus sechs Kohlenstoff (C)-Atomen besteht, in zwei energieärmere Moleküle umgewandelt, die aus je drei C-Atomen bestehen.

Dieser Prozess findet in der Zellflüssigkeit statt und lässt sich in zwei Schritte unterteilen. Im ersten Schritt wird zunächst Energie investiert, um dann im zweiten Schritt Energie zu gewinnen. Der Zucker muss zunächst durch die Zelle transportiert werden, damit er im Zellplasma reduziert werden kann.

Um den Rücktransport des Zuckers zu verhindern und um ihn reaktionsfähiger zu machen, wird unter Energieverbrauch ein Phosphatrest auf die freie Glucose übertragen. Durch das Anhängen des Phosphats entsteht Glucose-6-Phosphat, das dann in Fructose-6-Phosphat umgewandelt wird. Erneut wird Energie verbraucht und an das Fructose-6-Phosphat übertragen, wodurch Fructose-1,6-biphosphat entsteht. Anschließend finden Oxidationsreaktionen statt, in

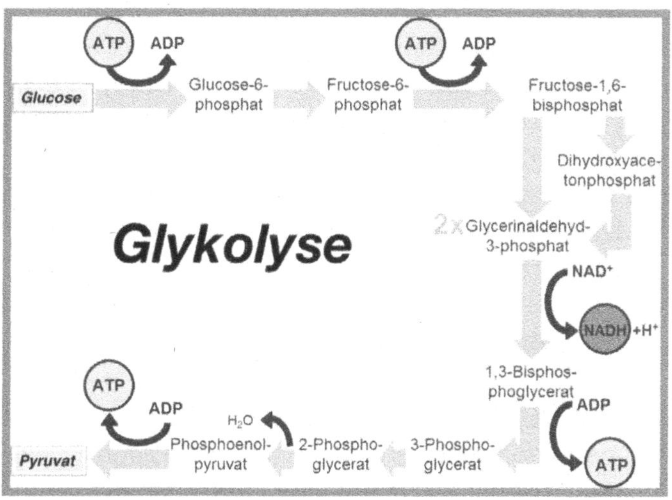

Abb.9

denen der aus sechs Atomen bestehende Zucker in zwei kleinere Moleküle, dem Pyrovat gespalten wird.

Insgesamt werden bei der Glykolyse 2 ATP-Moleküle pro Glucosemolekül gewonnen und 2 Moleküle NADH bereitgestellt. Zwischen der Glykolyse und dem Citratzyklus findet die oxidative Decarboxylierung statt.

Die oxidative Decarboxylierung

Das in der Glykolyse entstandene Pyruvat kann nicht direkt in den Citratzyklus eingespeist werden. Der Citratzyklus findet in der Matrix der Mitochondrien statt. Das Pyruvat gelangt zunächst aus dem Zellplasma in die Mitochondrien.

In einer Redoxreaktion entstehen NADH+H+, CO_2 sowie durch die Bindung der Essigsäure an Coenzym A die aktivierte Essigsäure, die dann als Acetyl-Coenzym A bezeichnet wird. Das Acetyl-CoA ist wesentlich reaktionsfähiger als das Pyruvat und bildet den Beginn des Citratzyklus. Diesen Vorgang bezeichnet man als oxidative Decarboxylierung.

Der dritte Schritt – der Citratzyklus

Der Citratzyklus beginnt dadurch, dass der Acetylrest aus der aktivierten Essigsäure an das Akzeptormolekül Oxalessigsäure geheftet wird. Durch die Anlagerung entsteht ein Molekül mit sechs Kohlenstoffatomen, die

Citronensäure, die auch als Citrat bezeichnet wird. In den darauffolgenden Schritten des Citratzyklus wird das Citrat zu CO_2 und Oxalessigsäure umgewandelt. Dabei entstehen durch die Oxidation aus dem NAD+ das NAD+H+ und aus dem FAD das $FADH_2$. Dadurch wird ATP gewonnen. Pro Umlauf des Citratzyklus entstehen also ein ATP, drei NADH und ein $FADH_2$. Da aus einer Einheit Glucose zwei Pyruvat-Moleküle entstehen, liegt der Gewinn an ATP nach Abbau der Glucose zu CO_2 bei zwei ATP.

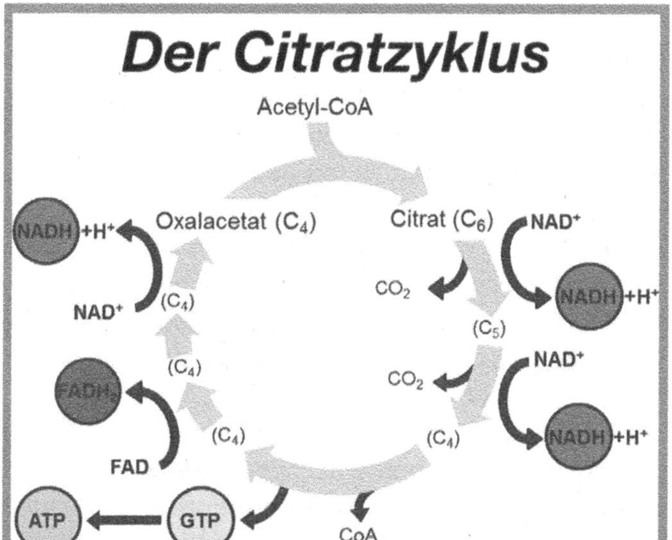

Abb.10

Der entscheidende Schritt – die Atmungskette

Als Atmungskette werden die in der inneren Membran der Mitochondrien enthaltenen vier Proteinkomplexe bezeichnet. Die vier Proteine sind in der Lage, sich gegenseitig Elektronen zuzuspielen. Der Elektronentransport beginnt damit, dass NADH zwei Elektronen und ein Proton an den Komplex I abgibt, wodurch es zu NAD+ oxidiert wird. Die Elektronen gelangen zu einem kleinen Molekül, das als Ubichinon oder auch Vitamin Q10 bezeichnet wird. Das Coenzym Q10 steht mit dem Komplex II in Verbindung. Der Komplex II nimmt Elektronen und Protonen von $FADH_2$ auf. Anschließend werden die Elektronen an den dritten Komplex weitergeleitet, der sie wieder an das Cytochrom C weitergibt. Da dieses Protein mit dem vierten Komplex in Kontakt steht, gelangen sie von dort aus in den fünften Komplex. Hier werden die Elektronen an den Sauerstoff abgegeben. Der mit Elektronen beladene Sauerstoff verbindet sich mit den freien Protonen, sodass in der Folge Wasser entsteht. Der Abbau der Glucose ist damit vollbracht.

Während des Elektronentransports läuft ein weiterer Prozess ab. Es konnte nachgewiesen werden, dass hier ein Transport von Wasserstoffionen stattfindet. Die Komplexe I, III und IV pumpen die Protonen aus der Matrix in den Zwischenmembranraum. Das so entstandene Ungleichgewicht wird für die Umwandlung von ADP zu ATP verwendet. Das geschieht durch die ATP-Synthase, die durch Protonen in Rotation gebracht wird und synthetisiert weitere 34 ATP-Moleküle.

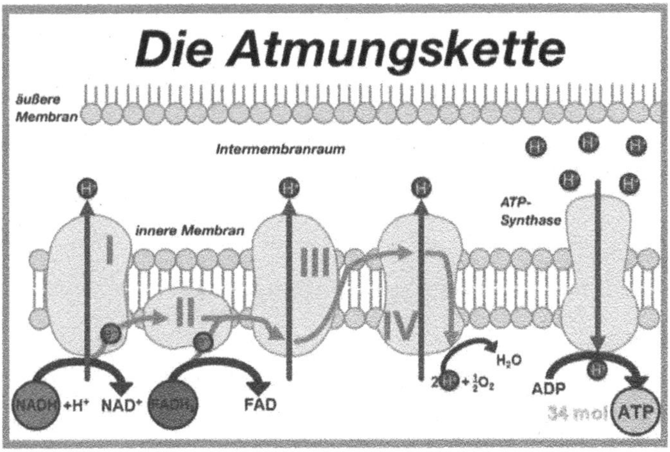
Die Atmungskette
äußere Membran
Intermembranraum
innere Membran
ATP-Synthase
I
II
III
IV
H₂O
NADH +H⁺ NAD⁺
FADH₂
FAD
ADP
34 mol ATP

Abb.11

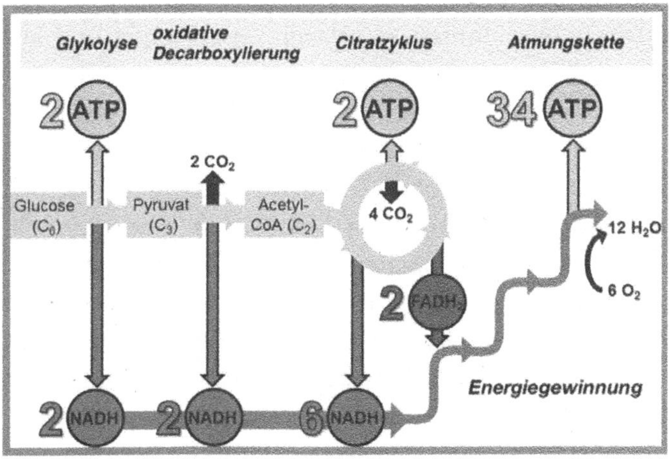
Glykolyse
oxidative Decarboxylierung
Citratzyklus
Atmungskette
2 ATP
2 ATP
34 ATP
2 CO₂
Glucose (C₆)
Pyruvat (C₃)
Acetyl-CoA (C₂)
4 CO₂
12 H₂O
6 O₂
2 FADH₂
Energiegewinnung
2 NADH
2 NADH
6 NADH

Abb.12

Die Energiebilanz der Zellatmung liegt bei maximaler Ausnutzung der Energie bei 38 ATP-Einheiten pro Zuckermolekül - jeweils zwei ATP aus der Glykolyse und dem aus Citratzyklus und 34 ATP aus der Bildung in der Atmungskette[25].

Der Krebsstoffwechsel

Krebszellen gewinnen ihre Energie aus der Vergärung von Kohlenhydraten. Für diese Erkenntnis hat Otto Warburg im Jahre 1931 einen Nobelpreis der Medizin erhalten.

Die gesunden Zellen sind imstande, Nahrungsstoffe aufzunehmen, chemisch zu zerlegen und aus den Abbauprodukten zelleigene Bau- und Betriebsstoffe zu synthetisieren. Die Bausteine der Nahrung, so beispielsweise Traubenzucker, werden in der Zelle erst in anaeroben (ohne Sauerstoffbeteiligung vor sich gehenden) Vorgängen in Milchsäure umgewandelt. Diese Phase wird üblicherweise als Gärung bezeichnet.

In der zweiten Phase wird diese Milchsäure unter Mitwirkung von Sauerstoff in CO_2 und H_2O verbrannt.

Die zweite Phase, der sauerstoffabhängige Teil des Stoffwechsels, geht wie oben beschrieben in den Mitochondrien vor sich. Durch die chemische Verbrennung wird dann das informationstragende Energiemolekül ATP gebildet.

Adenosintriphosphat (ATP) ist ein „informationstragender Treibstoff" der die Zelle antreibt und steuert.

Jeder Mensch produziert ohne größere körperliche Anstrengung, sein Körpergewicht täglich in ATP. Unter körperlicher Belastung kann jedoch die ATP-Produktion drastisch gesteigert werden.

ATP hat eine Zerfallszeit von fünf Sekunden. Würde man die ATP-Produktion im gesamten Organismus unterbrechen, wäre der Mensch in nur fünf Sekunden tot.

Eine Schädigung oder Zerstörung der mitochondrialen Strukturen wird selbstverständlich jeweils alle darin lokalisierten biochemischen Abläufe in Mitleidenschaft ziehen. Es kommt zu Anhäufung von Zwischenprodukten der Atmungskette, die eine „Vergiftung" des Zellplasmas bewirken. Die Produktion des Energie- und Informationsmoleküls ATP ist damit gehemmt.

Werden die Biokraftwerke so nach und nach geschädigt, entwickeln sich im Laufe des Lebens Zellschäden, die auch für das Altern verantwortlich gemacht werden.

Ferner begünstigt dies die Entstehung verschiedener Krankheiten wie Augenerkrankungen (Grauer Star, Nachlassen der Sehschärfe, u.a.), Allergien, Burn-Out-Syndrom, Immunschwäche, Autoimmunerkrankungen, Herzmuskelerkrankungen, Diabetes, Alzheimer und Parkinson – und Krebs.

Viele Faktoren können die Mitochondrien schädigen. Beispielsweise ein Mangel an Glutathion, einem von den Mitochondrien aus Aminosäuren gebildeter Radikalenfänger. Freie Radikale, die durch die Verbrennung entstehen, müssen in den Mitochondrien aber auch durch die Vitalstoffe der Ernährung wegfangen. Können die Mitochondrien die freien Radikale nicht neutralisieren, werden die Mitochondrien in ihrer Struktur angegriffen.

Damit sind Ernährungsfehler die Hauptfaktoren in der Tumorentstehung.

Aber auch Schwermetalle, die von Zahnfüllungen, Wasserleitungen oder Haarfärbemitteln stammen, können die Energiekraftwerke schädigen.

Ferner können die Mitochondrien durch Chemikalien und Medikamente (z.B. Antibiotika, Schmerz- und Fiebermittel), aber auch durch eine erhöhte körperliche Belastung (Hochleistungssport) geschädigt werden. Die Zerfallsgifte der wurzelbehandelten und damit toten Zähne, greifen ebenso die Mitochondrien an.

Physikalische Ereignisse wie elektromagnetische Felder wirken sich ebenfalls negativ auf die Leistung der Mitochondrien aus.

Die Zellen werden durch diese ursächlichen Faktoren natürlich noch an weiteren Stellen geschädigt und nicht nur an den Mitochondrien. Das Zellskelett, die Ribosomen, die Zellflüssigkeit werden sich in ihrer Zusammensetzung verändern und vieles mehr.

Zum Eigenerhalt schalten nun die Zellen im Zellkern auf das A-Genom um und erzeugen so das fehlende ATP über den archaischen Stoffwechsel im Zellplasma. Dies verändert mit weit über einhundert dabei entstehenden chemischen Substanzen die Arbeitsweise der Zelle, die Zelle wird aggressiv, zerstört benachbartes Gewebe, teilt sich und wandert ab.

Diese Zusammenhänge müssen natürlich auch in der Behandlung anderer chronisch degenerativer

Erkrankungen bedacht werden, nicht nur bei Krebserkrankungen.

Unter dem Begriff Degeneration versteht man strukturelle und damit auch funktionelle Veränderungen, die zu organischen Schäden führen.

Oftmals wird vergessen, dass diese ihren Ursprung in geschädigten Zellen haben.

Man therapiert symptomatisch die Organe, ohne den Versuch die Zelle selbst wieder zu regenerieren.

Die Folge ist ein Fortschreiten der Degeneration unter der Ausweitung der symptomatischen Therapie.

Jedoch braucht eine ursachengemäße Therapie im Gegensatz zur symptomatischen Therapie Zeit.

Ein Patient mit Bluthochdruck kann in Minuten symptomatisch durch blutdrucksenkende Medikamente behandelt werden. Damit senkt sich schlagartig das Risiko für Herzinfarkt und Schlaganfall. Möchte man aber den Bluthochdruck ursachengemäß heilen, wird dies nur durch eine Lebensumstellung und viele weitere Faktoren möglich sein. Diese benötigen aber Zeit, der Bluthochdruck kam nicht über Nacht, viele Jahre hat der Patient sein biologisches System überlastet, bis es dann zum Symptom Bluthochdruck kam.

Ähnlich ist es bei Krebs. Die ursachengemäße Krebstherapie braucht Zeit, da auch dieser Zustand nicht über Nacht kam. Der Patient ist schon viele Jahre schwer krank, wenn der die Diagnose Krebs erhält.

Seegers Forschungen erstreckten sich über einen Zeitraum von 32 Jahren.

Er konnte durch Experimente normale Zellen in Krebszellen umwandeln und diesen Verlauf auch mit

Färbemethoden unter dem Mikroskop nachweisen und kam so zu fundamentalen Zusammenhängen.

Er zeigte auf, dass die Anfärbung mit basischen, elektronegativ geladenen Farbstoffen in der Zelle abnimmt und dafür vermehrt saure, elektropositive Farbstoffe sich bei der Umwandlung hin zur Krebszelle in die Zelle einlagern.

Der Beginn der Umwandlung ist also gekennzeichnet durch eine Verschiebung der elektrischen Ladung in der Zelle. Die auf dem Prinzip der elektrostatischen Anziehung und Abstoßung beruhenden Zellstoffwechselvorgänge wären somit geschädigt.

Seeger konnte bereits in den ersten Jahren seiner Arbeit folgenden Nachweis erbringen:

> „Da das bioelektrische Potential als Gradmesser der normalen Lebenstätigkeit einer Zelle gewertet werden kann und ein bioelektrisches positives Potential Ausdruck einer normalen Stoffwechsellage der Zelle ist, weist sowohl die infolge Permeabilitätsänderung verschobene Wanderungsrichtung der Farbstoffe als auch die veränderten Ladungsverhältnisse in den Mitochondrien auf eine Störung im Verbrennungsstoffwechsel hin".[74]

Nach Keller, Karczag und Seki[74] haften die basischen Farbstoffe an den Orten, wo eine mit Sauerstoff einhergehende Reaktion abläuft. Eine Verminderung der anheftenden Farbstoffe bedeutet daher einen verminderten Sauerstoffstoffwechsel.

Bei der Umwandlung der Zellen hin zu Krebszellen, ist eine Verminderung dieser Farbstoffe in den Mitochondrien nachweisbar.

Außerdem konnte Seeger unter dem Mikroskop auch andere optische sichtbare Veränderungen an den Mitochondrien feststellen. Sie quellen auf und verändern sich damit in ihrer Struktur und letztendlich auch in ihrer Funktion.

Für diese Tatsache spricht auch die bereits 1938 mit Hilfe mehrerer Methoden getroffene Feststellung, dass bereits in der Anfangsphase der Entartung der Zelle die Substanz Lezithin aus der Zellmembran und den Membranen der Mitochondrien herausgelöst wird und damit die Membran denaturiert.

Seeger konnte jedoch 1938 noch nicht genau sagen, was das Lezithin aus den Zellen löst. Er nahm ein schädigendes Virus oder eine chemische Substanz an als Ursache für diesen Prozess. 1938 waren freie Radikale noch nicht bekannt.

Heute wissen wir durch eine Studie von Gerner[71], dass es die reaktiven Sauerstoffabkömmlinge sind, die letztendlich von innen heraus die Zellen angreifen.

Sie sind vermehrt bei einem Mangel an Antioxidantien, und dieser resultiert nicht zuletzt aus einer mangelhaften Ernährung. So bildet sich beispielsweise Wasserstoffperoxid in den Zellen. Es ist eines der sogenannten ROS (Reaktive Sauerstoff Spezies). Wenn die Bildung durch Radikalenfänger wie Vitamine, sekundäre Pflanzenstoffe oder Glutathion nicht verhindert wird, wirkt es sich verheerend auf die Strukturen in der Zelle aus.

Die Atmungskette ist eine Elektronentransportkette und bildet zusammen mit der chemischen Osmose den Prozess der oxidativen Phosphorylierung.

Die angelieferten Elektronen werden in einer Reihe von Redoxvorgängen auf ein Oxidationsmittel übertragen. So wird die spontan ablaufende Verbindung von Wasserstoff und Sauerstoff zu Wasser in Einzelschritte aufgeteilt.

Anstelle einer explosionsartigen Wärmeentwicklung wird so die freiwerdende Energie dazu genutzt, aus ADP (Adenosindiphosphat) und Phosphat die universelle „Energiewährung" der Zelle, das ATP (Adenosintriphosphat), durch oxidative Phosphorylierung zu synthetisieren.

Hierbei spielt die Cytochromoxidase eine besonders wichtige Rolle. Ist sie in den Mitochondrien vermindert, kann die Energiegewinnung auf Sauerstoffbasis nicht stattfinden, da sie eine wesentliche Stellung in der Atmungskette hat.

Seeger war 1937 schon in der Lage, in lebenden Zellen die Cytochromoxidase mit Janusgrün – einem Farbstoff mit biochemischen Eigenschaften – anzufärben.

Unter dem Mikroskop war es bereits möglich, die Veränderungen an den Mitochondrien zu sehen. Durch die Färbung konnte man nun feststellen, dass die Cytochromoxidase in den veränderten Mitochondrien nur noch in Spuren vorhanden war. In gesunden Zellen waren die Mitochondrien ihrem natürlichen Aufbau entsprechend voll in Janusgrün leuchtend und damit auch voller Cytochromoxidase.

In sieben weiteren Studien konnte Seeger nachweisen, dass der Gehalt an Cytochromoxidase in Mitochondrien von Krebszellen stark vermindert ist.

Er konnte auch feststellen, dass Krebszellen wesentlich weniger Energiekraftwerke besitzen wie gesunde Körperzellen[74].

Bei der Umwandlung der gesunden Zelle hin zur Krebszelle sind bereits viele dieser Energiekraftwerke defekt und im Auflösungsprozess.

So besitzt dann die Krebszelle nur noch wenige dieser Kraftwerke und diese sind dann aufgrund des Mangels an Cytochromoxidase auch noch schadhaft.

Aufgrund der Schäden an den Mitochondrien hat der Kranke nach und nach weniger Energie. Oftmals redet man an der Stelle vom Burn-Out-Syndrom. Doch bevor der Zellstoffwechsel gänzlich zum Erliegen kommt, schalten die Zellen mit dem größten Schaden in ein Notstromaggregat um, der Energiegewinnung aus Vergärung. Der Tumor wird immer als erstes an die Stelle kommen, wo der Organismus seinen größten Schwachpunkt hat.

Seeger konnte mit Hilfe der elektrochemischen Atmungsmessung an gesunden Zellen sowie Krebszellen eine reduzierte Zellatmung bei Krebszellen aufzeigen.

Der Sauerstoffumsatz der Krebszellen war auf ein Minimum von bis zu fünf Prozent gesunken.

Die unter dem Mikroskop beobachtete Veränderung der Mitochondrien ließ Seeger keine Ruhe. Er arbeitete sich vor bis hin zu ihrem chemischen und physikalischen Aufbau.

Die Zellmembranen der Kraftwerke und die in den Mitochondrien vorhandenen Lamellen besitzen einen sehr ähnlichen Aufbau. Auf den Lamellen im Inneren der Mitochondrien sitzen die einzelnen Glieder der Atmungsketten.

Wenn es nun zu einer für Krebs typischen Veränderung an den Mitochondrien kommt, verändern sich die schwefelhaltigen L-Aminosäuren, die Lamellen und Membran zusammenhalten. Bei der der Umwandlung der gesunden Zelle hin zur Krebszelle kommt es zu chemischen Prozessen, die diese Eiweiße in ihrem Aufbau zerstören. Aber gerade auf diesen Eiweißen sind die Glieder der Atmungsketten verankert. Löst sich die Verankerung auf, ist die Atmungskette zerstört.

Seeger berichtete bereits 1938 von der Denaturierung der Eiweißstrukturen in der Entstehung von Tumorzellen. So käme es durch eine irreversible Spaltung der an Eiweiß gebundenen Phosphatide, hauptsächlich des Lecithins, zu einer Strukturzerstörung der Lamellen.

Die bei der Aufspaltung freiwerdenden Fettsäuren greifen die Cholesterine der Zellen an. Die daraus entstehende Lipoidverminderung verändert die Permeabilitätsverhältnisse, wodurch noch mehr eiweißspaltende Enzyme in die Lamellen eindringen können, um so das zerstörerische Werk zu vollenden.

Diese Entdeckung wurde 1940 durch weitere Studien zum Kalium-Natrium-Verhältnis in der Zelle gestützt. Siebenundzwanzig von Seeger entdeckten zellchemische Reaktionen auf Kalium, sowie neun auf Natrium ergaben einwandfrei, dass in normalen Zellen das Kalium im Zellkern und in den Mitochondrien lokalisiert ist. Natrium ist an diesen Stellen nicht nachweisbar.

Im Zuge der Umwandlung zur Krebszelle nimmt der Anteil an Kalium ab, der Natriumanteil dafür zu.

Bereits 1937 konnte Seeger den chemischen Aufbau von Zellmembranen exakt nachwiesen. Sie bestehen aus einem komplexen Zusammenspiel von Fetten und Eiweißen. So bilden sich Eiweiß- und Lipoidporen in den Zellmembranen, die dem Transport von Stoffen dienen. Die Außenseite der Zellmembran ist negativ, die Innenseite positiv geladen. Der Ladungsunterschied beträgt bei einer gesunden Zelle ca. 70 Millivolt. Dieses elektrische Potential wird durch den Stoffwechsel der Mitochondrien aufrecht gehalten.

Die Eiweißporen dienen der Aufnahme von Kohlenhydraten, Aminosäuren, Mineralstoffen und Spurenelementen. Durch die Lipoidporen gelangen Substanzen wie Hormone und Antigene also Botenstoffe, aber leider auch Karzinogene, Viren und Toxine in die Zelle. Dies konnten Seeger und Schacht bereits 1957 mit Farbstoffen nachweisen[74].

Jede Schädigung der Zelle und damit jede Hemmung des Zellstoffwechsels vom einfachen Infekt bis hin zu chemischen oder physikalischen Faktoren führt zu einer Verminderung der ATP-Produktion und damit auch zu einem Absinken der Zellmembranspannung. Letztendlich kann dies zur Umpolung der Zellmembran führen.

Bei der Umwandlung einer gesunden Zelle hin zu einer Krebszelle kann man diese elektrophysiologischen Phänomene messen. Seeger konnte 1969 bereits durch Experimente nachweisen, dass durch die Umpolung der Membran sich der Zellstoffwechsel hin zum Gärungsstoffwechsel verändert.

Die Veränderung des bioelektrischen Potentials bewirkt einen Verlust von Kalium, Kalzium, Magnesium in der Zelle. Dafür können nun Natrium und Wasser vermehrt in die Zelle eindringen, da die sogenannte „Natriumpumpe", die sonst überschüssiges Natrium aus der Zelle ableitet, abhängig ist von dem Ladungspotential der Zellmembran.

Die zelluläre Stoffwechselstörung hat weiterhin zur Folge, dass es zu einem Defizit von Vitamin A, B_1 und Vitamin C in der Zelle kommt.

Seeger konnte 1959 gesunde Zellen durch die Gabe von Glucose in ihrer sauerstoffabhängigen ATP-Produktion steigern. Aber im selben Maße ließ sich auch der Gärungsstoffwechsel der Krebszelle durch die Gabe von Glucose erhöhen.

Erhöht sich also in einem Gewebsschnitt durch die Gabe von Glucose der Gärungsstoffwechsel, handelt es sich um ein Präparat mit Tumorzellen. Je aktiver der Gärungsstoffwechsel durch die Gabe von Glucose, desto aggressiver waren die Krebszellen.

Seeger konnte bereits in den Jahren 1936–40 den Schaden an den Mitochondrien in Tumorzellen durch Färbungen nachweisen. Nun war es auch möglich, die Stoffwechselveränderungen an lebenden Zellen zu belegen.

Seeger war es bereits 1937 gelungen, Zellen einer Maus durch Sauerstoffentzug in den Gärungsstoffwechsel zu treiben und so aus gesunden Zellen Krebszellen zu produzieren.

Eine vorgegebene Menge an roten Blutkörperchen ist normalerweise in der Lage, eine genau definierte Menge an Sauerstoff zu transportieren.

Durch die Überimpfung von Tumorzellen auf gesunde Mäuse, sinkt jedoch schlagartig die Sauerstofftransportfähigkeit des Blutes, eine Beobachtung die man auch heute bei vielen Krebspatienten feststellen kann[74].

Derartige Experimente bewiesen, dass bei einem Auftreten von Krebszellen in einem Organismus das Blut und somit der ganze Körper in Mitleidenschaft gezogen wird, da die Stoffwechselendprodukte der Tumorzellen die roten Blutkörperchen (Erythrozyten) schädigen.

Die Zellmembranen der Erythrozyten werden in ihrer Struktur geschädigt, da es zu einer Spaltung der Phosphatid-Eiweiß-Bindungen auf der Oberfläche dieser Zellen kommt. Dieser Schaden setzt sich bis in das Innere der roten Blutkörperchen fort und sorgt so für eine Strukturveränderung des sauerstofftransportierenden Hämoglobin-Moleküls.

Eine Beobachtung, die auch Jahrzehnte später durch Gerner vom Tumorforschungszentrum in Wien bestätigt wurde[71].

Der Krebs ist also nicht nur ein lokaler Prozess wie von der Schulmedizin so oft behauptet, sondern er muss als Allgemeinerkrankung angesehen werden, da er den ganzen Organismus in Mitleidenschaft zieht.

So sorgt dann auch der schlechtere Sauerstofftransport für ein Sauerstoffdefizit im Gewebe, was die Krebszellen dann noch weiter in die Bösartigkeit treibt.

Die biochemische Erklärung dieser Gesetzmäßigkeit lieferte Seeger bereits 1953 in seiner Veröffentlichung mit dem Titel „Intermediären Stoffwechsel und Krebs".

In dieser Arbeit berichtete Seeger von der Zerstörung der Cytochromoxidase sowie den Atmungsketten in den Mitochondrien.

Ohne die Cytochromoxidase kann der Sauerstoff nicht richtig in die Atmungskette geschleust werden, ohne Sauerstoff wird der Wasserstoff nicht oxidiert, woraus gesunde Zellen aber ihre Energie gewinnen würden. Der Wasserstoff wird nun auf anderem Wege über die Brenztraubensäure gebunden, wodurch die pathologische linksdrehende D(-)Milchsäure entsteht. Deren Existenz wurde bereits von Warburg 1925 vermehrt bei Tumoren nachgewiesen[76].

Die Milchsäure wird von der Tumorzelle in das umliegende Gewebe abgegeben und stellt eine chemische Barriere für Immunzellen dar. Je aggressiver der Tumor, desto mehr Milchsäure wird produziert und damit das Immunsystem gehemmt[77].

Otto Warburg „Stoffwechsel und Krebs"

Warburg, Wind und Naegelein waren 1926 der Ansicht, dass die Krebszelle die Wahl hat zwischen Atmung und Gärung. Warum jedoch wachsendes Gewebe um so ungeordneter und schrankenloser wächst, je größer das Missverhältnis zwischen Gärungs- und Sauerstoffstoffwechsel ist, konnten sie dabei nicht erklären.

Noch im Jahre 1947 vertrat Warburg in seiner Schrift „Fermentchemie der Tumore" die Ansicht „Offenbar wäre eine Tumorzelle der Gärung beraubt keine Tumorzelle mehr". Er und seine Mitarbeiter gingen davon aus, dass der Sauerstoffstoffwechsel von Krebszellen nur zu klein sei.

Dr. Seeger widmete eine seiner Arbeiten Otto Warburg in Ankerkennung seiner Leistungen sowie zum 70. Geburtstag des alten Zellforschers. Erst, durch die Warburg 1953 gewidmete Arbeit mit dem Titel „Intermediärer Stoffwechsel und Krebs" und der Arbeit von Goldblatt und Cameron zog Warburg 1954 die Schlussfolgerung, dass eine irreversible Schädigung der Atmung die Ursache der Entstehung von Krebszellen sei. Eigene experimentelle Beweise legte er jedoch nicht vor.

Auf der Lindauer Nobelpreisträgertagung von 1966 sagte Warburg wörtlich:

> *„In wenigen Worten zusammengefasst ist die letzte Ursache des Krebses der Ersatz der Sauerstoffatmung durch eine Gärung. Alle normalen Körperzellen decken ihren Energiebedarf aus der Sauerstoffatmung, die Krebszelle allein deckt ihren Energiebedarf zum größten Teil aus einer Gärung. Alle normalen Körperzellen sind also obligate Aerobier, alle Krebszellen sind fakultative Anaerobier"*[74].

Seeger gelang der Nachweis – der Tumorstoffwechsel

In seinen vitalfärbenden, biochemischen, elektrochemischen und mikroskopischen Untersuchungen an Zellexperimenten entdeckte Seeger schon im Jahre 1937 die Ursache der Krebsentstehung.

Nach Seeger findet sich die Ursache in karzinogenen Giftstoffen oder Viren.

Bei den karzinogenen Giftstoffen finden man auf der einen Seite Giftstoffe, die von außen auf die Zelle einwirken und jene, die im Zellstoffwechsel selbst entstehen und die Zellen von innenheraus angreifen.

Die Giftstoffe, die von außen auf die Zellen einwirken, wurden von Seeger bereits als Umweltgiftstoffe bezeichnet.

Bei den internen Noxen findet man Substanzen wie Wasserstoffperoxid oder Peroxinitrit, was durch oxidative Vorgänge und damit durch einen Mangel an Antioxidantien hervorgerufen wird.

Diese inneren und äußeren Giftstoffe führen zu einer Spaltung der Phosphatid-Eiweiß-Bindungen an den Membranen oder Zellgrenzschichten der Zellen, den Mitochondrien, aber auch den Erythrozyten.

Diese Strukturschädigung hat eine Veränderung der Zelloberfläche der roten Blutkörperchen zur Folge.

Diese Veränderungen sind an der Oberfläche der Erythrozyten sichtbar, man denke hierbei an die Dunkelfeld-Blutdiagnostik oder den Optischen-Erythrozytentest nach Linke[78].

Der OET-Test nach Linke gestattet aufgrund einer graduellen Veränderung der Plasmaproteinhülle des Erythrozyten eine Erfassung von Veränderungen, die bei Tumorträgern vorkommen und ist damit eine Früherkennung von Krebs[78]. Leider arbeitete Linke in den letzten Tagen der DDR. In den Wirren der Wiedervereinigung waren seine Ergebnisse in der wissenschaftlichen Welt nicht beachtet worden.

Wenn die Oberflächen der Mitochondrien und die Struktur ihrer Lamellen geschädigt werden, verlieren die Glieder der Atmungsketten an den Lamellen ihre Verankerung und die Atmungsketten werden zerstört.

Die Reste der Atmungsketten, speziell die Cytochromoxidase wandern aus der geschädigten Zelle aus. Auch Nieper fand im Jahre 1959 Überreste der Cytochromoxidase im Blut Krebskranker[74].

1962 wurde Otto Warburg der Paul-Ehrlich-Preis verliehen. In seinem Vortrag anlässlich der Verleihung sagte er wörtlich:

> „*Man kann Krebs durch Teer erzeugen, aber Teer ist nicht die Ursache des Krebses. Man kann Krebs durch Virusarten erzeugen, aber der Virus ist nicht die Ursache von Krebs. Es kann nicht anders sein, als dass all diese verschiedenen Agentien etwas auslösen, das in der normalen Körperzelle bereits fertig ausgebildet vorliegt*“.

Womit Warburg zwar nicht den Nagel auf den Kopf getroffen, jedoch nicht gänzlich Unrecht hatte.

Es gibt auch einen physiologischen Gärungsstoffwechsel in den Körperzellen. In der Zellteilungsphase werden die Mitochondrien deaktiviert und die

Zelle gewinnt ihre Energie während des Zellteilungsvorgangs aus Vergärung. Nach Abschluss der Zellteilung und Ausbildung eines neuen Zellkerns werden die Mitochondrien wieder aktiviert.

Dieser physiologische Zustand, hat jedoch nichts mit dem zu tun, was sich bei der Umwandlung einer Zelle hin zu einer Krebszelle abspielt.

Bei den Tumorzellen ist es die strukturelle Zerstörung der Mitochondrien, wodurch sich die Cytochromoxidase herauslöst. Daraus resultiert die aerobe Zellatmungsstörung, was die Zelle zum Eigenerhalt in die Vergärung treibt.

Seeger und Schacht konnten 1957 nachweisen, dass sich die Bösartigkeit von Krebszellen proportional zu ihrem Gärungsstoffwechsel verhält. Je mehr die Zellen in Vergärung laufen, desto bösartiger sind sie.

Daraus resultierend gelang es den beiden Forschern durch die Gabe von Wasserstoffakzeptoren[73], die Schäden in den Atmungsketten zu überbrücken, wodurch die Zellen sich in ihrem Stoffwechsel normalisierten. Dadurch wurde das Wachstum von Tumoren gebremst oder Tumore sogar zum Einschmelzen gebracht.

Acht Jahre forschten Seeger und Schacht an verschiedenen Kombinationen von Zellatmungsaktivatoren, wobei sie auch die Inhaltsstoffe der Roten Bete näher unter die Lupe nahmen, mit der ja auch Ferenczi bereits ab 1955 beachtliche Erfolge in der Krebstherapie aufzuweisen hatte[79].

Zusammenfassend stellt sich der Verlauf in der Tumorentstehung nach den Arbeiten Seegers von 1936 bis 1969 wie folgt dar:

1. Phase:
Schädigende Giftstoffe oder Viren zerstören die Phosphatid-Eiweiß-Bindungen in den Strukturen der Zell-, Mitochondrien-, Erythrozytenmembranen.

2. Phase:
Zerstörung der Zellmembranen, der Membranen der Mitochondrien sowie ihrer inneren Lamellen. Veränderung der selektiven Permeabilität aller Membranen.

Zerstörung der Mitochondrien sowie ein Anschwellen der Mitochondrien, was man unter dem Mikroskop an lebenden Zellen verfolgen kann.

Jedoch sind nur wenige Zellen außerhalb des Organismus überhaupt lebensfähig und unter dem Mikroskop analysierbar.

Birkmayer[80] forschte hierzu an Spermien. Im Mittelstück der Spermien sitzen zirkulär angeordnet die Mitochondrien. Sie liefern die Energie, um den Schwanz der Spermien anzutreiben. Eine Veränderung und Zerstörung der Mitochondrien zeigt sich hier an einem aufgetriebenen Mittelstück und unzureichendem Antrieb der Spermien. Man denke in diesem Zusammenhang, auch an die vielen zeugungsunfähigen Männer, deren Anzahl in den vergangenen Jahren stark gestiegen ist.

3. Phase:
Systematische Zerstörung der Verankerung der Atmungsketten auf den Lamellen der Mitochondrien. Vermehrtes Auftreten von Resten der Mitochondrien in der Blutflüssigkeit.

4. Phase:
Daraus resultierende Zellatmungsstörung. Die Sauerstoffatmung der Zelle kann nach und nach bis auf fünf Prozent des üblichen Sauerstoffumsatzes abfallen. Wodurch dann auch der Grad der Bösartigkeit der Zelle bestimmt wird. Parallel dazu auch

eine verminderte Sauerstofftransportfähigkeit der roten Blutkörperchen im Blut, da auch ihre Strukturen geschädigt werden.

5. Phase:
Störung in bestimmten Bereichen des Zellstoffwechsels (Zitronensäurezyklus). Daraus ergibt sich eine Absenkung der Zellmembranspannung bis hin zur Depolarisierung der Zellmembran. Freisetzung von Kalium, Kalzium, Magnesium aus der Zelle und ein Einschwemmen von Natriumionen und Wasser in die Mitochondrien, wodurch sie sichtbar aufquellen.

Infolge des gestörten Sauerstoffstoffwechsels kann der aus den Kohlenhydraten entzogene Wasserstoff nicht oxidiert, also verbrannt werden.

Dieser wird dann im gestörten Zellstoffwechsel auf die Brenztraubensäure übertragen, wodurch die linksdrehende Milchsäure entsteht[74]. Sie wird in den Zellzwischenraum abgeführt.

Dieser „Säureschutzmantel", der nun um den Tumor entsteht, stellt auch eine Barriere für das Immunsystem dar.

Da die Endoxidation in der Zelle nun gestört ist, können die Kohlenhydrate nicht mehr bis hin zu CO_2 und H_2O abgebaut werden. Die Zelle hängt jetzt im archaischen Gärungsstoffwechsel fest.

An dieser Stelle werden über einhundert Substanzen in der Zelle gebildet, die nun die Zelle zur Zellteilung anregen. Jetzt redet die klassische Schulmedizin von einer Krebszelle.

Erst wenn diese Krebszellen auf ein begünstigendes Milieu treffen mit der dazugehörigen Abwehrschwäche, kann daraus im Laufe von Monaten und Jahren ein Tumor entstehen.

Dieser wird dann im Rahmen einer „Vorsorgeuntersuchung“ oder anhand von Symptomen erkannt. Bis ein Tumor aber Symptome hervorruft, muss er aber schon eine gewisse Größe erreicht haben.

Es wird also das Endstadium eines langen Krankheitsprozesses als isolierte und örtliche Krankheit erkannt. Die derzeitige und unzureichende Therapie besteht aus der Entfernung des letzten Symptoms eines langen Prozesses.

Darin liegt das Geheimnis der immer wieder auftretenden Rezidive, der rasch wachsenden Metastasen, oder wieso ein Mensch, der einmal Krebs hatte, dann auch zu anderen Tumoren neigt.

Teil 3

PRÄVENTION

*„Kernpunkt aller Vorbeugung
ist die Anleitung zu einer
vernünftigen Lebensweise“*

Prof. Dr. med. Werner Zabel

9. Kapitel

Kernpunkte vermeiden – eine echte Chance

Gibt es eine Chance, dem Krebs zu entkommen? Ja, aber praktisch gesehen, gibt es natürlich Einflüsse, die der Einzelne nicht in seiner Hand hat. Man kann nicht vor allen Umweltgiften flüchten. Es wird immer gewisse Mengen an Wohngiften, Giftstoffen in der Nahrung oder in der Atemluft geben.

Auch Elektrosmog oder psychosozialer Stress lassen sich nicht immer beeinflussen. Daher kann man nicht in allen Teilbereichen eine echte Vorbeugung betreiben. Würde man aber die Teilbereiche voll ausnutzen die man selbst in der Hand hat, dann wären die verbleibenden, nicht unmittelbar beeinflussbaren Faktoren, in vielen Fällen auch erträglicher für den Gesamtorganismus.

Es ist sinnvoll, Krebs mit realistischen Augen zu sehen und sich einzugestehen, dass diese Krankheit aufgrund unserer derzeitigen Medizin allzu oft tödlich verläuft.

Jeder Einzelne sollte deshalb erkennen, dass man alles tun muss, um die Entstehung von Krebs mit allen zur Verfügung stehenden Mitteln zu verhindern.

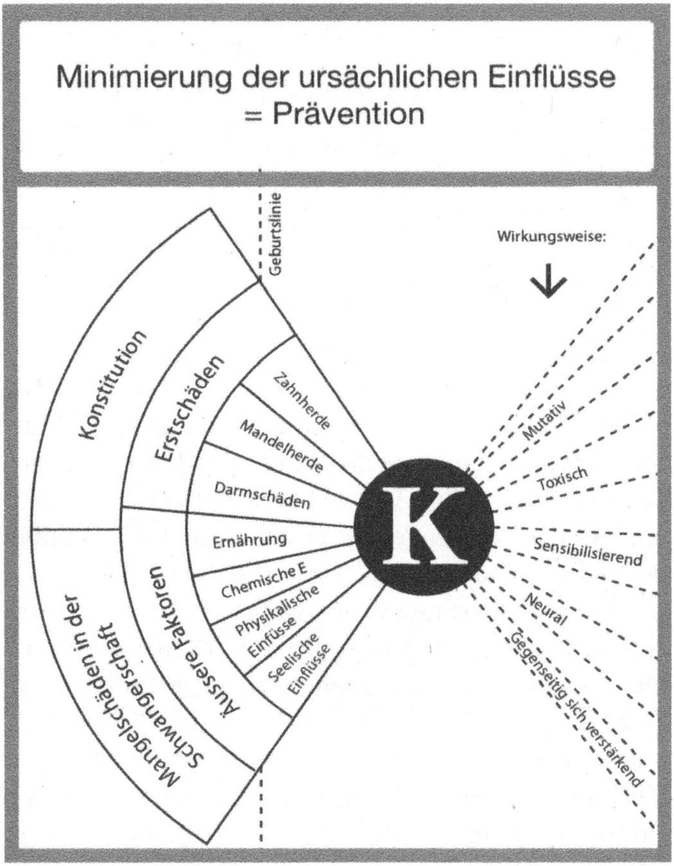

Abb.13

Die Angst vor Krebs darf nicht lähmen und das Denken negativ beherrschen. Vielmehr sollte es eine „konstruktive" Angst sein, die motiviert, das Verhalten derart anzupassen, dass man der globalen Degeneration des Körpers entgegentreten kann.

So wie jemand seine Angst vor Feuer beherrschen kann, indem er in jedem Zimmer einen Brandmelder anbringt, so kann man auch auf die Angst vor Krebs reagieren, indem man sein Verhalten verändert, dass man sich selbst soweit wie möglich vor dieser Krankheit schützt.

Ein solcher vermeidbarer, schädigender Faktor ist das Rauchen. Angesichts der Tatsache, dass ein Drittel aller Krebserkrankungen unmittelbare Folgen des verbrannten Tabacs sind, versteht es sich von selbst, dass der Verzicht auf Rauchen gewaltigen Einfluss auf die Krebsprävention hat.

Die Liste der Schädigungen durch Tabakkonsum ist lang, Steigerung des Risikos für Lungenkrebs um das Dreißigfache, deutliche Erhöhung des Krebsrisikos im Mundraum und Kehlkopf, der Bauchspeicheldrüse, Nieren und Blase. Dramatische Zunahme des Risikos für tödliche Herz- und Gefäßerkrankungen durch die Oxidation der Blutfette, aber auch der Graue Star des Auges wird durch Rauchen gefördert.

Wichtig ist außer der Dauer des Rauchens und der Menge der konsumierten Zigaretten aber auch, wie viele sonstige Schäden der Organismus im Laufe seines Lebens bisher erleiden musste.

Für viele „Sünden wider die Natur“ (Hippokrates) gibt es weniger schädliche oder sogar gesunde Ersatzlösungen. Denke man hier an die E-Zigaretten. Natürlich von militanten Nichtrauchern verpönt, so sind sie für den Raucher ein „inhalierbares Nikotinpflaster“. Fernab der chemischen Verbrennungsprodukte und den dazugehörigen freien Radikalen, kann er nach und nach die Dosis reduzieren und so dem Rauchen entsagen.

Oder denke man an den exorbitanten Zuckerverbrauch, der den Gärungsstoffwechsel geradezu füttert. Auch hier gibt es gesunde Alternativen von Stevia bis hin zu Erythrit oder anderen natürlichen Zuckeraustauschstoffen. So findet sich für jedes Laster eine Notlösung.

Letztendlich ist es immer die Kombination vieler Faktoren, die den Krebs entstehen lässt. Nie ein Faktor alleine.

Um Faktoren zu minimieren, muss man sich ihrer aber erst einmal bewusstwerden.

Wie viele Menschen handeln jeden Tag gegen die Natur, ohne es zu registrieren. Erst nach der Diagnose Krebs reagieren sie, doch dann ist es meistens schon zu spät.

Eine rechtzeitige Aufklärung und Analyse der aktuellen körperlichen Situation, um rechtzeitig beeinflussbare Faktoren abzustellen, wäre wünschenswert. Es geht also um die Minimierung der ursächlichen Einflüsse und damit um eine Stabilisierung des Milieus, den Erhalt der Zellgesundheit.

Die Zahngesundheit ist maßgeblich für die Prävention von Krebserkrankungen. Zahnmetalle sollten entfernt und durch Keramik ersetzt werden. Tote, also wurzelbehandelte Zähne sind ohne Rücksicht auf Verluste zu entfernen. Die Kosmetik steht an zweiter Stelle, vorrangig ist die Gesundheit des Gesamtorganismus (Issels[9]). Natürlich braucht man dazu wieder den passenden biologischen Zahnarzt. Ein Zahnarzt der im Sinne der Krankenkasse handelt, wird sich weigern, tote Zähne zu entfernen. Aus Sicht der aktuellen Leitlinie werden diese Zähne solange erhalten, bis sie gänzlich kaputt sind, oder sich das Immunsystem dagegen wehrt und Eiterherde anlegt.

Biologische Zahnärzte sehen den Menschen an erster Stelle und die Zähne an zweiter Stelle, hier wird man schnell Verständnis finden, wenn man prophylaktisch diese Leichen entfernen lassen möchte. Besser wäre es, man hätte von Anfang an niemals eine Wurzelbehandlung. Wenn ein Zahn lebend nicht zu erhalten ist, sollte er zum Wohle des Gesamtorganismus entfernt werden[30].

Es gibt viele biologisch vertretbare Ersatzlösungen, und nicht jeder Zahn muss ersetzt werden. Allzu oft werden horrende Summen in die Zähne oder Zahnersatz investiert und hinterher stellt sich ein Chaos heraus. Wie immer gilt auch hier, erst informieren, dann handeln.

Es gibt viele Bestimmungsmethoden, mit denen man abklären kann, wie sehr ein Organismus bereits unter Zivilisationsschäden leidet.

Spezielle Blutuntersuchungen geben hierüber Auskunft. Werte wie Homocystein, M2-PK (M2-Pyrovatkinase), LDH-Isoenzyme und weitere Blutwerte geben Aufschluss über den Grad der Schädigung der Mitochondrien sowie den allgemeinen Schädigungsgrad im Organismus. Zum Nachweis entzündlicher Prozesse, die ja der Nährboden für die Tumorentstehung sind, gibt es auch klassische Werte wie die Blutsenkung.

Viele Ärzte sind der Meinung, das CRP (C-Reaktives Protein) hätte als Laborwert die Blutsenkung ersetzt.

Die Blutsenkung war der letzte Wert, den der Arzt noch im eigenen Labor selbst gemacht hat. Mit dem CRP werden nun alle Blutwerte nur noch im Labor durchgeführt. Das spart Zeit, Arbeit und damit auch Personal.

Prof. Dr. med. Werner Zabel sagte einmal, man könne am Verlauf der Blutsenkung erkennen, ob eine Krebstherapie anschlägt.

Welch glorreicher Satz, mit wenigen Worten beschreibt er doch so viel. Es gab bereits 1936 von Dr. med. Hans Reichel[81] ein Buch über die Blutkörperchensenkungsgeschwindigkeit, auf den rund 300 Seiten konnte man lesen, dass es in der damaligen Zeit bereits mehr als 3500 wissenschaftliche Abhandlungen zur BSG gab, und der nichtsahnende leitliniengetreue Arzt meint heute, das CRP würde dies ersetzen.

Wenn man den Satz von Zabel analysiert, dann beinhaltet er, dass bei allen Krebserkrankungen die Blutsenkung erhöht ist.

Bis auf einen verschwindend geringen Teil der Krebspatienten ist dem auch so. Sobald das Immunsystem auf den Tumor reagiert, der oxidative Stress ein gewisses Maß überschritten hat, die Milchsäure aus dem Gärungsstoffwechsel die Gerinnung aktiviert oder vermehrt Antikörper gebildet werden, ist die Blutsenkung erhöht.

Aber auch bei der Interpretation der BSG haben sich in den letzten zwanzig Jahren Fehler eingeschlichen.

Das Blut wird in einem Glasröhrchen neben einer Messskala aufgestellt. Durch einen Zusatz von Natriumcitrat wird die Gerinnung blockiert und dadurch können sich die Blutkörperchen nach und nach in dem Glasröhrchen absetzen. In der ersten Stunde bis zu einem Wert von zehn auf der Skala, in der zweiten Stunde bis zwanzig. Allzu oft wird die zweite Stunde nicht abgelesen und sich nur auf den ersten Wert konzentriert, dabei ist der Verlauf der BSG exponentiell. Wenn es also bei der ersten Stunde noch grenzwertig ist, dann ist der Wert der zweiten Stunde bereits erhöht.

Oder es wird der Normwert der zweiten Stunde für die erste Stunde genommen, und weil Menschen ab dem fünfzigsten Lebensjahr doch immer mal kleine Entzündungen haben, noch fünf Maßeinheiten ab diesem Alter als normal hinzugefügt. Das ist dann wahrlich eine Vergewaltigung der BSG, die an eine Diffamierung grenzt. Auch so kann man ein gutes Verfahren als unwirksam aus der Praxis verbannen.

Leider werden auch oftmals normale Blutbilder beim Arzt sehr lasch interpretiert. Das Labor zeigt die Normwerte auf, die ja in Wirklichkeit nur Bevölkerungsdurchschnittswerte sind und obwohl sich der Patient vom sowieso schon kranken Bevölkerungsdurchschnitt abhebt, lautet die Aussage des Arztes oft, es sei alles noch in Ordnung.

Daher kann man jedem nur anraten, selbst einen Blick auf die Blutwerte zu werfen und gegebenenfalls seinen Arzt zur Rede zu stellen, oder selbst Erkundigungen einzuholen. So schwer ist dies nicht.

Natürlich wäre es schöner, man würde einen erfahrenen Therapeuten an seiner Seite haben, der sich mit dem Thema Prävention beschäftigt und hier auch Fachmann ist.

Zuletzt sollte man auch die Tumormarker ansprechen. Jede Tumorart hat andere Tumormarker, alle Tumormarker zu bestimmen wäre eine Herausforderung. Diese Tumormarker können bei Krebserkrankungen erhöht sein, müssen es aber nicht. Es gibt viele Fälle von Darmkrebs, bei denen der CEA-Wert nicht reagiert, im Gegenzug kann ein erhöhter PSA auch auf eine Prostataentzündung hinweisen. Wenn bei einer diagnostizierten Krebserkrankung der passende Tumormarker reagiert, kann dieser als Verlaufsparameter herangezogen werden. Daher sind sie in der Prophylaxe nicht wirklich empfehlenswert.

Früher gab es bei der Bahn drei Klassen, es gab die Holzklasse, der günstigste Bereich im Zug mit unbequemen Holzbänken. In der Zugluft konnte man nur das mitgebrachte Butterbrot verzehren. Für einen Aufpreis können Sie aber auch heute im ICE dinieren. Ähnlich ist es heute in der Versorgung der Patienten. Es gibt die Holzklasse, also das, was die gesetzliche Krankenkasse (trotz horrender Beiträge) heute ihren Versicherten bezahlt. Es gibt aber auch Zusatzversicherungen oder Privatversicherungen. Damit sieht die medizinische Welt schon völlig anders aus. Außerdem gibt es die Möglichkeit der Selbstzahlerleistungen.

Als Selbstzahler stößt man aber auch irgendwann an seine Grenzen. Glücklicherweise gibt es in den letzten Jahren immer mehr Krebsversicherungen. Auch hier gibt es natürlich Unterschiede und man sollte das Kleingedruckte gut studieren.

Aber es gibt Versicherungen, die bei der Diagnose Krebs einen im Vorfeld ausgemachten Betrag auszahlen. Ein Aufenthalt in einer biologischen Krebsklinik, eine metastasenarme Operation oder Hyperthermiebehandlung kann schnell mehrere zehntausend Euro kosten, und da derzeit jeder zweite Einwohner in Deutschland in seinem Leben an Krebs erkrankt, sollte man sich rechtzeitig auch darüber Gedanken machen.

Von einem Kassenarzt kann man nur Kassenleistungen erwarten. Symptomatische Behandlung, Früherkennungsuntersuchungen und alles nach Leitlinie und keinesfalls individuell.

Privatärzte sind am Ball der Zeit, viele von ihnen können mit dem was in diesem Buch geschrieben wurde etwas anfangen, mehr noch: sie können dieses Wissen vervollständigen.

Brandneu ist auch der BHI. Es ist eine neue Möglichkeit in der Labordiagnostik zur Beurteilung der mitochondrialen Dysfunktion. Der Bioenergetische Gesundheitsindex, entwickelt von Frau Prof. Dr. rer nat. Brigitte König, misst die Basalatmung, die zur Aufrechterhaltung der Grundfunktionen nötig ist, ferner wird die innere Mitochondrienmembran auf ein Protonenleck kontrolliert, die mitochondriale Atmung überprüft, die maximal mögliche Atmung der Mitochondrien und deren Reservekapazität. Darüber hinaus wird die nicht-mitochondriale Atmung gemessen, also der Grad des Vergärungsstoffwechsels.

Mit dieser neuen Blutbestimmungsmethode kann man im Biovis Labor Limburg einen optimalen Einblick in seine Energiegewinnung bekommen[82].

Fr. Prof. Dr. König hat auch mit Hilfe der Firma NatuGena Möglichkeiten entwickelt, um hier rechtzeitig regulatorisch einzugreifen[85]. Jeder Schaden an den einzelnen Abläufen der Mitochondrien lässt sich heute mit den geeigneten Mitteln beheben.

Unterarten von Lymphozyten (Th1-Zellen) setzen Botenstoffe (Interleukine) frei, die die NO-Gas-Produktion ansteuern. Das NO-Gas ist ein wichtiger Teil der unspezifischen Tumorabwehr. Genaue Blutanalysen des Immunsystems, wobei die Unterarten der Lymphozyten und deren Botenstoffe überprüft werden, zeigen so rechtzeitig Lücken im Immunsystem an. Damit kann erkannt werden, wie weit das Immunsystem durch das allgemeine Milieu in Mitleidenschaft gezogen wurde.

Auch die Körperflüssigkeiten lassen sich in ihrer Zusammensetzung überprüfen. In der BETA-Analyse wird das Milieu im Organismus über neun Messwerte und drei Körperflüssigkeiten (Blut, Speichel, Urin) ermittelt.

Oftmals lassen sich hier schon Jahre vor dem Auftreten chronischer Krankheiten typische Abweichungen finden.

Durch die Bestimmung des Vitalstoffhaushaltes, des Glutathions, um die antioxidative Kapazität im Körper festzustellen, kann man abschätzen, wie sehr der Körper durch freie Radikale geschädigt wird.

Es gibt auch die Möglichkeit, direkt die Menge der freien Radikale im Blut zu bestimmen.

So lassen sich auch viele Umweltgiftstoffe und der Grad ihrer Einlagerungen im Körper mit Blut- oder

Haarmineralanalysen und nicht zuletzt mit der schon beschriebenen INUSpherese® nachweisen.

Durch Stuhluntersuchungen kann man den Zustand des Darms ermitteln. Die Zusammensetzung der Darmbakterien lässt Rückschlüsse auf die Darmgesundheit zu. Entzündungs- und Allergiemarker sowie Verdauungsrückstände lassen sich hier ebenfalls finden. Einmal im Jahr sollte man so die „Wurzel seiner Gesundheit" überprüfen[42].

Diese und viele weitere Bestimmungsmethoden stellen echte Maßnahmen zur Prophylaxe dar und sind damit echte Vorsorgeuntersuchungen.

Nach durchgeführter Analyse sollten die festgestellten Schwachstellen behoben werden, um so den Gesamtzustand des Körpers zu verbessern und damit der Entstehung chronischer Krankheiten vorzubeugen.

Leider stellen die schulmedizinischen Vorsorgeuntersuchungen keine „Vorsorge" dar, sondern bestenfalls eine Früherkennung. Früherkennung hat nichts mit Vorsorge zu tun. Leider wird dies gerne – gerade auch bei Krebs – in einen Topf geworfen.

Bei einer Ultraschalluntersuchung, Abtastung der Prostata oder Mammographie gibt es nur zwei mögliche Ergebnisse. Tumor ja, oder nein. Wenn sich ein Tumor findet, ist dies aber bereits das Endstadium vieler vorher abgelaufener Prozesse im Organismus, und die Erkennung eines Endstadiums ist keine Vorsorge.

Kausalfaktoren minimieren heißt die Devise. Und dies beginnt idealerweise bereits vor der Geburt. Nur eine gesunde Mutter kann ein gesundes Kind zur Welt bringen.

Übergewichtige und mangelversorgte Schwangere neigen zu Komplikationen[47].

Die Ausscheidungsorgane des mütterlichen Organismus laufen durch das Übergewicht schon auf Hochtouren. Wenn die Belastung der Schwangerschaft und damit die Ver- und Entsorgung des kindlichen Stoffwechsels hinzukommen, kippt das System und es entsteht eine Schwangerschaftsvergiftung (Gestose), die auch am Kind nicht spurlos vorübergeht.

Übergewicht erzeugt Immunschwäche. Fettzellen sind sehr stoffwechselaktive Zellen. In ihrem Stoffwechsel erzeugen sie unter anderem Gewebshormone (TNF) die das Immunsystem negativ beeinflussen. Die Stoffwechselorgane werden überlastet und das Milieu verschlechtert sich. Übergewicht lässt sich nur durch eine langfristige Ernährungsumstellung beeinflussen. Natürlich sollte auch immer die Schilddrüse bei solchen Patienten im Auge behalten werden. Die Schilddrüse steuert die Verbrennung in den Mitochondrien. Wenn diese nicht richtig angesteuert werden, kann der Übergewichtige nicht abnehmen. Eine Schilddrüsenunterfunktion ist auch ein Faktor, der die Zellen schneller in die Vergärung treibt. Viele Krebspatienten haben Schilddrüsenprobleme.

Der Ausdruck Diät kommt von dem altgriechischen „Diaita“ und bedeutet Lebensweise. Der Übergewichtige muss also seine Lebensweise verändern. Die Lebensweise in seelisch-geistiger und körperlicher Hinsicht. Wenn man seine Lebensweise verändert, dann für immer.

Eine „Diaita" im klassischen Sinne kennt kein Ende. Regelmäßiges Training ist nicht nur eine gute Methode, um sich fit und die Muskeln in Form zu halten, mehrere Untersuchungen haben in letzter Zeit auch einen Zusammenhang zwischen körperlicher Aktivität und einer Risikosenkung für bestimmte Krebsarten nachgewiesen. Es ist nach diesen Studien nicht nötig, ein größeres Trainingsprogramm zu absolvieren, um von körperlicher Bewegung zu profitieren. Drei bis fünf Stunden Gehen pro Woche waren hier schon ausreichend, um positive Effekte zu erzielen. Durch die ständige Energieforderung werden die Mitochondrien in den Zellen zur Teilung angeregt.

Mehr Mitochondrien bedeutet besseren Sauerstoffstoffwechsel, was den Gärungsstoffwechsel unterdrückt.

Die Ernährung spielt neben einer ausreichenden Bewegung an frischer Luft eine entscheidende Rolle.

Die Zivilisationskost ist durch ihren Hang zu Extremen sowohl in den Exzessen als auch in den Defiziten charakterisiert, zu viel Zucker, zu viel Fertigprodukte und Fleisch und zu wenig Obst und Gemüse. Dabei sollten gerade Obst und Gemüse die Basis einer gesunden Ernährung darstellen. Ein gesunder Erwachsener sollte am Tag ca. 800g Obst und Gemüse verzehren. Dies sollte ca. 80 Prozent von dem ausmachen, was man täglich an Nahrung zu sich nimmt.

Krebsvorbeugung bedeutet vor allem eine Veränderung der Ernährungsgewohnheiten, nämlich die Einbeziehung von Nahrungsmitteln, die reichhaltige

Quellen für krebshemmende und zellschützende Wirkstoffe beinhalten.

Kein Nahrungsmittel enthält für sich alleine alle krebshemmenden Wirkstoffe, deshalb ist eine vielseitige und abwechslungsreiche Ernährung umso wichtiger.

So hilft der Verzehr von Gemüse aus der Kreuzblütler- sowie Knoblauchfamilie dem Körper bei der Eliminierung karzinogener Substanzen. Damit schränkt er zugleich deren Fähigkeit ein, Veränderungen in den Zellen auszulösen, die das Auftreten von Krebszellen begünstigen.

Parallel dazu verhindert der Konsum von grünem Tee oder Beeren die Bildung neuer Blutgefäße, die für das Wachstum von Mikrotumoren notwendig sind, wodurch diese in einem latenten Stadium blockiert werden können.

Bestimmte Inhaltsstoffe in den Nahrungsmitteln, die dann auch echte Lebensmittel sind, unterdrücken sogar mehrere Stadien der Krebsentstehung und steigern dadurch den Schutzeffekt der Ernährung. Man braucht nur an das Resveratrol in Trauben zu denken, das in viele Stadien der Krebszellentstehung eingreift, ähnlich wie Curcumin in der Gelbwurz oder die Anthozyane in der Roten Bete oder der Schwarzen Johannisbeere. Die Vielfalt der krebshemmenden Moleküle in der Ernährung ist entscheidend und damit die Vielfalt der sekundären Pflanzenstoffe (Beliveau, Gingras[83]).

An dieser Stelle muss man auch ehrlich zu sich selbst sein:

Schafft man es, genügend Vitalstoffe zuzuführen oder nicht? Wenn die tägliche Arbeit es nicht zulässt sich optimal zu versorgen, oder wenn aufgrund einer Krankheit ein erhöhter Bedarf besteht, sollte man auf hochwertige Konzentrate aus Obst und Gemüse zurückgreifen[47].

Chemische Umweltfaktoren gilt es zu reduzieren. Viele essen jeden Tag eine Menge chemischer Nahrungszusätze, ohne es zu registrieren. Natürliche, selbst zubereitete Nahrung aus adäquaten Quellen ist annähernd frei von chemischen Zusätzen und Fertigprodukten immer vorzuziehen.

Auch Chemikalien in der Wohn- und Arbeitswelt sollte man minimieren, um den Gesamtorganismus zu entlasten (Ionescu[37]).

Man kann eine Wohnung so einrichten, dass sie biokompatibel ist oder vor Giftstoffen strotzt.

Elektrosmog ist ein immer noch nicht ausreichend erforschtes Risiko für die Gesundheit. Sicher kann man auch hier nicht alle Strahlungsquellen meiden, aber zumindest minimieren.

Mobiltelefone sind aus dem täglichen Gebrauch nicht mehr wegzudenken. Aber auch hier gibt es Unterschiede. Der SAR-Wert gibt Auskunft über die Eindringtiefe der Strahlung in den Schädel. Es gibt Hersteller die darauf achten, diesen Wert gering zu halten, deren Geräte sollte man bevorzugen.

Zum Glück hat sich die Qualität der Freisprecheinrichtungen in den letzten Jahren drastisch gebessert. Die Menge der schädlichen Strahlung nimmt exponentiell zur Entfernung des Senders ab. Daher ist es zweckmäßig, so oft es geht auf die Freisprechfunktion zurückzugreifen.

Elektrosmog wirkt sich laut einiger Studien im Schlaf verheerender aus als im Wachzustand. Daher sollte man das Handy nachts in den Ruhemodus versetzen. Der Schlafplatz sollte stromfrei sein, also keine Steckdosen, Fernseher, Radiowecker, Funktelefonanlagen in direkter Nähe aufstellen. Nicht umsonst baut man in neueren Häusern Netzfreischalter ein, die den Strom zum Schlafzimmer nur dann freigeben, wenn ein Schalter betätigt wird.

Seelischer Stress bedarf ausgleichender Ruhe. Hier ist der Schlaf besonders hervorzuheben. Im Schlaf hat der Körper die höchste Regenerationsmöglichkeit. Man kann ein Flugzeug auch nicht während des Fluges reparieren. Es muss landen und in den Hangar. Nur dort ist eine umfassende Regeneration möglich. Melatonin, das Schlafhormon gilt auch immer mehr als eine krebsschützende Substanz.

Zu diesem Schluss gelangte ein Forscherteam aus Italien und Polen.

Sie haben hierfür zehn Studien ausgewertet, die sich mit der Auswirkung von Melatonin auf die Überlebenschancen von Tumorpatienten beschäftigen. Melatonin reduzierte dabei das Todesrisiko der Patienten in einem Jahr um 34 Prozent.

Melatonin wird in der Zirbeldrüse im Zwischenhirn produziert. Es spielt eine Rolle in vielen Körpervorgängen, besonders beim Schlaf, der Stimmungslage und der Immunabwehr.

Die ausgewerteten Studien umfassten insgesamt 643 Tumorpatienten, die täglich Melatonin eingenommen hatten. Dabei kam das Hormon entweder allein zum Einsatz oder ergänzte die schulmedizinischen Therapien. Die Patienten litten an Krebs der Lunge, Haut, Niere oder Brust.

Alle zehn Studien kamen zum gleichen Ergebnis, Melatonin. Die verwendeten Hormondosen waren mit 10 bis 40 Milligramm täglich sehr hoch. Für die Behandlung von Schlafstörungen oder Jetlag kommt Melatonin normalerweise nur in Mengen zwischen 1,5 und 5 Milligramm zum Einsatz. Die Teilnehmer der zehn Studien hatten dennoch keine Nebenwirkungen[84].

Aus dieser Studie heraus kann man ableiten, wie wichtig ein gesunder und ausreichender Schlaf ist. Nicht umsonst erkranken Schichtarbeiter häufiger an chronischen Krankheiten aller Art.

Die Lebensspanne der Menschen mag sich in den letzten Jahrhunderten verlängert haben, die Gesundheitsspanne hat sich jedoch verkürzt. Die Menschen leben heute statistisch gesehen länger, aber dafür werden sie immer früher chronisch krank. Dabei wollen wir doch so lange wir leben fit, dynamisch und leistungsfähig bleiben.

Idealerweise würden wir mit einer hundertprozentigen Funktion unserer Mitochondrien geboren werden und damit einhundert Prozent Funktion der Lungen, der Leber, der Nieren, etc.

Das erschreckende daran ist, wir können von diesen hundert Prozent siebzig Prozent verlieren und merken davon selbst nichts. Subjektiv gibt es keinen

Unterschied zwischen hundert Prozent Organfunktion und fünfunddreißig Prozent.

Der ein oder andere mag etwas ahnen, aber man selber spürt davon nichts.

Dagegen kämpfen wir biologische Therapeuten jeden Tag. Wir checken Patienten durch, bestimmen Labormarker. Viele dieser biologischen Marker stimmen nicht, dann versuchen wir höflich und bestimmend auf den Patienten einzuwirken. Wenn die Werte mal über einen kurzen Zeitraum nicht optimal sind, ist es ja auch kein Problem. Aber wenn sie langfristig nicht stimmen, drohen viele chronische Krankheiten und nicht zuletzt Krebs.

Da reagieren die Patienten in der Regel alle sehr höflich und denken sich „Du kennst Deine Werte, aber ich kenne das Leben".

Der Therapeut ist der Theoretiker und der Patient der Praktiker. Ein bisschen schlechte Ernährung soll gefährlich sein? Mein täglicher Stress oder die Zigarette zum Ausgleich haben auch noch keinen umgebracht. Der Patient fühlt sich bekräftigt, denn ihm geht es ja noch gut. Dabei sind das doch die berühmten letzten Worte: „Ihm ging es doch immer so gut".

Erst wenn die Funktion der Organe auf dreißig Prozent fällt, erst dann verspürt der Patient einen Leidensdruck und kommt in die Praxis. Vorher waren es immer nur Höflichkeitsbesuche, jetzt will man etwas verändern. Viele Menschen riskieren lange ihre Gesundheit um Geld zu verdienen, kaum haben sie etwas erreicht, müssen sie ihr Geld wieder opfern um die Gesundheit zurückzuerlangen. Leider führt diese Einstellung regelmäßig zum Misserfolg. Wenn man mit den Patienten redet, dann sehen sie es immer ein, sie sollten sich ändern. Aber im Moment spüren sie ja noch nichts, aber sobald er was spürt dann wären sie bereit ihr Leben zu ändern. Leider sind dann die Erkrankungen weit fortgeschritten und eine Umkehr nur schwer durchführbar. Wenn man etwas spürt oder die Diagnose einer schweren Krankheit bekommt, ist es eigentlich schon zu spät.

Daher ist es gut, dass sie dieses Buch möglichst frühzeitig lesen, möglichst nahe bei den einhundert Prozent.

Dass ihr Leben gesund weiterverläuft, das nennt man die präventive Medizin. Viele denken Gesundheit ist ein Geschenk Gottes, wenn man gesund ist hat man Glück und wenn man krank wird, dann hat man Pech gehabt. Das stimmt aber nicht, keine Krankheit fällt vom Himmel. Seit über fünfunddreißig Jahren beschäftige ich mich nun mit dem Thema Krebs und hoffe hier alles Wesentliche verständlich herübergebracht zu haben.

Nutzen Sie diese Information rechtzeitig und handeln Sie danach.

10. Kapitel

Zusammenfassung und Ausblick – der Epilog

Eine rechtzeitige Veränderung der Lebensweise gehört nach wie vor zu den besten Waffen im Kampf gegen den Krebs. Krebs ist keine lokale Erkrankung, sondern das Endstadium einer chronisch über viele Jahre ablaufenden Krankheit.

Bewusst wurde ein Streifzug durch die Geschichte der Krebsheilkunde unternommen, um aufzuzeigen, dass die Auffassung über das Krebsgeschehen als eine Erkrankung des gesamten Organismus nicht neu ist, sondern auf dem Boden historischer Medizinwissenschaft beruht.

Seit über 5000 Jahren wird Krebs als Allgemeinerkrankung betrachtet und als solche auch behandelt. Erst durch die einseitige Interpretation von Virchows Lehre sah man sich legitimiert diesen Weg zu verlassen.

Die Interpretation, Krebs sei ein lokales Geschehen, stand seit jeher auf schwachen Beinen. Die Erkenntnisse moderner Forschung bestätigen dies. Schien es vor hundert Jahren noch so, als ob die von der lokal denkenden Lehrmeinung propagierte Therapie Entscheidendes zur Lösung des Krebsproblems würde beitragen können, so zeichnete sich mit jedem folgenden Jahrzehnt klarer ab, dass diese Erwartung nicht in Erfüllung gehen kann. Immer deutlicher wird erkennbar, dass die lokale Denkweise nicht mit der experimentellen und klinischen Erfahrung in Einklang gebracht werden kann.

Ohne eine vorhergehende Milieuverschlechterung, ohne das Vorhandensein eines Tumormilieus kann es keinen Krebs geben. Erst wenn ein Organismus durch krankhafte Veränderungen an den Mitochondrien vermehrt Krebszellen produziert und diese nicht in Schach halten kann, kann sich ein Tumor bilden.

Es bedarf der Umsetzung neuer Methoden zur Bestimmung der mitochondrialen Gesundheit, um das drohende Unheil rechtzeitig abzuwehren.

Zur Änderung eines unzureichenden, ja falschen Therapieansatzes bedarf es nicht allein der Einsicht, sondern es bedarf auch solcher Persönlichkeiten, die die innere Unabhängigkeit und die ethisch fundierte Kraft haben, einen Irrtum zu bekennen und den Mut, etablierten Interessengruppen entgegenzutreten.

Ermutigend ist, dass die Öffentlichkeit, also die Patienten selbst, kritischer sind als früher. Patienten sind heute mehr denn je informiert. Es sollte die Ärzteschaft nachdenklich stimmen, warum Patienten sich immer mehr von der akademischen Medizin abwenden und nach anderen ganzheitlichen Lösungen suchen.

Abschließende Aphorismen

Ein Aphorismus ist ein selbstständiger einzelner Gedanke, ein Urteil oder eine Lebensweisheit, welcher aus nur einem Satz oder wenigen Sätzen bestehen kann. Oft formuliert er eine besondere Einsicht rhetorisch kunstreich als allgemeinen Sinnspruch.

Nicht die Wahrheit, in deren Besitz ein Mensch zu sein glaubt oder behauptet, macht dessen Verdienst und Größe aus, sondern die Mühe und Opferbereitschaft, die er zu deren Erkenntnis auf sich genommen hat.

Gotthold Ephraim Lessing 1729–1781

Solange wir glauben, das Carcinom allein mit dem Messer bekämpfen zu können, werden wir unterliegen.

Dr. med. Carl von Thiersch 1822–1895

Um gesund zu bleiben, iss leicht, einfach und mäßig. Um mit dem Leben fertig zu werden, ertrage Mühsal, erdulde Verlust und sei stark.

Buddha 566–486 v.d.Zeitr.

Wir sollten den gleichen Mut aufbringen wie Semmelweis 1860 bezüglich des Kindbettfiebers, den Mut, die Fehler im heutigen Konzept der Behandlung der Krebserkrankungen zu erkennen und zu korrigieren.

Prof. Dr. med. Dr. rer.nat. Ernst Krokowski 1926–1985

Glaube nicht an irgend etwas, nur weil man Dich die Schriften eines Weisen lehrt. Glaube nicht an irgend etwas, nur weil es von der Autorität der Meister und Priester herrührt. Das was mit Deiner Erfahrung übereinstimmt und was sich nach genauer Prüfung mit Deiner Vernunft vereinbaren lässt und zu Deinem eigenen Wohlergehen und dem eines jeden Lebewesens führt, das nimm als wahr an und lebe danach.

Buddha 566–486 v.d.Zeitr.

Der menschliche Organismus ist ein Leben lang bemüht Ordnung zu schaffen. Am Ende aber stirbt er am Chaos.

Dr. med. Gerhard Ohlenschläger 1930–2008

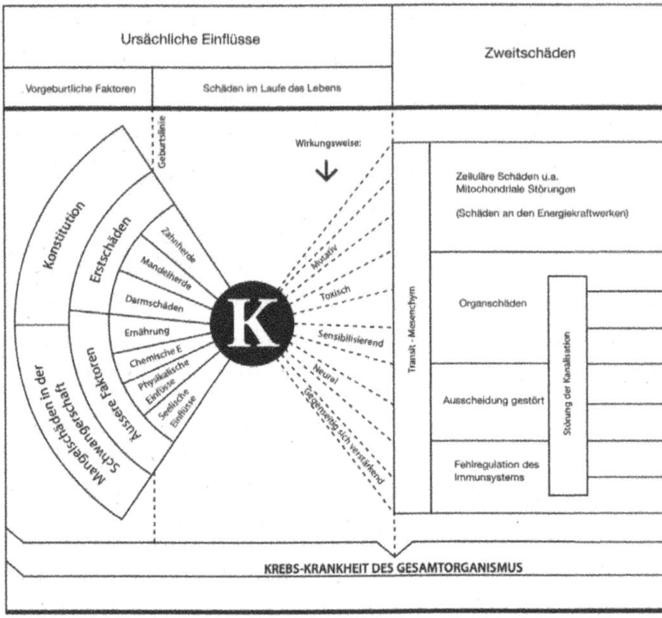

Abb.14a
(Modifizierte Darstellung der Tumorentstehung
nach Dr. med. Josef Issels)

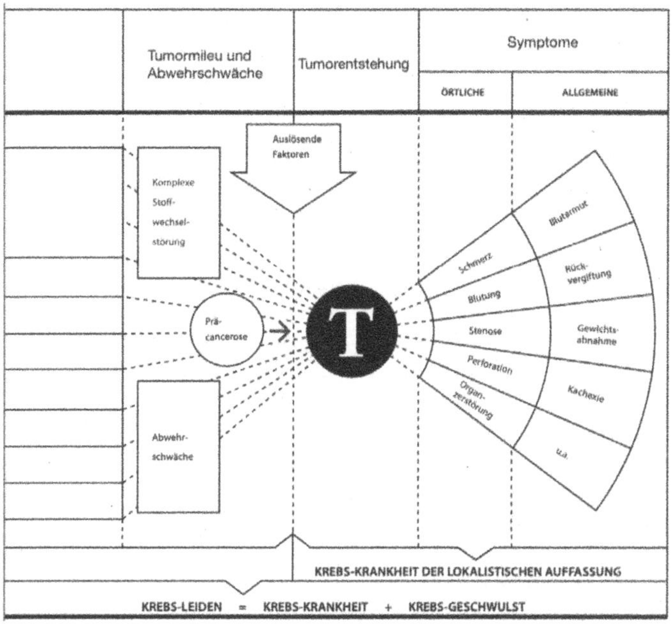

Tumormileu und Abwehrschwäche
Tumorentstehung
Symptome
ÖRTLICHE
ALLGEMEINE
Auslösende Faktoren
Komplexe Stoff-wechsel-störung
Prä-cancerose
T
Abwehr-schwäche
Schmerz
Blutung
Stenose
Perforation
Organ-zerstörung
Blutarmut
Rück-vergiftung
Gewichts-abnahme
Kachexie
u.a.
KREBS-KRANKHEIT DER LOKALISTISCHEN AUFFASSUNG
KREBS-LEIDEN = KREBS-KRANKHEIT + KREBS-GESCHWULST

Abb.14b

Quellenangaben

[1] **KIENLE G.**: Gerhard Kienle – Leben und Werk. Verlag am Goetheanum. Dornach 2003
[2] **HACKETHAL J.**: Wetter-Boden-Mensch. 13/1983
[3] **ISSELS J.**: Ganzheitliches Konzept der Krebstherapie. Synergia Verlag. 2015
[4] In Erinnerung an Dieter, der im Alter von 83 Jahren allein im Krankenhaus an einem Leberversagen verstarb und sich nur am Telefon von seiner Frau verabschieden durfte.
[5] **BAUER K.H.**: Das Krebsproblem. Springer Berlin. 1963
Über die Krebsgefährdung des heutigen Menschen. Materia Medica Nordmark 17. 1965. Nr. 7
[6] **PEDO, Doll**: Erfassung molekularer Parameter der Karzinogenese. Oßwald. Jena 2003
[7] **SANDOVAL D.**: Platinum Health Europe B.V. Vortrag. Bad Aibling 2006
[8] **COY J.**: Die neue Anti-Krebs-Ernährung. GU-Verlag. 2009. ISBN 9783833816635
[9] **ISSELS J.**: Mehr Heilungen von Krebs. Synergia Verlag. 2016
[10] **KROKOWSKI E.**: Wollen Sie die Patienten verunsichern? Artikel Spiegel. 41/1978
[11] **DRUCKREY H.**: Experimentelle Grundlagen der Chemotherapie des Krebses. Deutsche med. Wochenschrift. 77/1952
[12] **GREGL A.**: Der Brustkrebs im höheren Lebensalter. Deutsche med. Wochenschrift. 23.10.1977
[13] **Heel GmbH**: Homotoxikologie – Grundlagen für die therapeutische Praxis. 2017
[14] Informationsmaterial der AlpsteinClinic Gais. Schweiz.
[15] **BÜSSING A.**: Mistletoe, The Genius Viscum. Medicinal and Aromatic plants. Amsterdam Harwood Academie Publishers 2000
[16] **VIRCHOW R.**: Die krankhaften Geschwülste. Berlin 1863

[17] **KÜBLER U.**: Isolation and Characterization of Circulating Cancer Cells as Vaccine Candidates. Cancer Vaccines 1996. New York

[18] **AIGNER K.**: Sie kommen zu uns, wenn gar nichts mehr geht. Donaukurier. 5.6.2014. Medias Klinik Burghausen

[19] **LAVATER, KRETSCHMAR, HUTTER**: Konstitutionelle Körperbau-Untersuchungen an Gesunden und Kranken. Steinkopff 1927

[20] **RINNE J.**: HPU/KPU – die vergessene Stoffwechselstörung. https://kpuundhpu.jimdosite.com

[21] **NatuGena EPI-GENES** DNA-Testkit. https://natugena.de/shop/testkits/DNA-Test-Coaching.aspx?r=2664

[22] **ODOM**: Journal of the American Nutaceutical Association Vol. 8 No. 1. 2006 NSA JuicePlus https://rinne85112d.juiceplus.com/de/de

[23] **ZEILINGER A.**: Experimental quantum teleportation. Nature 390. 1997

[24] **POPP F.A.**: Biophotonen – Das rätselhafte Leuchten allen Lebens. Heise Zeitschriften Verlag, 2005

[25] **KREMER H.**: Die stille Revolution der Krebs- und Aids-Medizin. Ehlers Verlag 2001

[26] **POTTENGER, SIMONSEN**: Heat Labile Factors Necessary for the Proper Growth and Development of Cats. Lab.& Clinic Med. (St. Louis/USA) 25. 1939 Nr. 6

[26] **POTTENGER, SIMONSEN**: The Influence of Heat Labile Factors on Nutrition in Oral Development and Health. South California D.A. 6 1939 S. 347

[26] **POTTENGER**: The Effect of Heat-Processed Foods and Metabolized Vit.D Milk on the Dentofacial Structures of Experimental Animals. Am j. of. Orthodontics and Oral Surgery (St. Louis/USA) 32 1946 Nr. 8

[26] **POTTENGER**: Fragmentation and Scarring of the Tarsal and Meta-Tarsal Bones: An Index of Dental Deformity. Am J. of Orthodontics and Oral Surgery 32 1946 Nr. 8

[27] **BARTELSTONE, DJERASSI**: Cures for cancer. Dr.Kulacz.net 2008

[28] **EGER W.**: Herd und Allgemeinreaktionen des Organismus im Lichte neuer Forschungsergebnisse. Ärztl. Praxis 11 (1959) Nr. 40. S. 1355 u. 1371–1376

[29] **NatuGena**: Phospholipid-4-Komplex. https://natugena.de/shop/Phospholipid-4-1-Komplex.aspx?r=2664

[30] **LECHNER J., MAYER W.**: Mitochondrial Function and Root-Filled Teeth. https://pubmed.ncbi.nlm.nih.gov/32765044/

[31] **ROEDER H.**: Die Massage der Mandeln, Geschichte der Naturheilkunde in Lebensbildern. 2. erw. Aufl. von Große Naturärzte. Reclam-Verlag. 1951

[32] **ISSELS J.**: Mein Kampf gegen den Krebs. TB. Ullstein Verlag, 1983

[33] **Prima Denta**: Zahntechnik Made in Germany – biokompatibel, innovativ, ganzheitlich, zuverlässig in geprüfter Qualität. Fulda/Dermbach https://primadenta.de

[34] **BAUMGÄRTEL T.**: Darmflora und Krebs. Erfahrungsheilkunde 17. 1968. Nr. 5

[35] **BOVENTER**: Ergebn. d. Hygiene. 26 Jahrgang 1949

[36] **BERNARD C.**: Einführung in das Studium der experimentellen Medizin. Paris 1865

[37] **IONESCU J.**: Veröffentlichungen der Spezialklinik Neukirchen. 1996

[38] **FREUND E.**: Die Bakterienflora des Darmes und maligne Tumoren. Krebsarzt 2 1947

[39] **SEEGER P.**: Der Einfluss verschiedener Substanzen auf die Atmungsintensität von Krebszellen und Normalblut der Maus. Hippokrates 30. Nr. 22. 1959

[40] **BACH H.J.**: Stoffwechseltherapie bei Krebs. Vortrag am Kreiskrankenhaus Groß-Gerau 23.4.2008

[41] **SANTO E.**: Der Raubbau an der Flora des Menschen. Wien. Med. Wschr. 100. 1950

[42] **Medivere Diagnostics**: Gesundheitscheck Darm. https://t1p.de/b9cpn

[43] **NatuGena**: Darmaufbaumittel. https://t1p.de/whpck

[44] **Berkeley Scientific Journal**: The God Particle. 2023. https://bsj.berkeley.edu/the-god-particle/

[45] **SANDOVAL D.**: Platinum Health Europe B.V., Vortrag in Bad Aibling. 2006. https://www.platinumeurope.biz/7026/QuickShop

[46] **RINNE J.**: Die Lupinen- Das Eiweißwunder der Lupinen. Synergia Verlag. 2015. https://t1p.de/wsgqj

[47] **JuicePLUS**: Klinische Forschung. https://rinne85112d.juiceplus.com/de/de

[48] **TKTL1**: Informationsseite zu TKTL1. https://tktl1.com

[49] **COY J.**: https://dr-coy.info

[50] **COY J.**: Die neue Anti-Krebs Ernährung. GU Verlag. 2019

[51] **PROCTOR R.**: Blitzkrieg gegen den Krebs – Gesundheit und Propaganda im Dritten Reich. Klett-Cotta. 2002

[52] **EICHHOLTZ**: Lehrbuch der Neuraltherapie. Dosch Haug. 1995

[53] **MEYER R.**: Die Wahrheit über Krebs und Alterserkrankungen – eine neue Dimension der Medizin. ISBN 3000129510

[54] **KOLLATH W.**: Wissenschaftliche Arbeiten. 326 Publikationen. 28 Bücher. 1. Aufl. Verlag Schwalbe & Co. Bad Homburg 1963

[55] **MEYER R.**: Die Logik und Zwangsläufigkeit von Krebs und seinen Vorläufererkrankungen – eine neue Dimension der Medizin.

[56] **WERTHEIMER, LEEPER.**: Electrical Wiring Configurations and Childhood Cancer. American Journal of Epidemiology. Vol. 109. No. 3. 1979. pp. 273–284.

[57] **SCHÜZ, MICHAELIS.**: Elektrosmog Report. Nova-Institut, Jahrgang 7. Nr. 5. Mai 2001

[58] **HENSHAW, REITER.**: Do magnetic fields cause increased risk of childhood leukemia via melatonin disruption? Electromagnetics in Biology. 2005. 26 Suppl 7. S86-S97

[59] **Medivere Diagnostics**: Vitamin D Bluttest. https://t1p.de/73qj1

[60] **Gesundheitsamt Bremen:** www.gesundheitsamt.bremen.de. Vitaminmangel im Alter

[61] **SPITZ J.**: Vitamin D – Das Sonnenhormon. Mankau Verlag. 2022. ISBN 9783863741792

[62] **NatuGena**: LipoVitamine5000. https://t1p.de/tv7gt

[63] **FRYDA W.**: Krebs durch Adrenalin-Mangel. Raum&Zeit. 2007

[64] **SACHER J.**: Video „Keine Panik bei Krebs". https://www.youtube.com/watch?v=TdKRYupyxQk

[65] **RECKEWEG**: 6 Phasen der Tumorentstehung. Dr. Reckeweg&Co. Bensheim

[66] **BREHMER**: Die Messung der Wasserstoffionenkonzentration (pH-Wert) im Organismus, eine neue diagnostische Methode. Die Medizinische Welt. 49/1933

[67] **WINDSTOSSER**: Virtuelles Museum Dr. med. Karl Windstosser. http://www.windstosser-museum.info

[68] **KREMER H.**: Das Konzept der Cellsymbiosistherapie. OM&Ernährung 2007

[69] **CHINNERY P.**: Nuclear-embedded mitochondrial DNA sequences in 66,083 human genomes. Nature. 5.Okt. 2022

[70] **RISTOW M.**: Journal of Biological. Chemistry 2008

[71] **GERNER C.**: Biochemische Analyse endobiontischer Strukturen aus dem menschlichen Blut. Curr Oncol 1997.

[72] **COLLINS K.**: Subnuclear shuttling of human telomerase induced by transformation and DNA damage. Nature Cell Biology. University of California Department of Molecular and Cell Biology. 2008

[73] **Mr. Petrasch GmbH&Co** Pharm. Fabrik, 6850 Dornbirn, Austria

[74] **FERENCZI, SEEGER, TRÜB**: Rote Bete in der Zusatztherapie bei Kranken mit bösartigen Neubildungen. Haug Verlag. 1970

[75] **SEEGER P.**: Leitfaden für Krebsleidende und die es nicht werden wollen. Synergia Verlag. 2018

[76] **SEEGER P.**: Plädoyer für die alternative Krebstherapie. Raum und Zeit Verlag 1987. Nr. 30

[77] **RINNE J.**: Tumore fallen nicht vom Himmel. Synergia Verlag. 2009. ISBN 9783940392169

[78] **LINKE F.**: Der erythrozytennahe Plasmaproteinfilm. Semmelweis-Verlag. 1990

[79] **RINNE J.**: Gesund mit Rote Bete. Synergia Verlag. 2018. ISBN 9873906873701

[80] **BIRKMAYER**: Vortrag beim Frankfurter Consilium. 2015. www.das-frankfurter-consilium.de

[81] **REICHEL H.**: Blutkörperchensenkung. Verlag Julius Springer. Wien. 1936

[82] **Biovis Labor**: https://www.biovis.eu/wp-content/uploads/Biovis_Mitochondriale_Diagnostik_DE.pdf

[83] **BELIVEAU, GINGRAS**: Krebszellen mögen keine Himbeeren. Kösel Verlag. 2017

[84] **FOCUS**: Krebswaffe Melatonin. www.focus.de. 12.11.13

[85] **NatuGena**: www.natugena.de/Startseite.aspx?r=2664

Links zuletzt abgerufen am 20.12.24.

Aktuelle Informationen auf der Homepage zum Buch:

https://www.der-krebs-irrtum.online

Über den Verfasser

Der Heilpraktiker Jörg Rinne geb. 1968 beschäftigt sich seit 1985 mit der Vitalblutdiagnostik und dem Mysterium Krebs.

Seit 1993 in eigener Praxis tätig, gründete er 1994 die Interessengemeinschaft für Dunkelfeld-Blutdiagnostik (IG-DF). Seit 1994 unterrichtete er die Dunkelfeld-Blutdiagnostik und die Grundzüge der biologischen

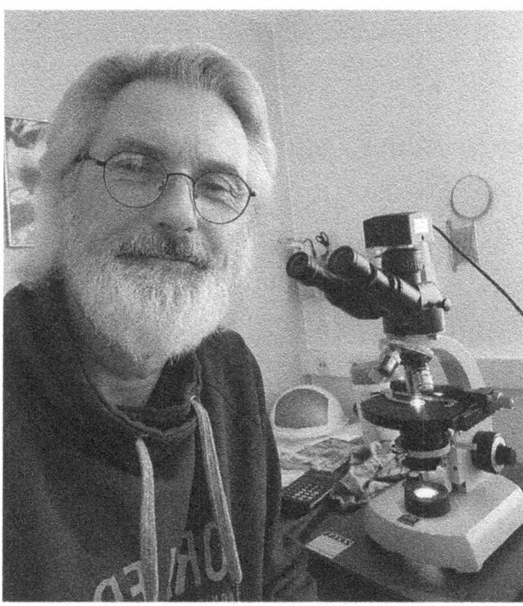

Krebstherapie nach Issels in Heilpraktikerschulen im ganzen Bundesgebiet.

2004–2017 kamen Einsätze als Dozent in Serbien, Österreich und Norwegen hinzu. Seit 2007 unterrichtet er primär die Vitalblutanalyse sowie biologische Krebstherapie in Einzelschulungen.

2019 übernahmen Joachim Bauer und Jörg Rinne das Frankfurter Consilium. Zeitgleich ging die IG-DF in die IGIMP über. Die Internationale Gesellschaft für Immunbiologie, Milieumedizin und Pleomorphologie ist ein in der Schweiz eingetragener Verein zur Förderung und Erhalt der Naturheilkunde.

In Vorträgen und Informationsveranstaltungen in Deutschland, Österreich und der Schweiz motiviert Rinne seine Zuhörer zu einer gesunden Lebensweise und damit zur Prävention chronischer Krankheiten.

Kontakt: Jörg Rinne / 64347 Griesheim / 06158-916649

Weitere Infos auf der Homepage zum Buch:
www.der-krebs-irrtum.online